症例から学ぶ
はじめての咬合育成
乳幼児からの不正咬合を予測し育成するための本

高田 泰 著

クインテッセンス出版株式会社　2010

Tokyo, Berlin, Chicago, London, Paris, Barcelona, Istanbul, Milano, São Paulo, Moscow, Prague, Warsaw, New Delhi, Beijing, and Bukarest

●著者略歴

高田　泰（Yasushi Takada）

1949年生まれ
1974年　日本大学歯学部卒業
1974年　日本大学松戸歯学部小児歯科学教室入局
1978年　こども歯科矯正クリニック開院
1986年　医療法人社団こども歯科クリニック設立
1997年　文苑（ふみぞの）こども歯科クリニック分院開設

所属・役職
北海道医療大学歯学部小児歯科学講座非常勤講師（1982年～現在）
日本ベッグ矯正歯科学会北海道支部長（1983年～現在）
日本ベッグ矯正歯科学会学術理事（2000年～現在）
北海道小児歯科医会会長（2003年～2005年）
日本咬合育成研究会主宰
日本小児歯科学会会員（専門医）
日本矯正歯科学会会員

はじめに

　近年，子どもたちの咬合に対する環境が目まぐるしく変化し，早い時期から悪化していることに驚かされています．乳歯列期には，すでに歯列や顎骨の成長に関わる筋肉のバランスが崩れ，成長とともに強い狭窄を伴う歯列弓のゆがみや上下顎の位置異常を起こしています．成長とともに起こる永久歯胚の成長の仕方や位置にも，従来との違いがたくさん見受けられ，そのままにしておくと萌出後に歯列弓や咬合に大きな影響を与えていくのがわかります．

　私は36年間の臨床経験を通して，さまざまな口腔内の変化と歯胚の変化を知ることができました．治療方法もかなり変化し，今日に至っています．これからの臨床では，いま起きていることと起ころうとしていることを十分に熟慮した上で，いままでとは違った角度から子どもたちの顎の成長や，咬合を正しい方向へ導き，そして育てていく必要があると思います．

　私は"誘導"より積極的に"導き育てる"意味合いから，以下の治療法を「咬合育成」と呼んでいます．

　Part I では，何年もの間未来院だった患者さんの，初診時と再診時の口腔内を比較するために資料を掘り起こして検証し，原因と思われるものを挙げてみました．紙面にもう少し余裕があったら，そのほかにも私が開業時から取り続けている日常生活習慣におけるチェック用紙を比較することで，さらに詳細に考察することができたと思いますが，これらの比較だけでも，きっとこれからの咬合の予測に，また成長の阻害因子の早期発見や診療にも役に立つことと思います．

　Part II では，分析・治療方法の選択を各症例について行っています．症例の流れをできるだけ写真を多く使用し，プロフィログラムによる分析を用い，アウトラインを表したものを比較検討しながら解説しております．いままでいろいろな方法を試しながら行ってきましたが，角度分析よりも形を比較するこの方法が，一番患者さんにはわかりやすく納得していただけているようです．解説の中で，咬合育成療法を１期治療と２期治療に分けてあります．１期治療は乳歯が存在している時期で，２期治療は永久歯のみの治療をさしています．混合歯列期に行うワイヤー矯正を１段階矯正，永久歯列期は２段階矯正と呼んでいます．

　Part III では，日常臨床でみられる実際の咬合育成の流れを，できるだけ継続して解説したつもりです．全身や顔写真を掲載することができないことで，わかりにくいところがあるかも知れませんが，ご容赦ください．

　また付録として，私のクリニックで行っている筋機能訓練の一部分を解説しておりますが，現在それらの筋機能訓練が，上下唇小帯ならびに舌小帯の異常や姿勢の悪さによる下顎の不安定などが原因で，安易に行うと他の不正を引き起こす引き金になる場合があるので，筋機能の診査をしてどこが悪いのかを確かめた上で行うように注意が必要です．

　最後に，本書がより多くの先生方に活用され，咬合育成を実践するきっかけとなれば幸いです．

　　　　　　　　　　　　　　　　　　　　　　　　　　　平成22年５月　　高田　泰

CONTENTS

Part I　長期未来院患者の再来院時の咬合の変化と推測される原因　8

症例 1：日常生活習慣に問題があり発育空隙が存在しなかった
　　　　（5年9か月後）叢生 ………………………………………………………… 10

症例 2：身体が常にクネクネしていて嚥下時に舌の側方突出がみられた
　　　　（7年3か月後）開咬・反対咬合 ……………………………………………… 12

症例 3：舌小帯異常で上顎の前方への成長が抑制されている
　　　　（7年9か月後）反対咬合 ……………………………………………………… 14

症例 4：打撲などの早期歯牙脱落による舌突出癖がある
　　　　（8か月後）永久歯の萌出遅延・下顎の左への偏位 ………………………… 16

症例 5：舌小帯が短く乳前歯の交換が悪くて抜歯の既往がある
　　　　（2年11か月後）上顎前突 …………………………………………………… 18

症例 6：切端咬合気味で舌癖がある
　　　　（6年8か月後）反対咬合・下顎の偏位・開咬 ……………………………… 20

症例 7：食事の量が少なく咀嚼の回数が少ない
　　　　（2年9か月後）犬歯唇側転位・叢生・正中線不一致 ……………………… 22

症例 8：交叉咬合を調整し定期的に観察していた
　　　　（4年2か月後）交叉咬合・叢生 ……………………………………………… 24

症例 9：乳歯列期の交叉咬合を改善した
　　　　（1年2か月後）開咬・上顎正中離開 ………………………………………… 26

症例 10：鼻が悪く口呼吸で強い舌癖がある
　　　　（3年10か月後）開咬・叢生・上顎左右犬歯唇側転位・正中線不一致・
　　　　上顎中切歯翼状捻転 …………………………………………………………… 28

症例 11：左斜視の定期健診途中
　　　　（3年3か月後）交叉咬合・正中線不一致 …………………………………… 30

Part II 成長期の各種不正に対する分析と対処の仕方　34

1）-① 被蓋の深さに対する異常 ―深い― ……………………………… 36
　　　症例1～5 ………………………………………………………………… 48
1）-② 被蓋の深さに対する異常 ―浅い― ……………………………… 38
　　　症例1～4 ………………………………………………………………… 66
2）顎骨の位置と発育の異常 ……………………………………………… 40
　　　症例1～8 ………………………………………………………………… 82
3）歯列周長と歯列弓形態の異常 ………………………………………… 44
　　　症例1～4 ………………………………………………………………… 128
4）歯の位置と整直の異常 ………………………………………………… 46
　　　症例1～4 ………………………………………………………………… 142

Part III 来院時の年齢による実践的な咬合育成治療の進め方　162

乳歯列完成前～乳歯列期
1）うつぶせ寝が原因と思われる患者の経過観察と咬合育成を考えた治療の流れ ……………… 166

乳歯列完成前～第一大臼歯・中切歯萌出期
2）舌小帯異常の患者の経過観察と咬合育成を考えた治療の流れ ……………………… 168

乳歯列完成前～4前歯萌出期
3）舌癖の患者の観察，指導，治療の流れ ……………………………………………… 172

第一大臼歯・中切歯萌出期
4）スピーカーブが強く咬み合わせが反対で深い患者の咬合育成の流れ ……………… 178

第一大臼歯・中切歯萌出期～第二大臼歯萌出期
5）食の細い患者で年齢が進むにつれ過蓋咬合になっていく過程での咬合育成の流れ ……… 180

4前歯萌出期～第二大臼歯萌出期
6）ランパントカリエス（歯冠がほとんど崩壊している）の患者の咬合育成を考えた治療の流れ …… 184

付：筋機能訓練（MFT）……………………………………………………………………… 186

索引 ………………………………………………………………………………………… 191

Part I

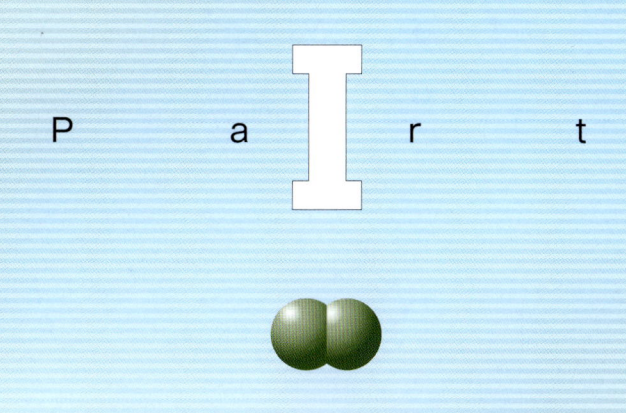

長期未来院患者の
再来院時の咬合の変化と推測される原因

長期未来院患者の再来院時の咬合の変化と推測される原因

　ヒトが生まれ，やがて歯が生え，からだの成長とともに発育という変化が起きる．
　あごや顔の発育にもさまざまな因子がバランスよく作用し，好ましい歯並び，咬み合わせ，そして顔かたちを育成してくれる．
　しかし，発育の方向が違っていたりすると・・・

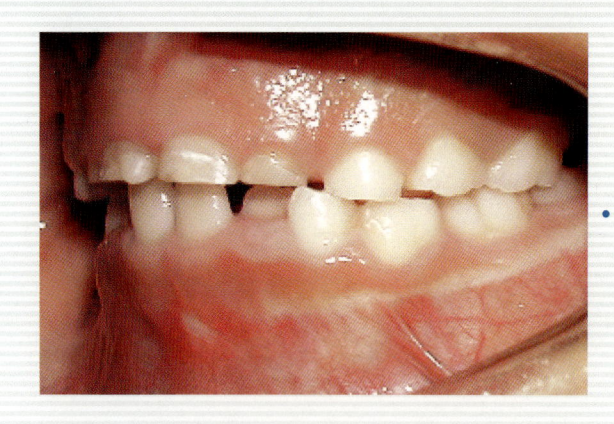

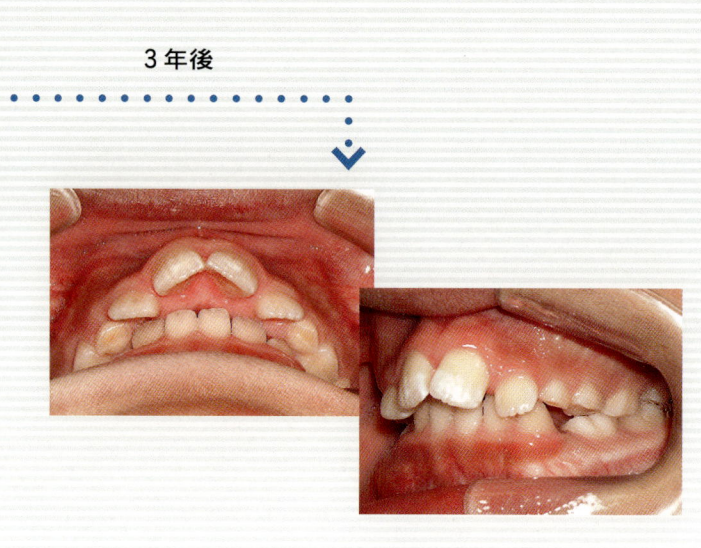

3年後

十分な発育をしないものに対しては・・・

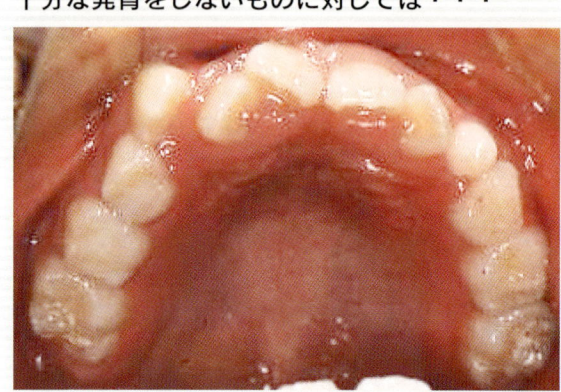

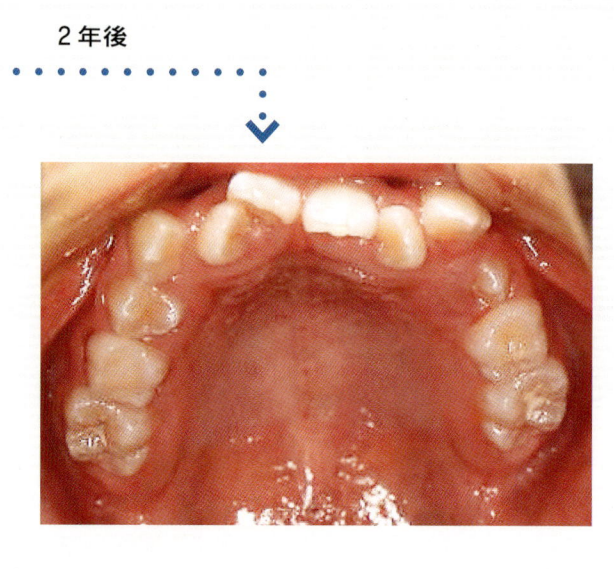

2年後

将来ヒトが健康に暮らすことに対し・・・大きな障害となって現れてくる．

筆者の長い臨床経験の中で，数多くの患者さんと接するうちに，以下のことが明らかになった．それは，長期にわたり未来院だった患者さんが再来院したときの口腔内を，何年も前のものと比較ができたことにより，さまざまな検証が可能になったことである．

　わたしはこのような経験から，生涯を通じて健康で豊かな生活を送るためには，出生から老後まで，それぞれの年代に発生する特有な問題点を早期に発見し，その機能を回復させてあげることが，われわれ歯科医療に関わるものの使命であると考えるようになった．そして，この考えを，すべての咬合育成治療に取り入れて，診療を行っている．

　日常は何気なく行っているさまざまな習慣が，いかにわたしたちの健康と大きく関わっているか，そして臨床の場で行う咬合育成治療とはどういう治療なのかを，このあとさらに症例の中で説明していきたいと思う．

- この章で紹介する患者さんは，いろいろな事情があり，残念なことに途中で長い間来院されなくなったケースである．

- ふたたび異常に気がついて来院したときには，かなりの咬合の悪化がみられた患者さんである．

- すでに原因がわかっていて，定期的に来院していただいた患者さんや，筋機能訓練を行っていた患者さん，また矯正のための精密検査を行う予定だった患者さんなどが含まれている．

- 原因をそのままにして，未来院期間が長ければ長いほど，不正の増悪がみられた．推測される原因を記載したので参考にされたい．

- 皆さん一様に，こんなにひどくなるとは思わなかったというコメントを残している．そのような方のためにも，ぜひこの本が役に立つことを期待している．急患で来院している患者さんが多いため，資料の不足や，一部写真が不鮮明であることをお詫びいたします．

症例1：日常生活習慣に問題があり発育空隙が存在しなかった（5年9か月後）

5歳11か月
（女子）

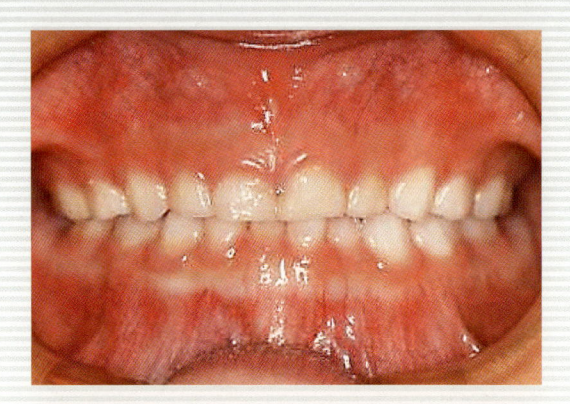

<現症>
- 発育空隙がない
- 下顎の前歯に叢生あり
- 舌尖の伸びがない
- 嚥下が弱い

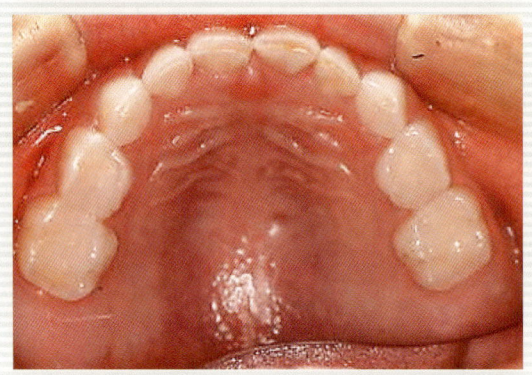

5年9か月間未来院 →

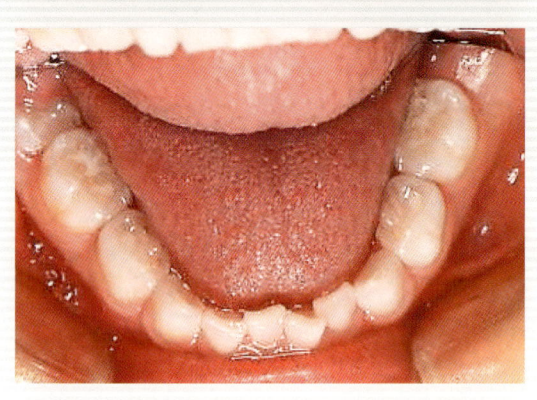

つめ咬み

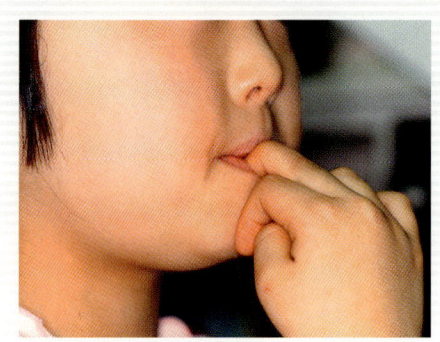

<未来院までの経緯>
※鼻が悪いので耳鼻科に行くこと，うがいをすること，普段から口を閉じる習慣をつけることを注意．
※口唇を閉じ，舌を上に押し上げる訓練．
※家で食事をするときに，どのような物を，どのように食べているか確認．
※発育空隙がみられない．奥歯であまり噛んでいない．食習慣のプリントを渡す．定期健診を4か月ごとに変更．
※食習慣が変わっていない．家で食事中に注意はしているが，本人があまり意識していない．
※口を閉じて飲み込む練習をする．前で噛む癖がある（味噌汁などを飲み込むのがへた）．
※弄舌癖あり，顎の広がりがない．食べてもきちんと飲み込めないとのこと．
※つめ咬みがあり（下の子どもができてから），注意して観察していく．

母親より：口を突き出して噛んでいたので，「イー」の形で噛むように注意したところ現在の噛み方になってしまった．ロボットのように，「ウンガ・ウンガ」と噛む1歳半くらいから，歯ごたえのある物と思ってスルメなどを与えた．

◎叢生

11歳8か月

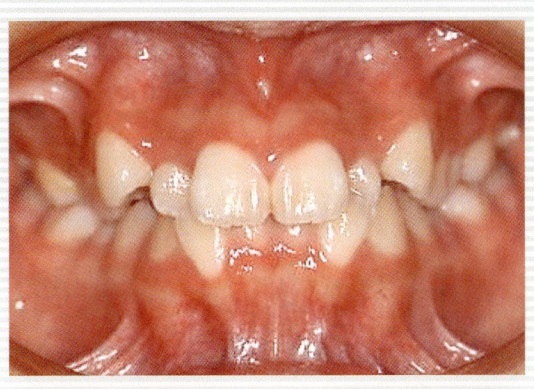

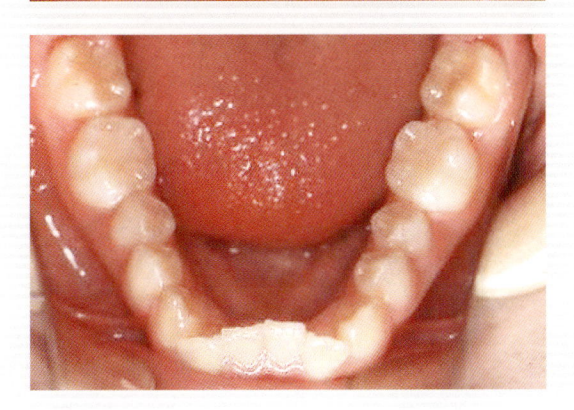

<現症>
- 叢生
- 全部の小帯の伸びが認められない
- ほとんどの歯が舌側に傾斜
- 咬耗がみられない

<推測される原因>
- 舌小帯異常
- 舌の挙上が困難
- 食習慣に問題あり
  （ひと口の量・食片・咀嚼）
- 口呼吸
- 習癖

5年9か月前の舌小帯

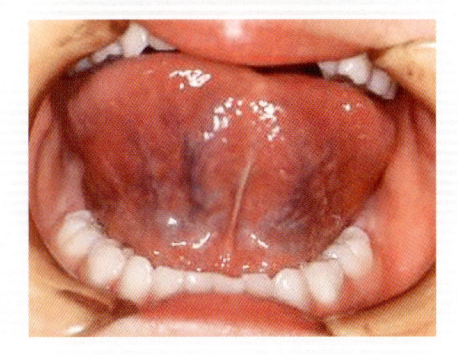

<検証>
- 以前からお話や指導をしていたが，日常生活習慣が改善していないため，舌や口唇の機能の問題が形態に影響を及ぼしたものと考えられる．

症例2：身体が常にクネクネしていて嚥下時に舌の側方突出がみられた（7年3か月後）

10歳11か月
（男子）

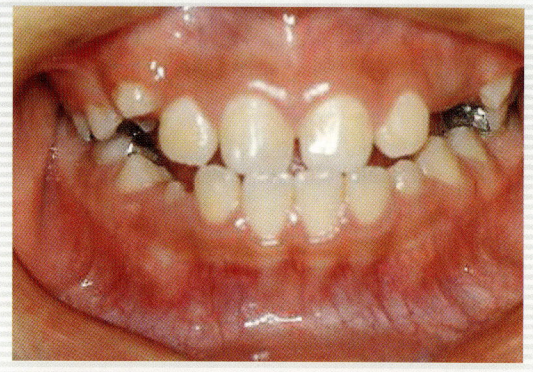

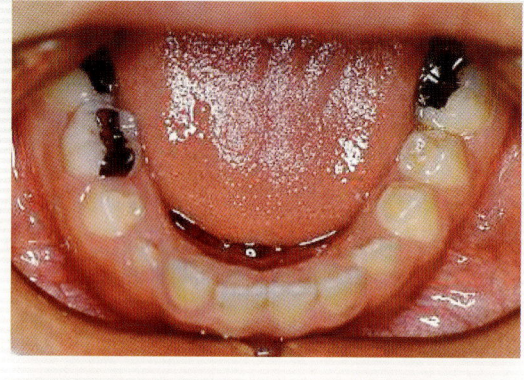

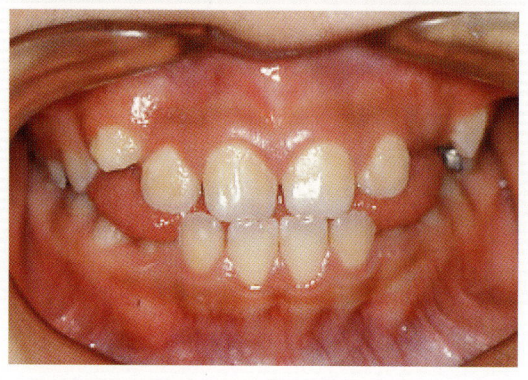

<現症>
- 切端咬合
- 上唇小帯に伸びなし
- 嚥下時に舌の側方突出
- 口唇翻転
- オトガイ筋の緊張あり
- 体や顔の傾きあり

7年3か月間未来院 →

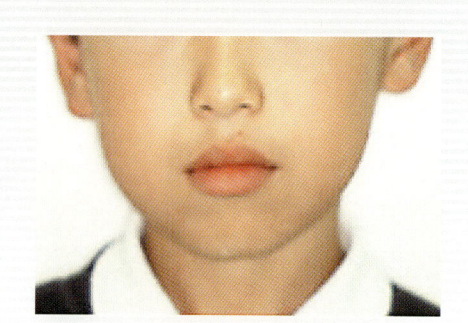

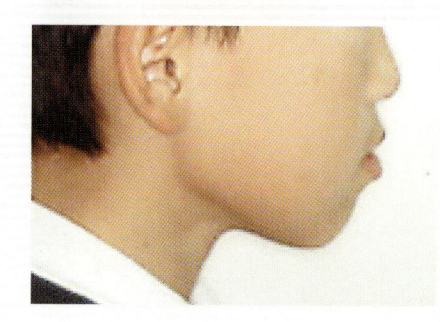

<未来院までの経緯>
※身体，舌，口唇などの筋力がなく，発音も弱く聞き取りにくい．
※舌癖があるため，舌の挙上や口唇閉鎖などのMFTを行っている途中で未来院となる．

◎開咬　反対咬合

18歳2か月

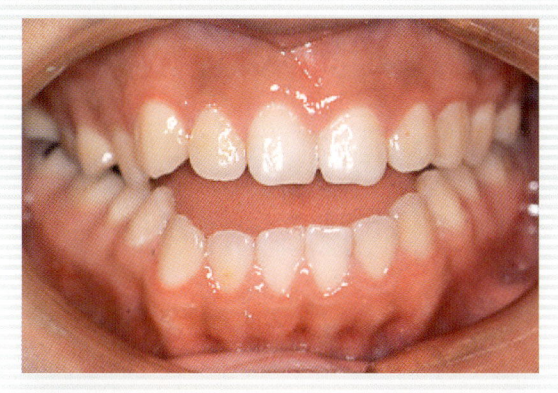

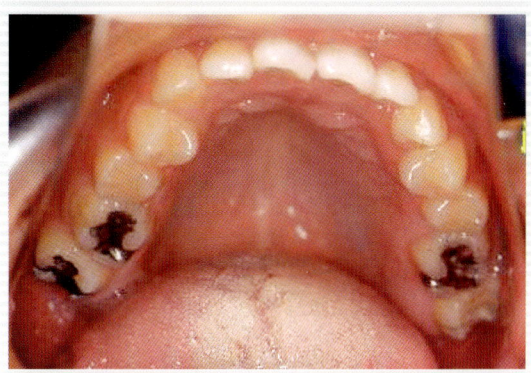

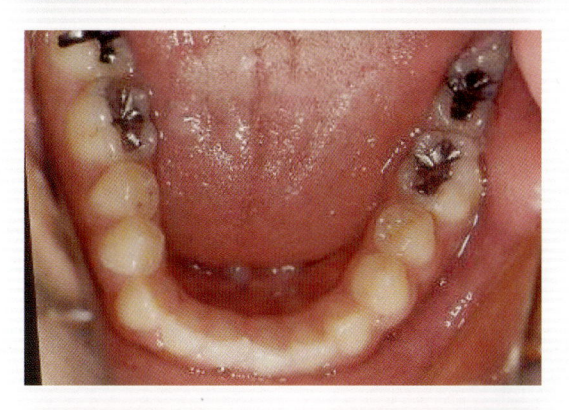

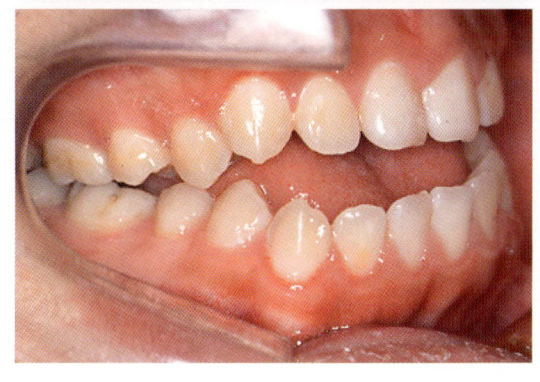

<現症>
- 開咬
- 反対咬合
- オトガイ筋の緊張あり
- 体や顔の傾きあり
- 発音障害あり
- 嚥下時舌突出
- 正中線不一致
- 咬合ほとんど認められない
- 小帯の伸びがみられない

<推測される原因>
- 舌癖
- 上唇小帯の伸び
- 口腔内外の筋力の弱さ（とくに舌筋）
- 姿勢が悪い

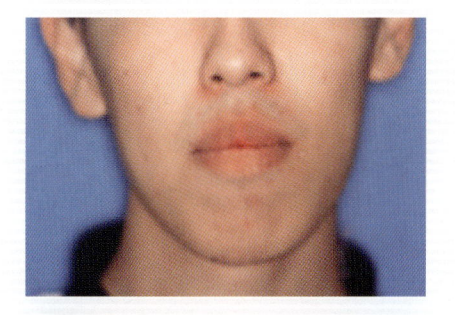

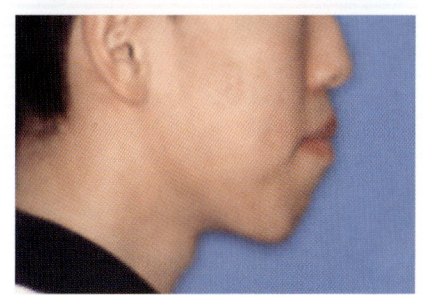

<検証>
- 成長期には，正しい姿勢で食事をするときに，年齢に見合った口腔に関連した筋力がついてくる．そのときに必要なのは踏ん張る力や頑張る力である．この患者さんは驚くほどやせていた．

長期未来院患者の再来院時の咬合の変化と推測される原因

症例3：舌小帯異常で上顎の前方への成長が抑制されている（7年9か月後）

7歳6か月
（男子）

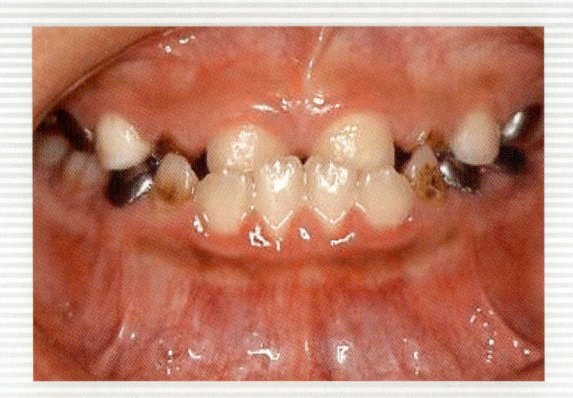

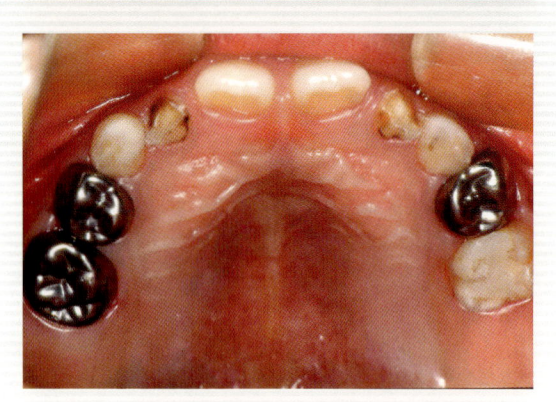

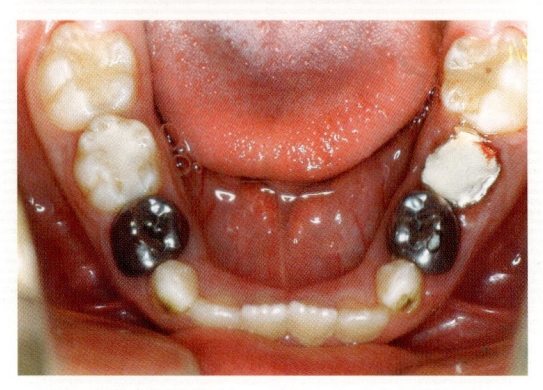

<現症>
・反対咬合
・舌小帯異常
・上唇小帯異常
・正中離開
・コの字状の歯列形態

7年9か月間未来院 →

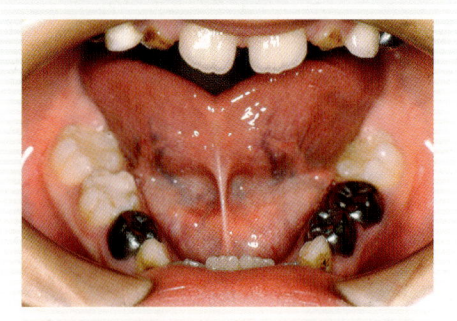

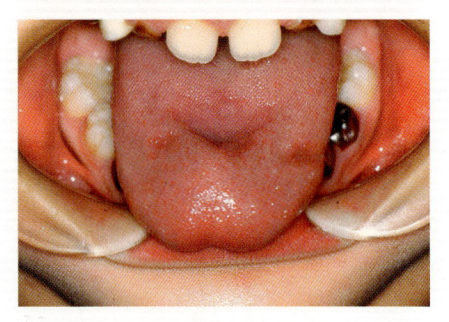

舌小帯異常

<未来院までの経過>
※う蝕が多く口腔内清掃状態も悪い．舌がうまく動かないため食事は口にいっぱい入れて丸呑み状態．
※約10か月かけて治療と日常生活の改善，舌小帯切除を前提に MFT を行っていた．

◎反対咬合

15歳3か月

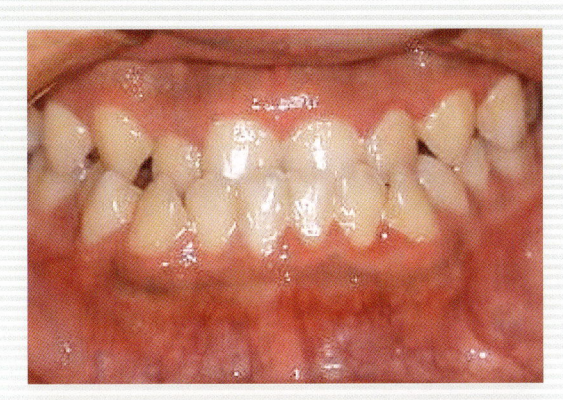

<現症>
・反対咬合
・叢生
・舌小帯異常

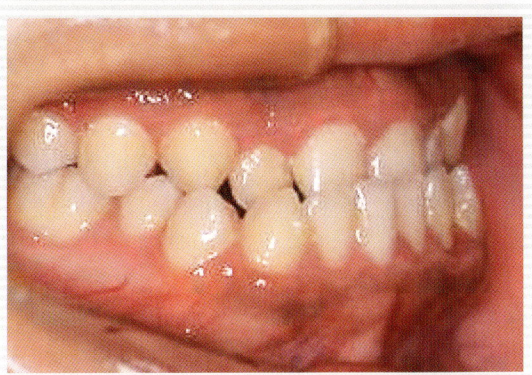

<推測される原因>
・舌小帯異常
・姿勢
・食習慣

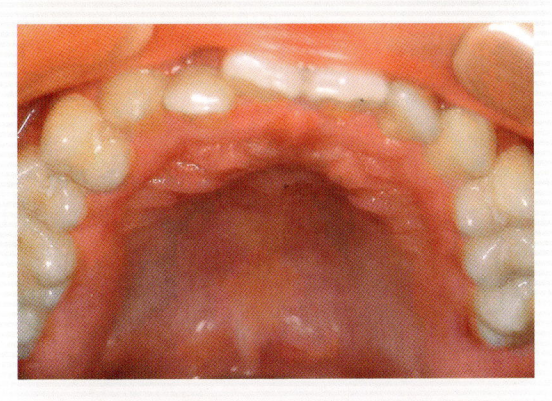

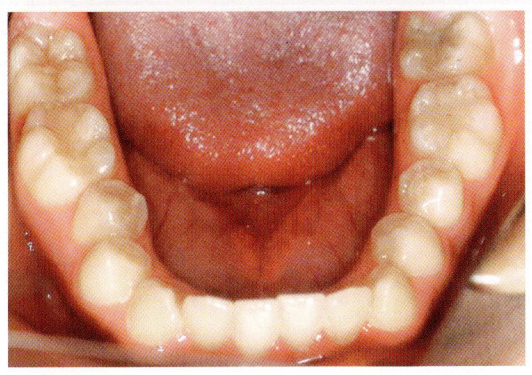

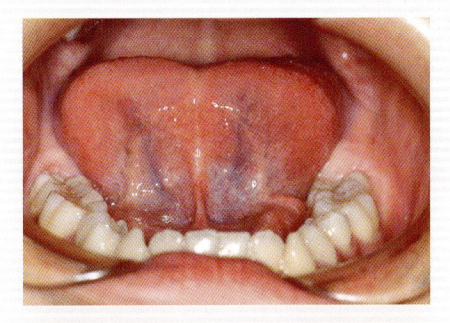

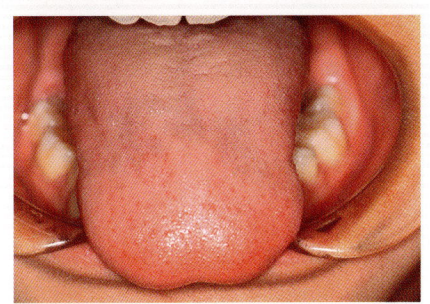

<検証>
・舌小帯異常はそのままにしておくと発音，嚥下に問題を起こし，歯列の成長に影響を与える．
・成長期に早期発見し，日常生活習慣の改善や適切な処置を行うことで，大事に至らないことが多い．

長期未来院患者の再来院時の咬合の変化と推測される原因

症例4：打撲などの早期歯牙脱落による舌突出癖がある（8か月後）

7歳1か月
（男子）

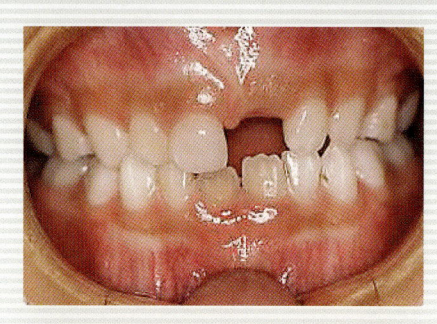

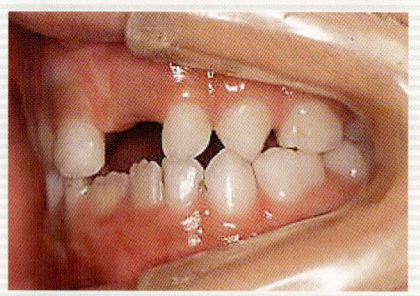

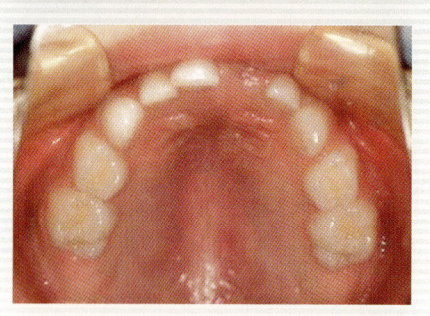

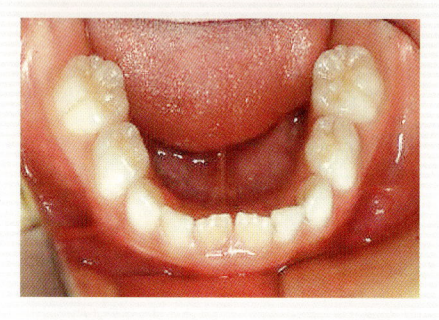

<現症>
- A欠損
- 舌小帯異常
- 前方突出癖あり
- 咬耗があまりみられない
- 乳犬歯がやや反対咬合気味
- 下顎前歯がやや翼状捻転
- 第一大臼歯未萌出

8か月間未来院 →

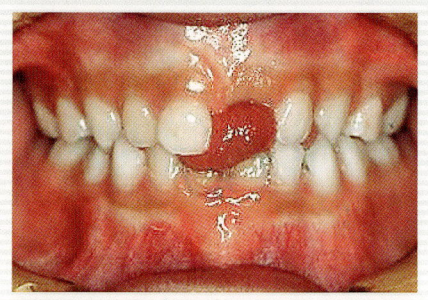

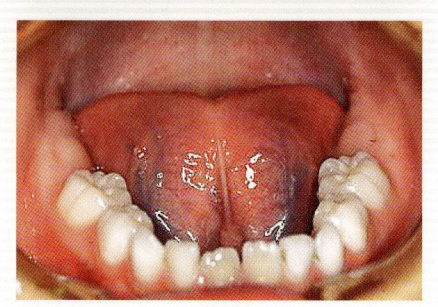

舌小帯異常

舌癖

<未来院までの経緯>
※舌小帯に関しては今後の様子を見ようといわれた．
※このままでは歯並びが凸凹になりやすく，口腔内も汚れやすい．嚥下もうまくできないなどの問題があるため切除したほうがよいと他医院で説明を受けた．
※Aが以前打撲をして動揺が強くなり自然脱落した．
※5歳くらいまで指しゃぶりがあった．現在はつめ咬みをする．
※奥歯での噛み方がうまく行われていない．
※あまり食事を噛まずに水分をよく摂ると母親より指摘があった．
※食事指導と舌小帯を伸ばすトレーニングを始めたところで未来院となった．

◎永久歯の萌出遅延　下顎の左への偏位

7歳9か月

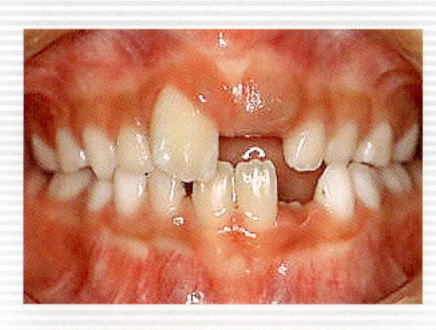

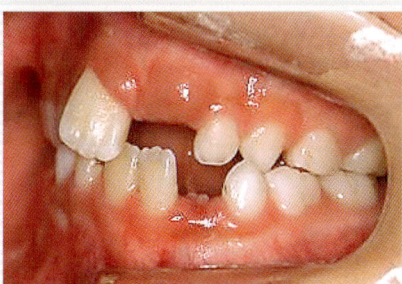

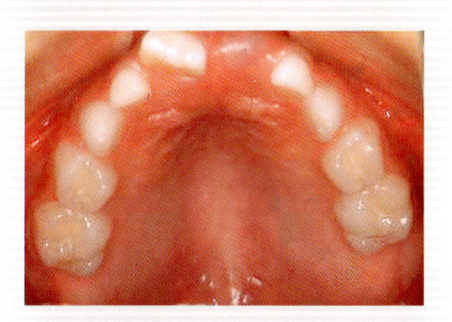

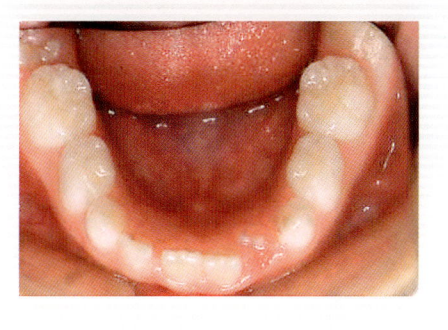

<現症>
- |1 萌出遅延
- |1 捻転
- 舌小帯の伸びが悪い
- 側方突出癖あり
- 咬耗があまりみられない
- C|がやや反対咬合気味
- 第一大臼歯萌出遅延
- 下顎が左へ偏位

<推測される原因>
- 上下口唇，舌小帯異常
- 前傾姿勢
- うつぶせ寝
- オトガイ筋の緊張
- 異常嚥下癖
- 食習慣
- 口唇閉鎖

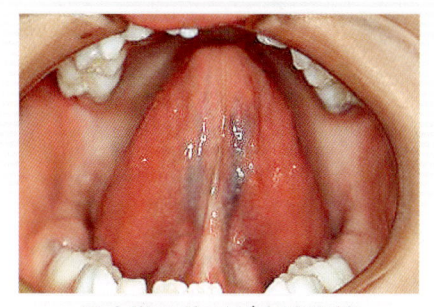

舌小帯の伸びが中途半端

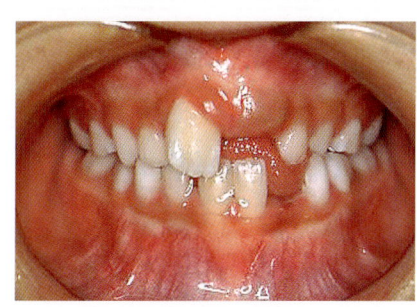

側方突出癖

<検証>
- 以前に指導した舌小帯を伸ばすためのMFTを行っていたようであるが，わずかの期間で永久前歯の捻転および萌出障害，さらに舌癖の方向が側方突出に変化しており，|2の萌出にも障害が出ている．

長期未来院患者の再来院時の咬合の変化と推測される原因

症例5：舌小帯が短く乳前歯の交換が悪くて抜歯の既往がある（2年11か月後）

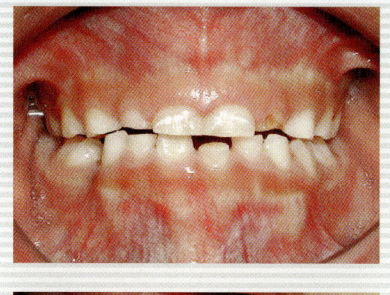

6歳2か月
（男子）

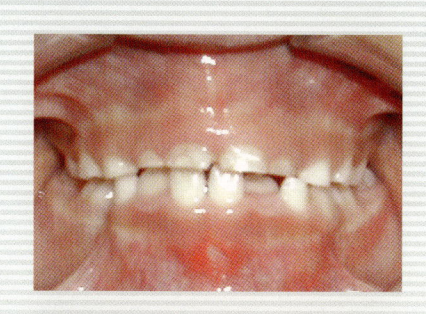

8歳5か月

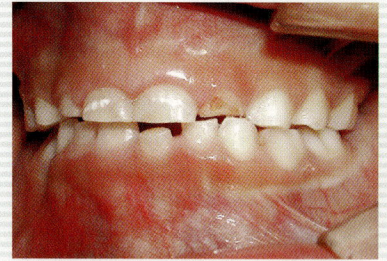

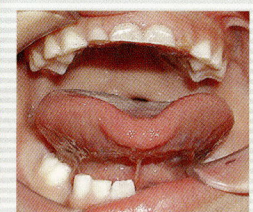

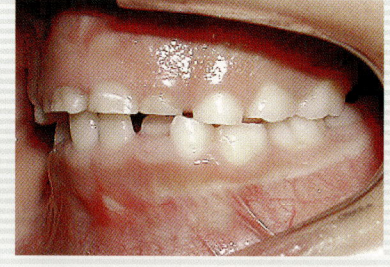

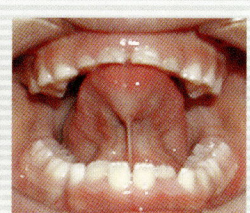

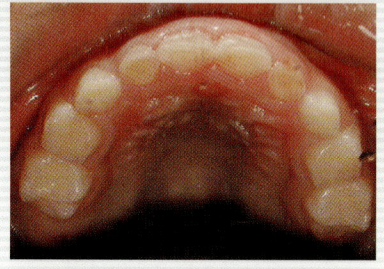

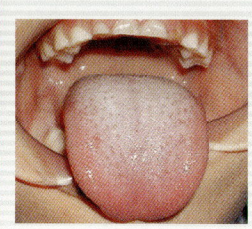

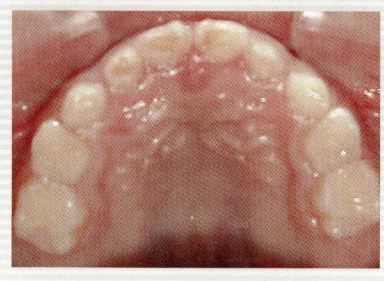

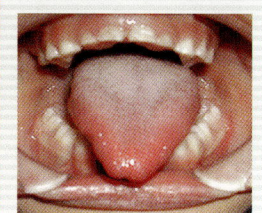

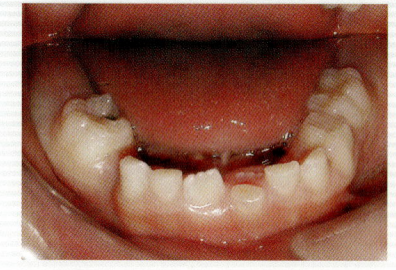

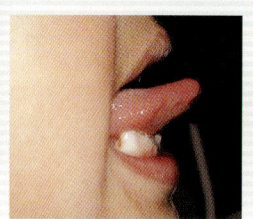

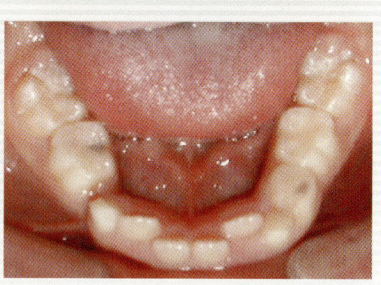

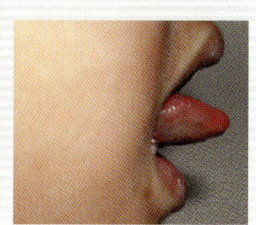

<現症>
- 舌小帯異常
- 異常嚥下癖
- 永久歯交換異常
- 前歯に咬耗あり
- 永久歯萌出スペース不足

<現症>
- 舌小帯まだ伸びが不足
- 異常嚥下癖が正常に近づく
- 第一大臼歯萌出遅延
- 下顎の前歯に叢生あり
- 永久歯萌出スペース不足

<未来院までの経緯>
※乳歯抜歯で来院．
※第一大臼歯が出る前に下顎中切歯が萌出している．
※前歯に咬耗がかなりあるせいか？まだ抜歯するには早いので，自分で抜けるようなら抜いてもらう．
※舌小帯を伸ばすことと，舌尖を上に挙げることをMFTとして最初に教える．
※1年2か月後に未来院となる．

◎上顎前突

<現症>
- 上顎前突
- 叢生
- 舌小帯異常
- 異常嚥下癖
- スピーカーブ
- 永久歯萌出スペース不足

2年11か月間未来院 →

<推測される原因>
- 舌小帯異常
- 異常嚥下癖
- 舌癖
- 開口唇
- 食習慣

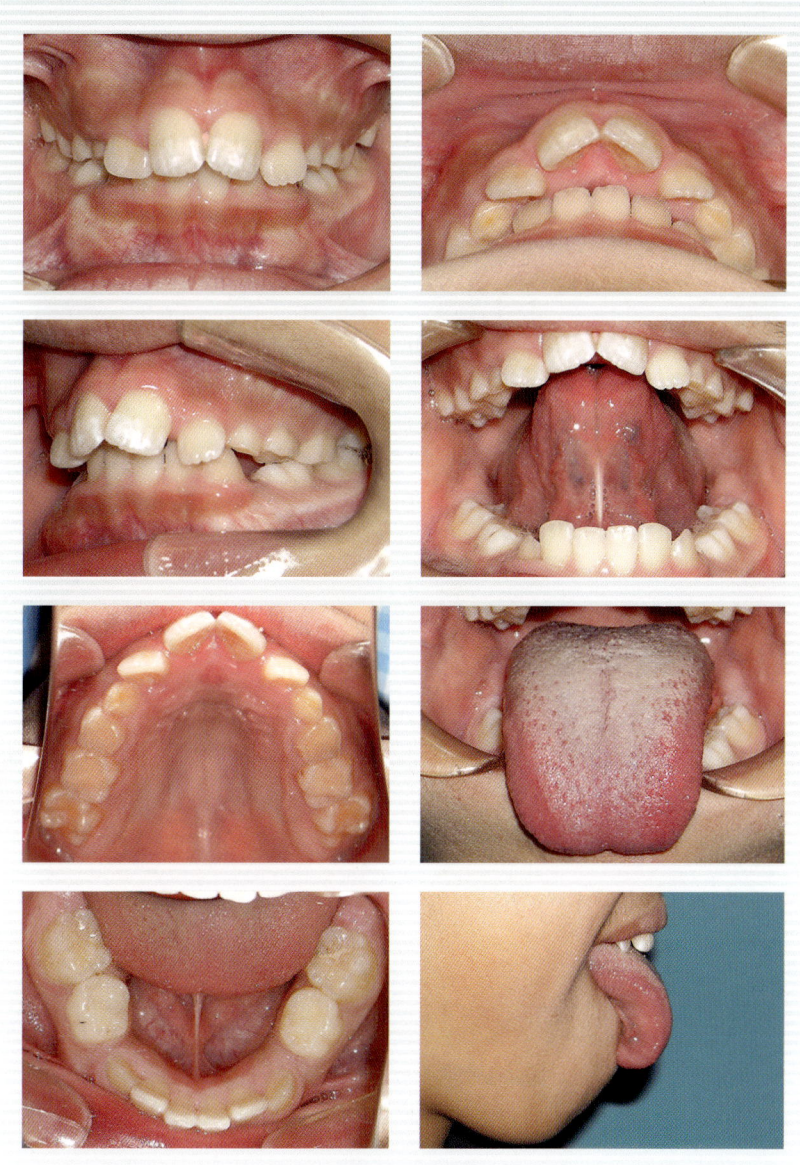

11歳4か月

<検証>
- MFTは，一生懸命時間をかけて行っても，不正の原因を一時的に解決したことにしかならない．
- 成長期の咬合育成療法を行うためには，早期に不正の予兆を見逃さないようにすることが重要であり，そのためには姿勢，食習慣，習癖，病気，寝方などからのアプローチが絶対的に不可欠であると思われる．

長期未来院患者の再来院時の咬合の変化と推測される原因

症例6：切端咬合気味で舌癖がある（6年8か月後）

8歳2か月
（男子）

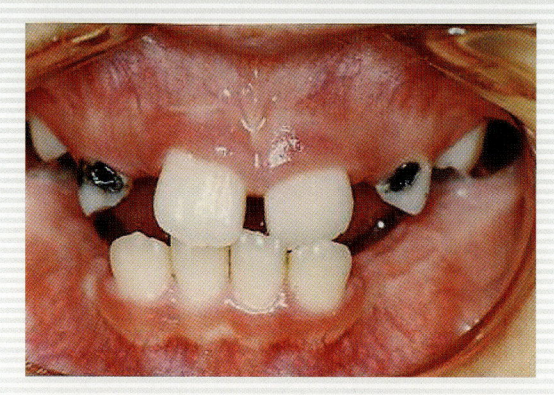

治療終了後保隙装置装着

8歳7か月

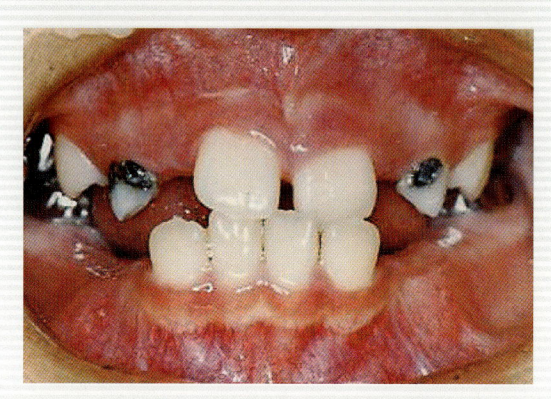

舌の側方突出のためMFT開始

9歳1か月

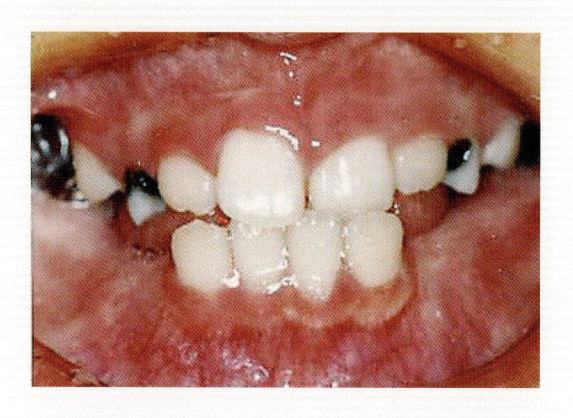

6年8か月間未来院 →

<現症>
・正中線不一致
・舌癖
・上顎の前歯に叢生あり
・下顎側方歯群の萌出遅延

<未来院までの経緯>
※むし歯の治療を希望して来院したが，乳臼歯はすでに残根状態である．
※保隙を行いながら永久歯の萌出を観察する．
※食習慣の改善が必要と思われ，とくに注意しながら定期的に管理する．
※途中舌癖出現のためMFTを開始するが，非協力的で効果なし．
※矯正の必要性や診査の話を何度も行ったが未来院となる．

◎反対咬合　下顎の偏位　開咬

15歳9か月

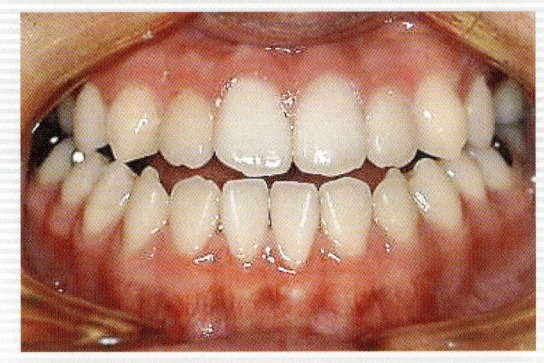

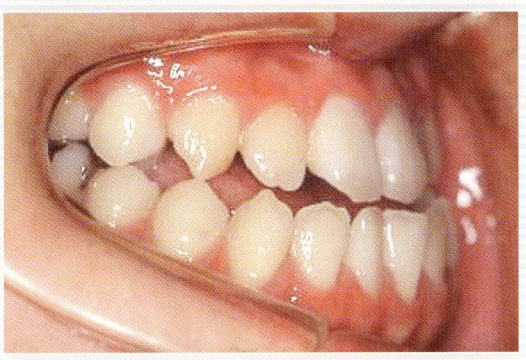

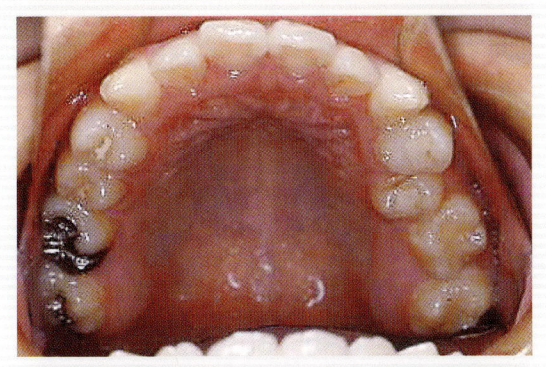

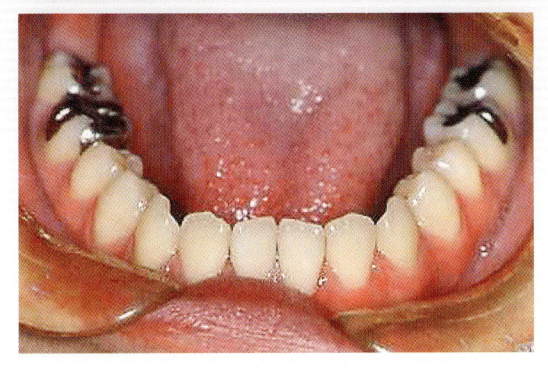

＜現症＞
- 反対咬合（下顎骨過成長）
- 開咬
- 異常嚥下癖
- 下顎が右に偏位

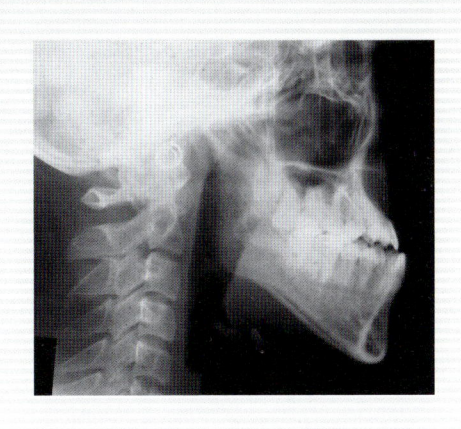

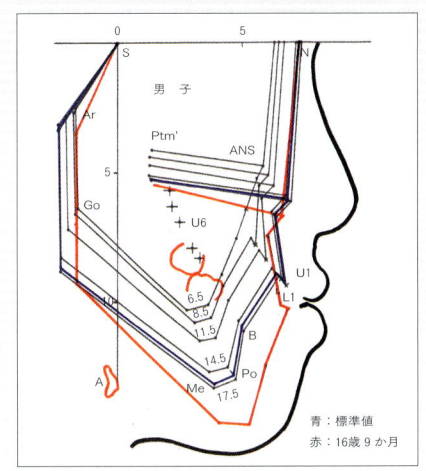

青：標準値
赤：16歳9か月

＜推測される原因＞
- 異常嚥下癖
- 開口唇
- 舌小帯異常
- 食習慣

＜検証＞
- 4～5年の間に，身体はかなり大きくなり筋肉をつけていた．発音が悪く，口腔内では舌尖が下顎前歯の歯根の方向へ向いていた．
- 成長期には，日常的な舌の位置や口唇の閉鎖および食習慣などの改善を早くからしておかなければ，体力の増加とともに咬合育成に関係する一連の筋肉や機能にも影響を及ぼす．

症例7：食事の量が少なく咀嚼の回数が少ない（2年9か月後）

6歳2か月（女子）　　　　7歳0か月　　　　7歳8か月

2年9か月間未来院 →

<未来院までの経緯>
※3歳11か月時にむし歯治療を希望して来院．終了後定期健診に入るが，来院時毎回むし歯が多発．
※生活習慣に問題あり．食事のときの姿勢が悪く，あまり食べない．前歯交換期に舌が前方へ突出．
※6歳7か月の時点で顎も広がっていないが，永久歯も大きいのでかなり叢生がひどくなる．
※上顎4前歯の萌出状態をみて矯正診査を行う予定．
※7歳0か月より舌の動きや嚥下を改善するためにMFT開始．
※7歳8か月時に再診査を行ったが，本人が矯正をやりたくないということで来院しなくなった．

<現症>
・叢生
・舌癖
・小帯の伸びがない
・舌後退

◎犬歯唇側転位　叢生　正中線不一致

10歳5か月

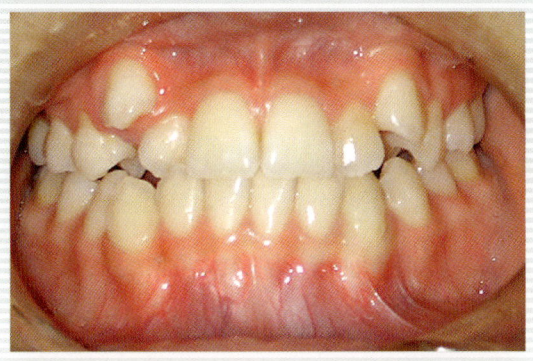

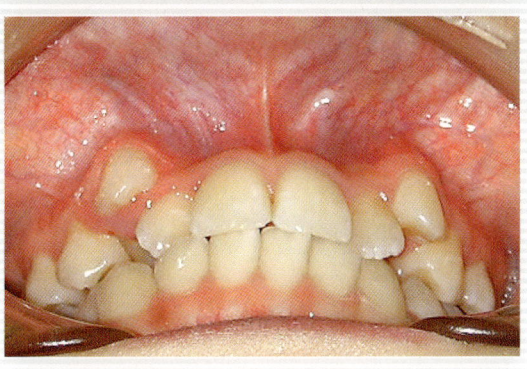

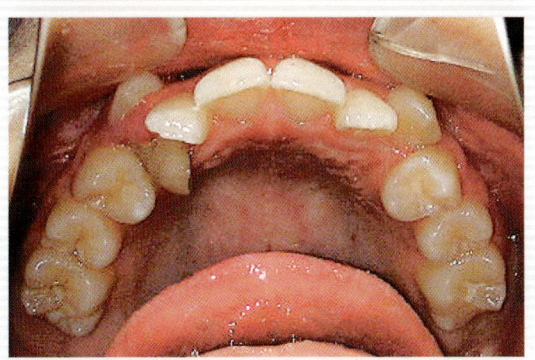

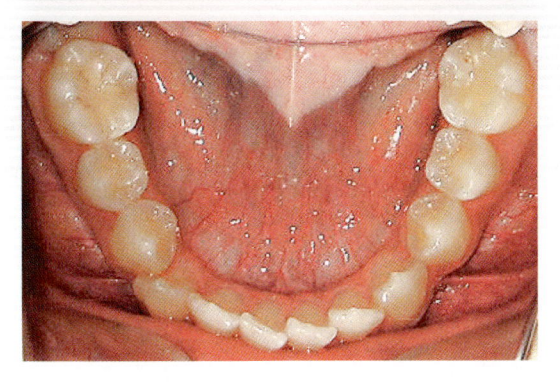

<現症>
- 犬歯唇側転位
- 叢生
- 正中線不一致
- 咬耗がほとんどみられない
- 下顎の歯が舌側傾斜
- 上顎の口蓋が狭い
- 上顎臼歯頬側傾斜

<推測される原因>
- 食事の量の減少
- 筋力の低下
- 直立姿勢の減少
- 各小帯の伸びの低下

<検証>
- 成長期には食べ方や食事の姿勢が悪かったり，食事の量が少ないと，舌筋や咀嚼筋の成長が悪く，顎や歯列の成長に影響が出ることが多い．

症例8：交叉咬合を調整し定期的に観察していた（4年2か月後）

3歳3か月
（女子）

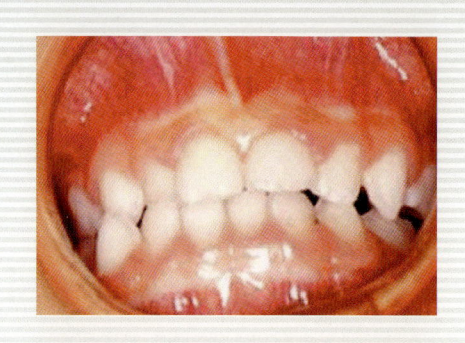

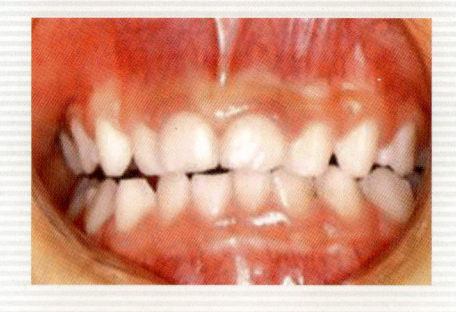

3歳4か月

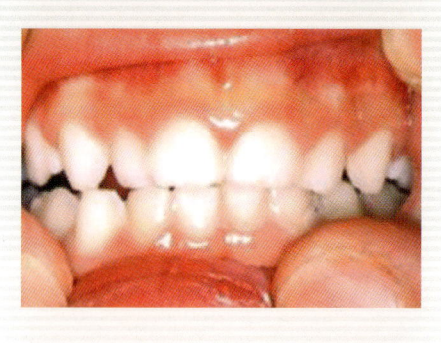

4歳6か月

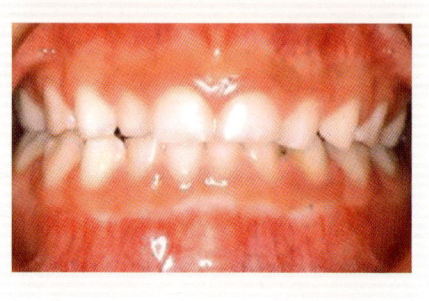

4年2か月間未来院 →

＜現症＞
・発育空隙がない
・正中線不一致
・叢生

＜未来院までの経緯＞
※2歳11か月時に咬み合わせをみてほしいということで来院．
※左の頬を下にして寝ている姿勢を直しながら，3歳3か月で咬合調整を行う．
※弄舌癖があるので，注意させながら定期的に管理を行う．
※4歳6か月の定期健診時には正中線は少し右に偏位している．
※右側臼歯部での反対咬合は再発していないが，まだ咬合が不安定であるため，来院を勧めたがこれを最後に未来院となる．

◎交叉咬合　叢生

8歳8か月

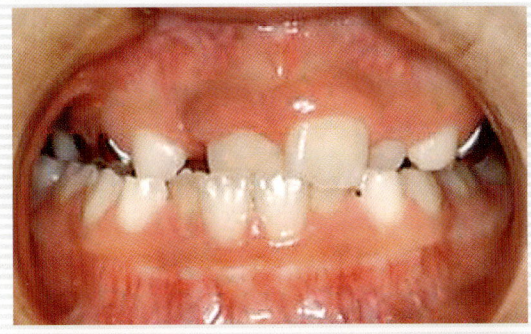

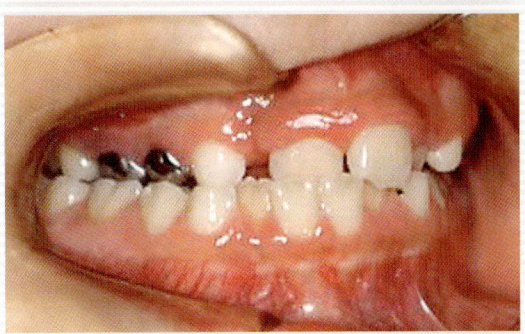

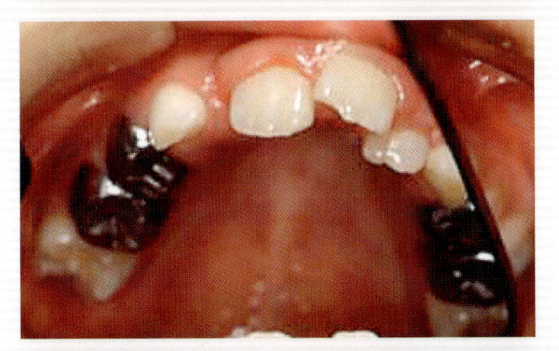

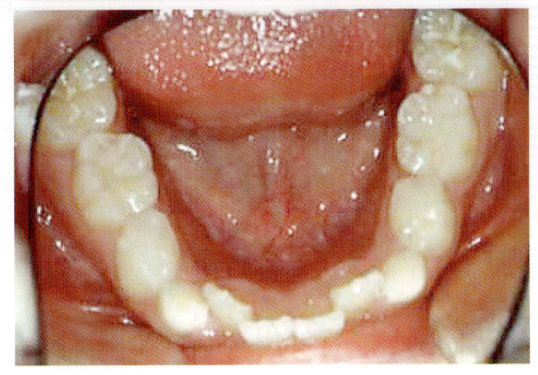

<現症>
- 叢生
- 交叉咬合（下顎が右に偏位）
- 6EDC1|2　反対咬合
- 上顎狭窄
- 永久歯萌出スペース不足

<推測される原因>
- うつぶせ寝
- 姿勢

<検証>
- 乳歯列期の交叉咬合は，一時的に咬合や歯列を調整して改善したように見えても，第一大臼歯の萌出や永久歯の交換期に，舌や下顎が再度習癖に影響を受けて，また歯列や咬合も同じように影響を受けて不正が起こってくる．
- 上顎4前歯が萌出するまでの間は，口蓋の広がりと第一大臼歯の咬合，舌の形や動きが永久歯列や全体の咬合に影響を及ぼしてくるので必ず定期的な観察をする．

症例9：乳歯列期の交叉咬合を改善した（1年2か月後）

4歳11か月（女子）　　　5歳5か月

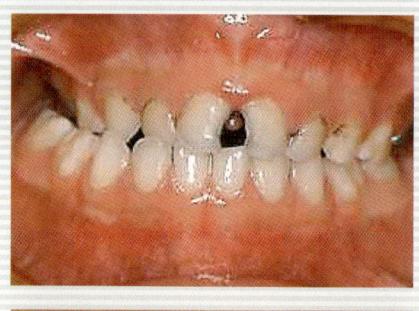

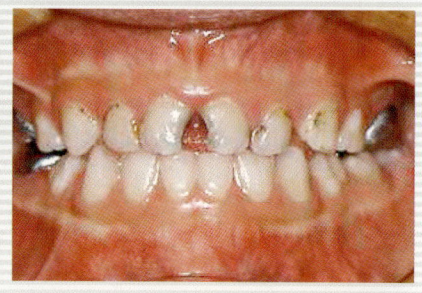

<現症>
- 発育空隙無
- ｜6 萌出中
- 舌位後方
- 嚥下が弱い

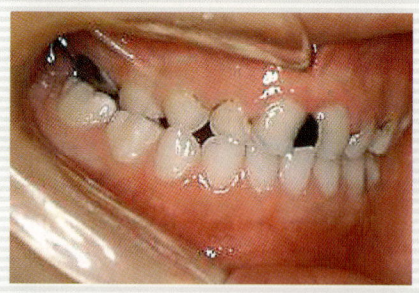

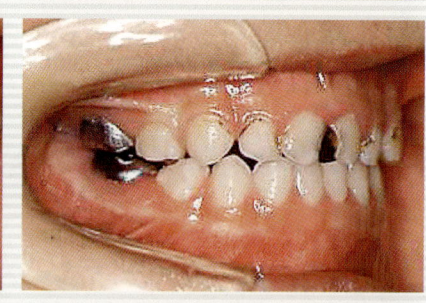

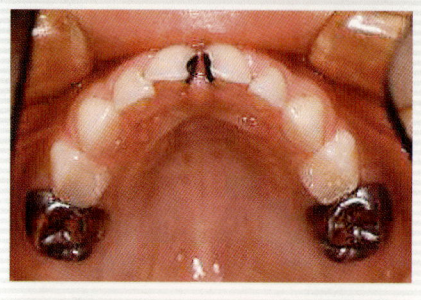

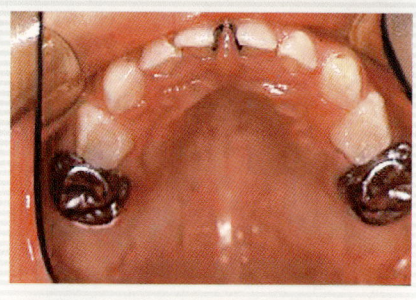

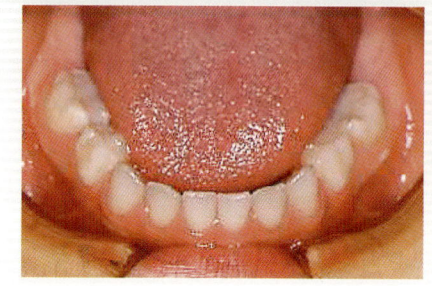

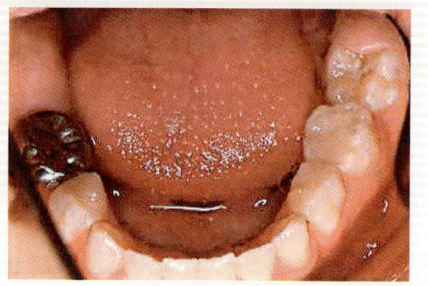

1年2か月間未来院 →

<未来院までの経緯>
※4歳まで指しゃぶり，5～6歳までつめ咬みをしていた．左側からの頬づえ．
※5歳0か月時に拡大装置にて上顎拡大を行う．
※拡大終了後2か月間はそのままで，保定後5歳5か月時に装置除去，その後未来院．

◎開咬　上顎正中離開

6歳7か月

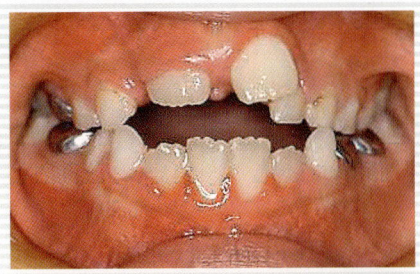

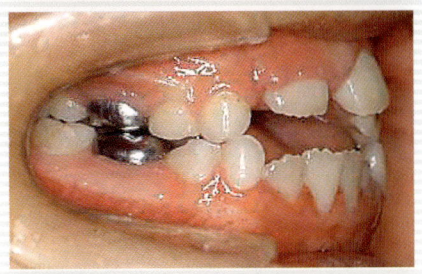

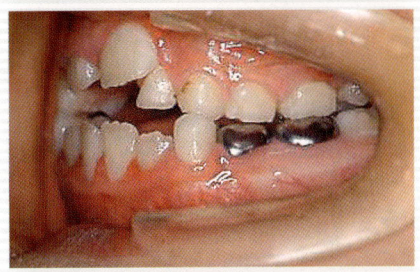

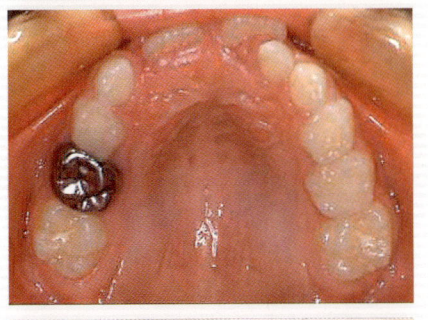

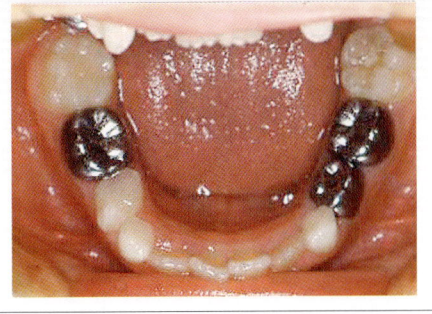

<現症>
- 上顎正中離開
- 開咬
- 永久歯萌出不足
- 上唇小帯の伸びが悪い
- 舌尖が下向き

<推測される原因>
- 異常嚥下癖
- 舌前方突出癖
- 鼻炎
- 口呼吸
- 舌を挟んで寝る

<検証>
- 乳歯列期に交叉咬合を直しても，原因となっている習癖が多数存在しているときには，すべての把握が難しく見落としが多い．
- 乳歯の交換期や第一大臼歯の萌出期に，さらに形を変えて発現することがあるので，永久前歯が出そろうまでは，定期的な健診をしながら日常生活習慣にたえず注意することが望ましい．

症例10：鼻が悪く口呼吸で強い舌癖がある（3年10か月後）

7歳8か月（男子）：矯正診査　　**7歳11か月：MFT診査**

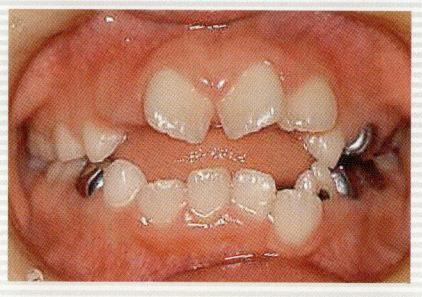

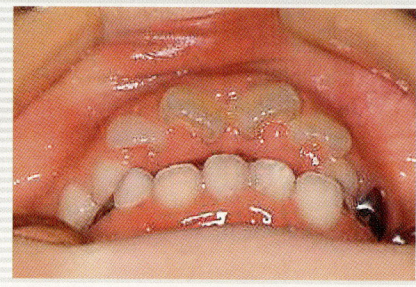

<現症>
・開咬
・叢生
・異常嚥下癖
・上顎前歯翼状捻転

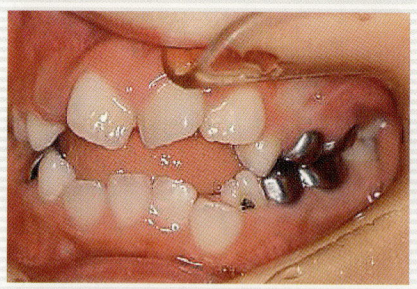

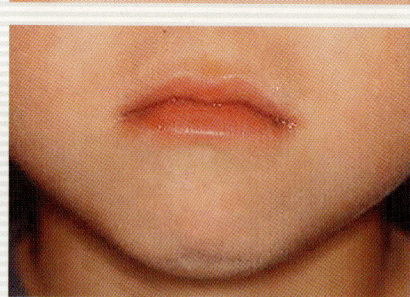

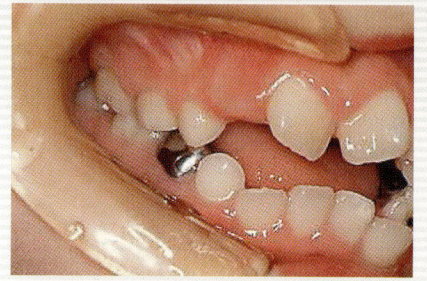

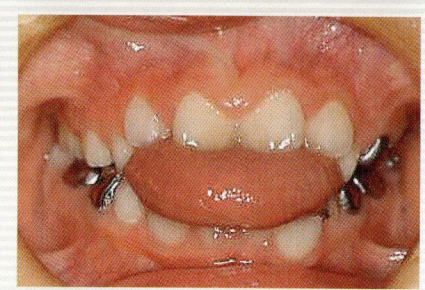

→ 3年10か月間未来院

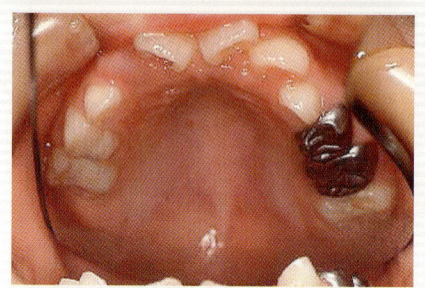

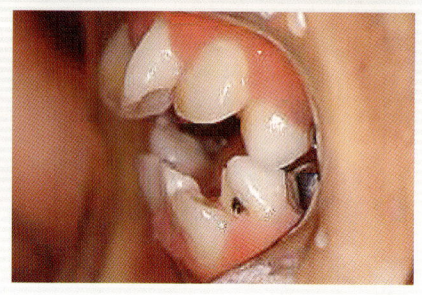

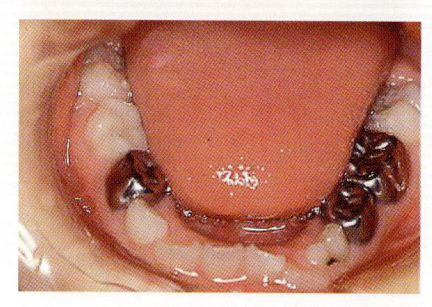

・MFTを行っていたが，9歳の時点で来院しなくなった

<未来院までの経緯>
※3歳のときにアデノイド手術を行う．
※7歳8か月時に矯正診査を行った結果，MFTの開始と日常生活習慣の改善を行う．
※11〜13頃に永久歯の萌出状態をみて再診査を予定していたが，9歳の時点で未来院となった．

◎開咬　叢生　上顎左右犬歯唇側転位　正中線不一致　上顎中切歯翼状捻転

11歳9か月

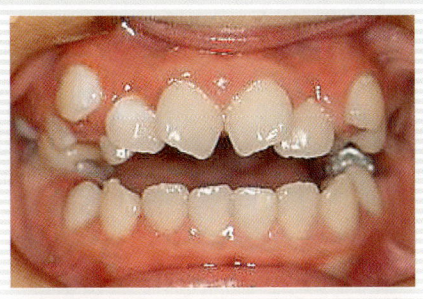

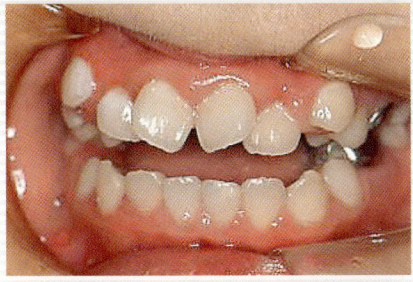

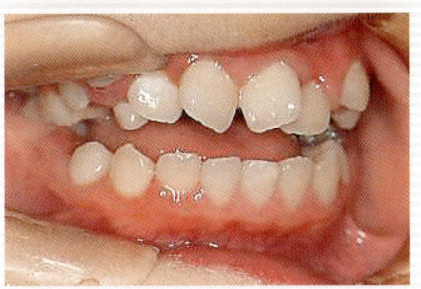

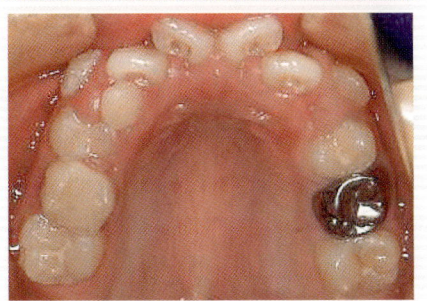

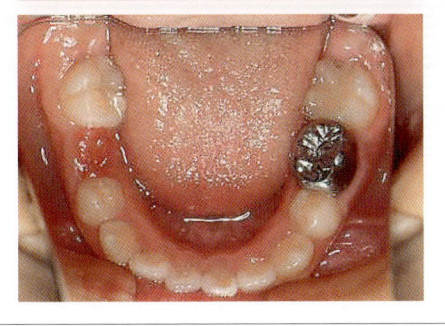

＜現症＞
・開咬
・叢生
・上顎左右犬歯唇側転位
・正中線不一致
・上顎中切歯翼状捻転
・口腔内不潔
・口呼吸
・舌癖（全突出）

＜推測される原因＞
・鼻炎
・不良姿勢
・口唇を閉じない
・異常嚥下癖
・口呼吸

＜検証＞
・どんなに注意をしても口が開いてしまい，舌がいつも見えていた．
・耳鼻科にも通院していたようだが，口呼吸の習慣がついてしまい，鼻炎が良くなっても口を閉じなくなっている．

症例11：左斜視の定期健診途中（3年3か月後）

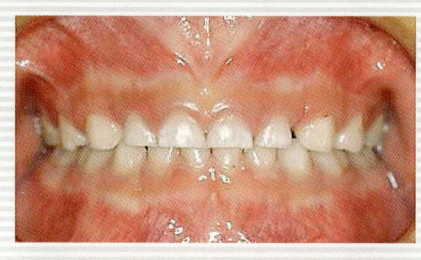

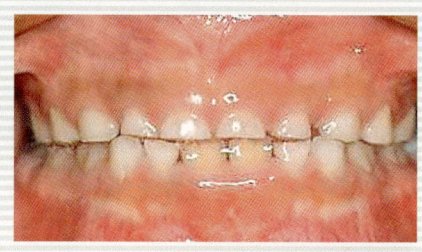

4歳3か月（男子）　　　6歳11か月

＜現症＞
- 切端咬合
- 正中線：下顎が左へ偏位
- 乳前歯過剰咬耗

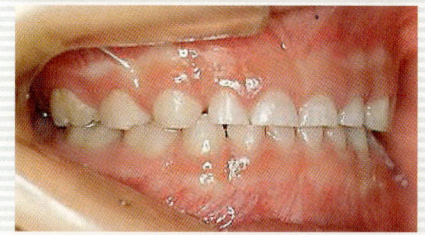

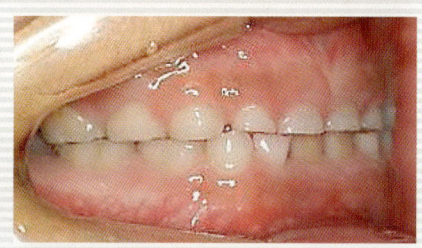

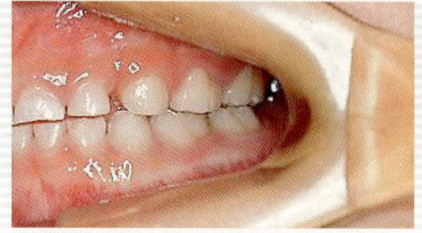

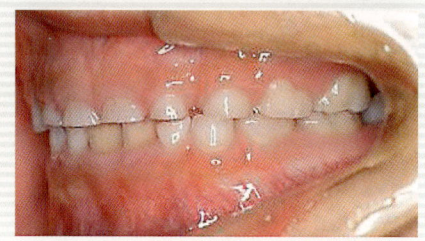

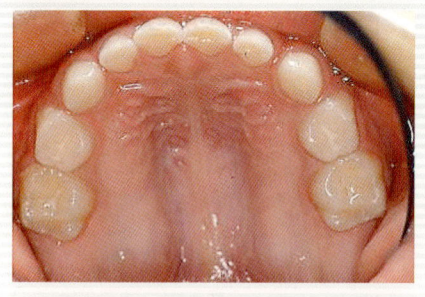

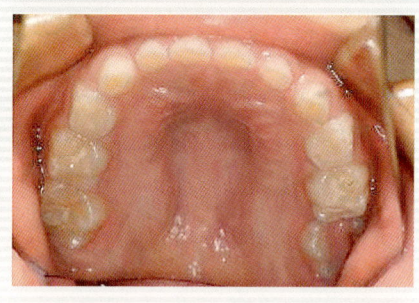

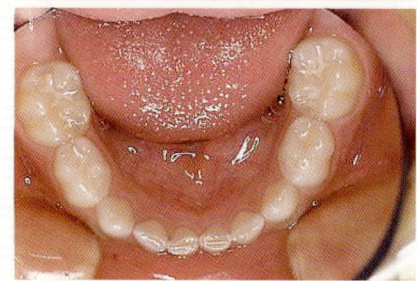

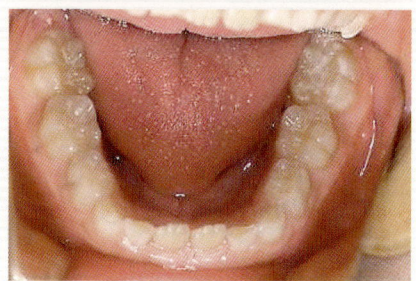

3年3か月間未来院 →

＜未来院までの経緯＞
※4歳3か月時にむし歯がないかみてほしいということで来院．
※奥歯の咬耗がなく，口蓋が狭く広がりが足りない．家では口唇を閉じるように指示．
※5歳11か月時に上下顎乳切歯，乳側切歯に咬耗あり．前歯で物を噛んでいると母親より指摘あり．
※舌を歯にはさむ動作をする．MFT開始．
※6歳11か月時に正中ずれ（下顎が左へ）が大きくなっている．左の目があまり見えない（斜視）．物を書くときも右目で見るため身体が傾いてしまう．その後未来院．

◎交叉咬合　正中線不一致

10歳2か月

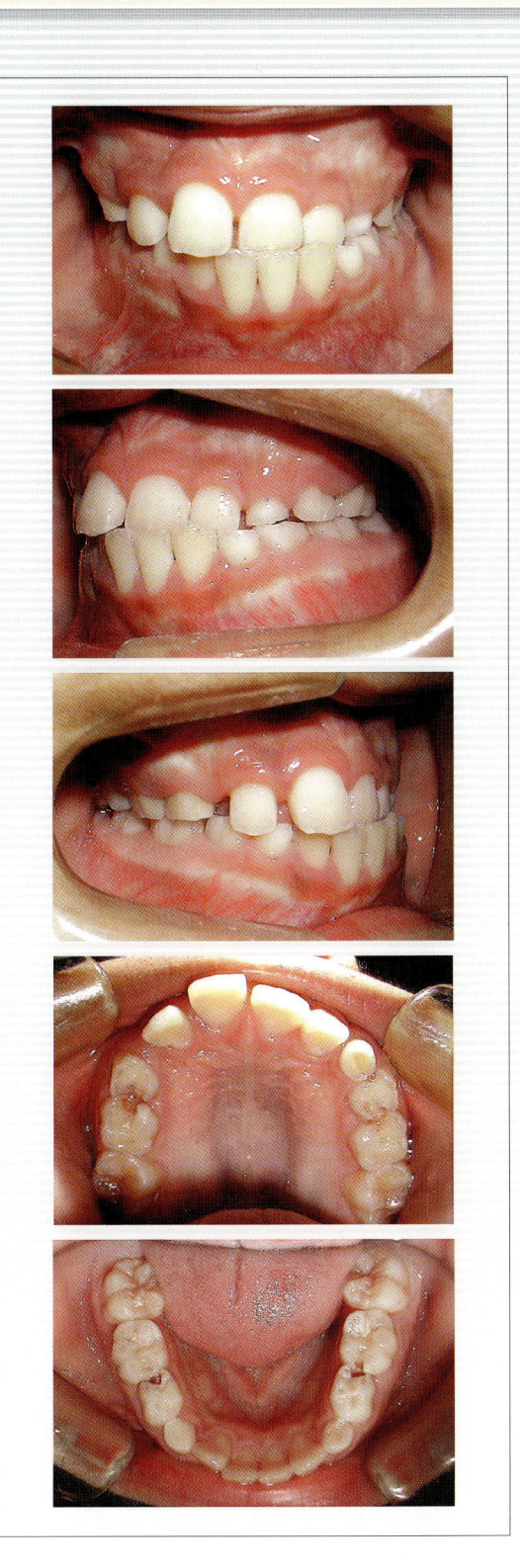

<現症>
- 交叉咬合
- 正中線不一致
- 歯列弓のゆがみ
- 左側歯圧下

<推測される原因>
- 斜視（左があまりよく見えない）
- 右目をよく使う
- 姿勢

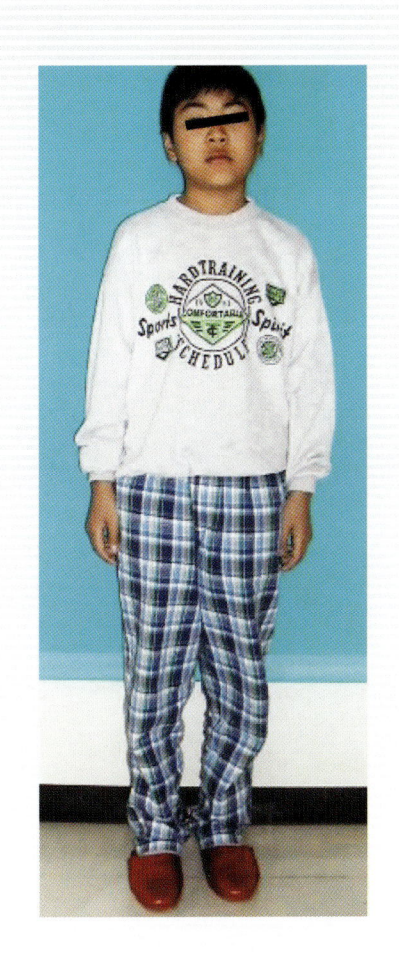

<検証>
- 成長期には長い期間の体の曲がりや顔の曲がりにより，下顎のずれが出てくることが多くみられる．
- 全身の姿勢が傾くほどずれが大きくなる．
- 病気でなければ，習慣性にならないうちに早期に発見することにより，未然に防ぐこともできる．

長期未来院患者の再来院時の咬合の変化と推測される原因

Part **II**

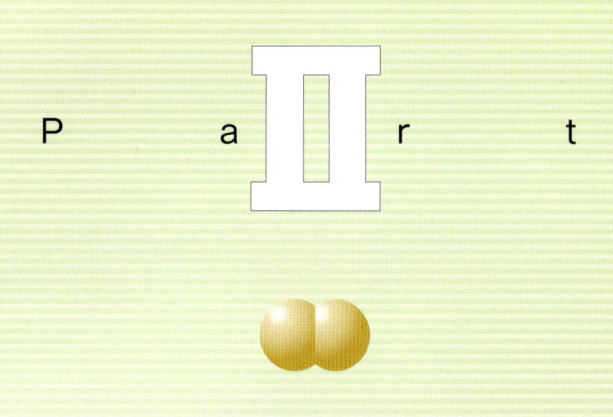

成長期の

各種不正に対する分析と対処の仕方

成長期の各種不正に対する分析と対処の仕方

　最近は，『小さな変化を早期に見つけることで，将来の大きな変化を予測し，不正を予防する』ことが可能になってきた．定期的な検診を行いながら，さまざまな成長発育阻害因子を除去しても，不正が十分に改善できないときもある．そのようなときには，いつまでも観察や管理指導を続けるのではなく，検査が可能な年齢になったら，エックス線写真，スタディモデル，口腔内写真，動画，筋機能検査，日常生活習慣などの資料を採り，あらゆる角度から分析を行うようにしたい．

　現在の問題点と，これから予測されるトラブルなどをしっかりと治療計画の中に取り込み，早い時点で咬合育成療法をスタートしていくべきと考えている．

　最近は，いくつもの不正が混在しており，複雑に絡み合っているため，不正の種類を一つの診断名に限定することなく，成長期には治療終了後の発育も考慮に入れ，とくに筋機能を重視した計画を立てるようにしている．

【分析の方法】

　成長期の患者の分析を行うときには，その年代に応じた大きさのものと比較するのが一番わかりやすい．そのため，筆者はセファログラム（以後，セファロと表記）を年代に応じて比較検討していることが多い．

　しかし，最近の患者を分析してみると，平均的なポイントから，それぞれがかけ離れていることが多いため，プロフィログラム（以後，プロフィロと表記）を作成しても既存の標準値との比較がスムーズにいかないことが多い（プロフィロは下記の文献より引用）．

　本人の実際のN点が，平均値より後退している場合には，既存の標準値を目標にして拡大を行うことで咬合育成を開始することができるが，実際のN点が前方へ位置しているものに関しては，これからの成長を考えた治療を行うための目標を作成しないことには，歯列の前方拡大や下顎の位置のコントロールなどを行うことができない．

　その結果，使用している既存の標準値のプロフィロ（青の実線）とは別に，患者のN点を中心とした別の枠，つまり固有の標準値（以後，固有標準値と表記）で作成した，それぞれが持っているバランスの取れた第二の理想的な固有プロフィロ［患者のN点の前後から作成された標準的なプロフィロの枠を参考にして作成：以後，固有プロフィロ（緑の実線）と表記］を評価し治療を進めている．

文献
1）滝本和男監修：歯科矯正臨床シリーズ1 反対咬合 その基礎と臨床，医歯薬出版，東京，p.233，1976．

2）大西　馨：学童期における上下顎歯槽基底部と中切歯傾斜度との関係―頭部X線規格側貌写真による経年的研究―．日矯歯誌，28：199〜219，1969．

3）浅井保彦：日本人顎・顔面頭蓋の成長―頭部X線規格写真法による12歳から20歳までの縦断的研究―．日矯歯誌，32：61〜98，1973．

既存値で作成された　　　　　固有値で作成された
プロフィロ（青の実線）　　　　プロフィロ（緑の実線）

9歳3か月

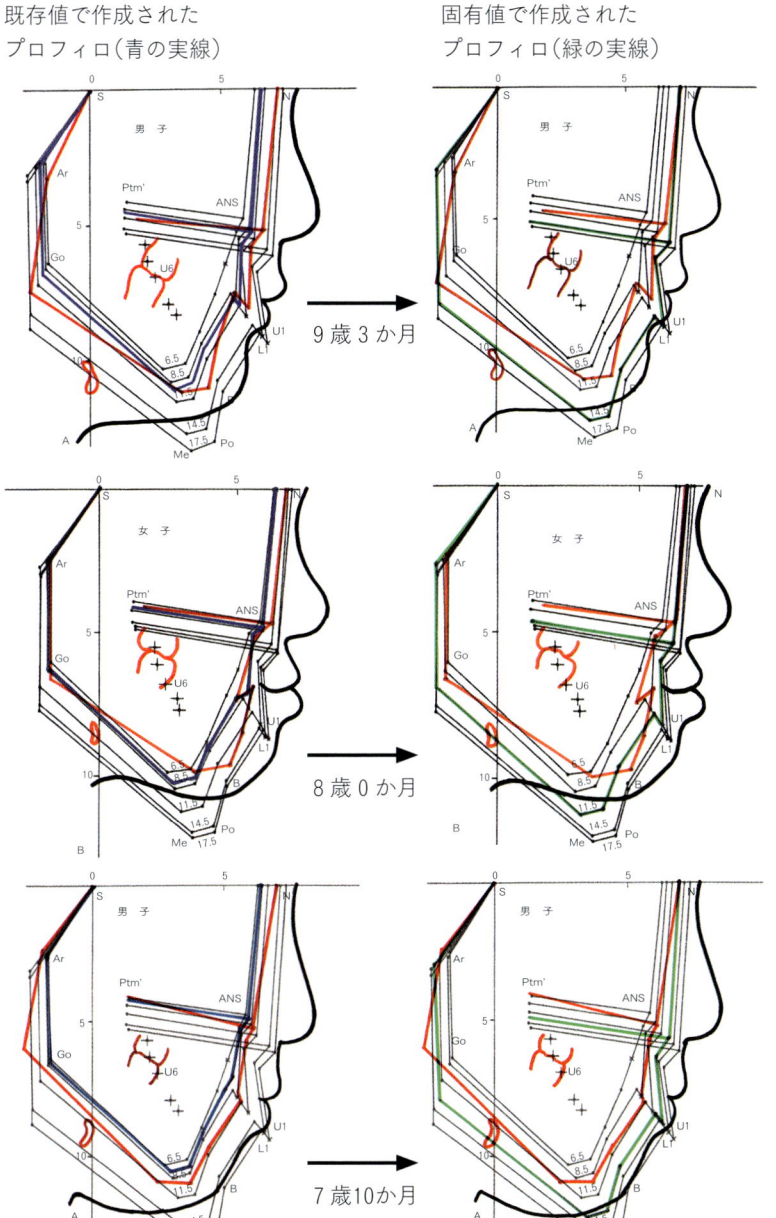

固有値で作成されたプロフィロで検討すると，ＳＮの長さに比較して上顎骨の成長が悪いことや下顎前歯の内傾が見えてくる．また，上下顎骨の回転や上下的，前後的位置の悪さも目につくであろう．この患者の場合には9歳3か月であるが，14歳6か月ぐらいのプロフィロを目標において1期治療を開始し，拡大するのが望ましい．

8歳0か月

11歳6か月ぐらいのプロフィロを目標にすると，上下の顎位の改善や歯列弓の前方拡大の必要性がわかる．

7歳10か月

既存のプロフィロではよくわからなかった上顎骨の劣成長が，固有プロフィロでは見えてくることが多く，計画も立てやすい．

　筋機能や軟組織などの分析は別の機会に譲ることにするが，乳歯列期では舌や口唇がよく動くことで，咬合の育成に関与していくことが知られている．しかし，それらが正しく機能しているか否かの判定をするためには，小帯や舌や口唇についての知識と見る目を持つ必要がある．
　また，正しく機能するためには，口唇閉鎖や嚥下が上手にできるような食べ方などの指導と，正常な咀嚼や呼吸ができるように，姿勢や習癖また病気などの観察や管理などを行っていくことが重要と考える．
　その他の歯軸の整直や捻転歯，咬耗，萌出障害，低位歯，歯根の吸収状態，後続永久歯などの分析には，スタディモデルや口腔内写真，パノラマやデンタルなどのエックス線写真を十分に検討して行っている．
　とくに，舌房の形や大きさ，歯頸線，咬合平面，スピーカーブ，第一大臼歯の萌出スペースには，これからを予測する上で重要なヒントがたくさん含まれているので，慎重に時間をかけて観察し，分析することである．

1）-① 被蓋の深さに対する異常—深い—

　成長期には咬み合わせの深いものに対して，対処の必要のあるものを次のように分けて分析すると，より問題点がわかりやすく治療の順序も解決してくることが多い．

①第一大臼歯の萌出障害
　永久歯の交換に伴い，全体の萌出および咬合に影響が出てくるので，早めの発見と処置が必要となる．

②前歯の挺出
　とくに下顎角の小さい反対咬合に起こりやすく，放置しておくと上顎の成長に影響を与える．

③前歯の内傾
　上顎では下顎の後退，下顎ではさらに深い咬み合わせに変化する可能性が大きい．

④スピーカーブ
　年齢とともに下顎の前後的に回転する動きが大きくなる．

⑤上顎骨の後退，時計回りの回転，劣成長
　成長とともに下顎の後退，過蓋の増悪，叢生を引き起こす原因となる．

⑥下顎骨の後退，時計回りの回転（後方回転）
　顎関節症を引き起こす原因となる．

⑦反対咬合，すれ違い咬合
　咬合を挙上した後に被蓋を改善する．

—プロフィロより—

（1）9歳3か月

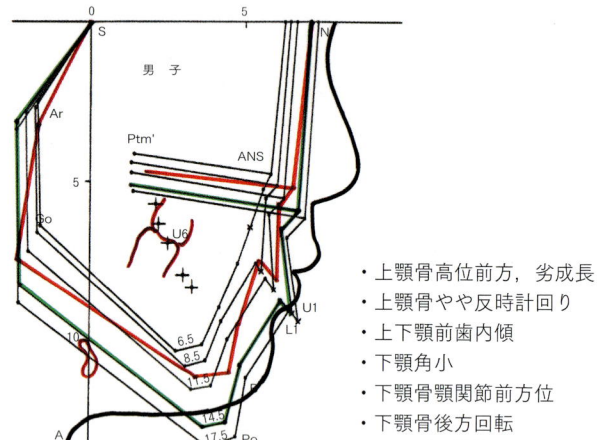

- 上顎骨高位前方，劣成長
- 上顎骨やや反時計回り
- 上下顎前歯内傾
- 下顎角小
- 下顎骨顎関節前方位
- 下顎骨後方回転
- オトガイ筋緊張

（2）7歳11か月

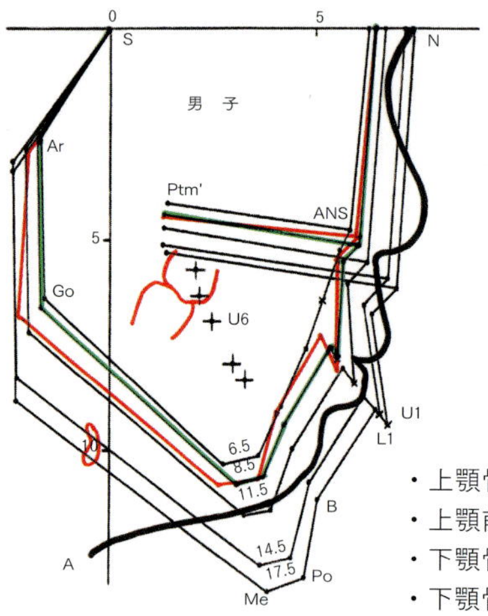

- 上顎骨反時計回り
- 上顎前歯挺出
- 下顎骨顎関節後方位
- 下顎骨後方回転

（3）8歳0か月

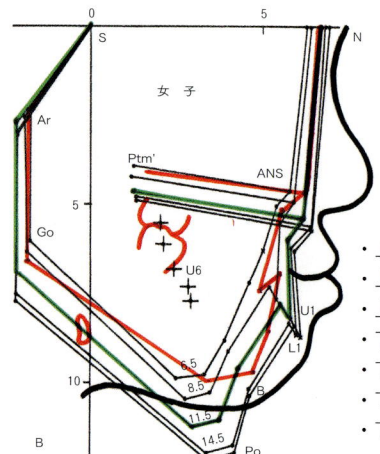

- 上顎骨高位前方
- 上顎骨劣成長
- 上顎前歯内傾
- 下顎骨顎関節前方位
- 下顎角小
- 下顎前歯挺出
- 下唇突出
- オトガイ筋緊張

（5）9歳11か月

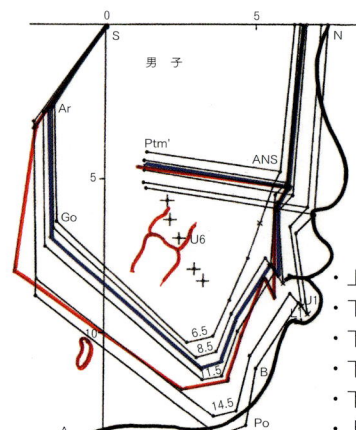

- 上顎骨やや後退
- 下顎骨顎関節後方位
- 下顎骨後方回転
- 下顎角小
- 下顎前歯挺出
- 上下唇翻転
- オトガイ筋緊張

（1） 9歳3か月に診査を行った過蓋咬合の患者の治療の流れ（⇒ p.48参照）

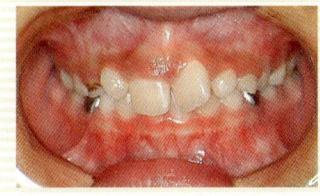

①診査：レジンアップ後，MFT開始，9歳3か月．　②1期治療開始：10歳11か月．　③保定装置装着：12歳8か月．　④経過観察：17歳9か月．

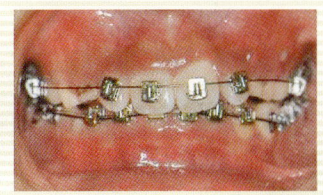

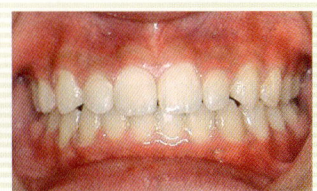

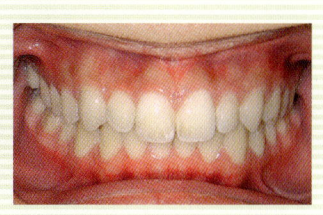

（2） 7歳11か月に診査を行った過蓋咬合の患者の治療の流れ（⇒ p.50参照）

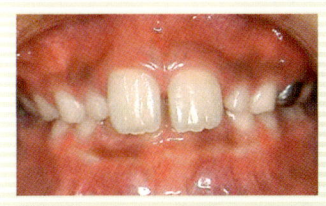

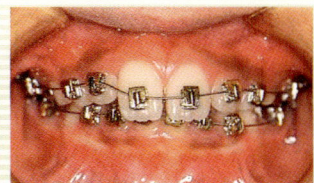

①診査：7歳11か月．　②1期治療開始：ワイヤー矯正，8歳0か月．　③保定装置装着：9歳3か月．　④経過観察：11歳3か月．

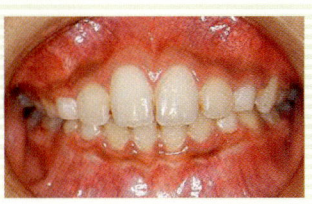

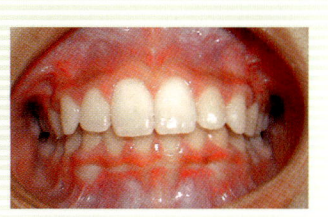

（3） 8歳0か月に診査を行った反対咬合の患者の治療の流れ（⇒ p.52参照）

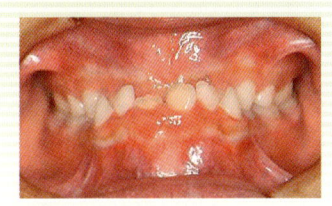

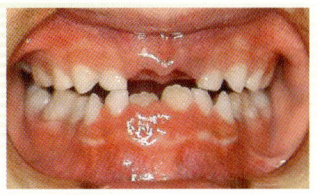

①診査：8歳0か月．　②（1週間後）1期治療開始：レジンアップ，チンキャップ，MFT開始．　③1段階矯正開始：9歳11か月．　④保定装置装着：11歳7か月．

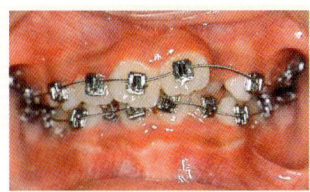

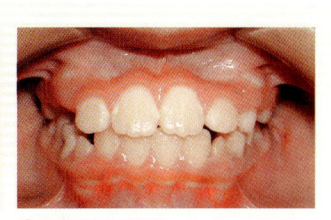

（4） 診査の希望がない6歳11か月の反対咬合の患者の治療の流れ（⇒ p.60参照）

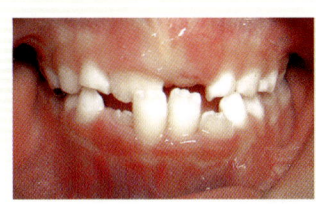

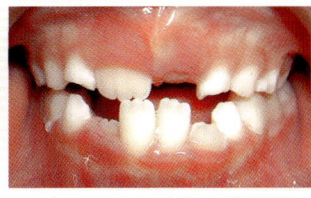

①，②診査希望なし：永久前歯が4本出るまで診査を待つ間，被蓋改善の必要があることを話し合いレジンアップ，MFT，指押し開始，6歳11か月．　③舌小帯切除1か月後：7歳8か月．　④矯正希望なし：8歳6か月．

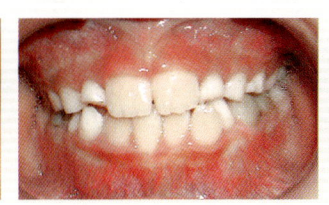

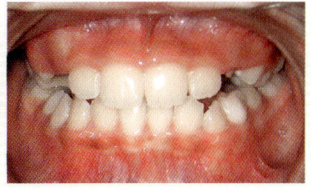

（5） 9歳11か月に診査を行った第一大臼歯のすれ違いを伴う過蓋咬合の患者の治療の流れ（⇒ p.62参照）

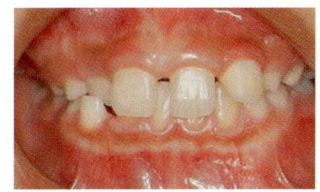

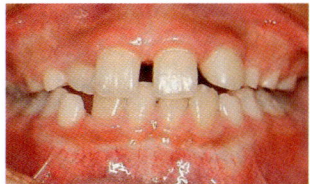

①診査：9歳11か月．　②,③1期治療開始：レジンアップ，1段階矯正開始，10歳3か月．　④保定装置装着：13歳4か月．

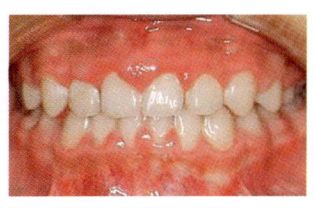

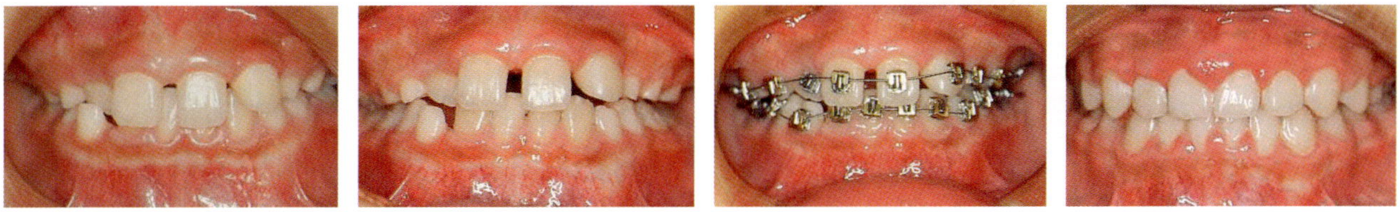

成長期の各種不正に対する分析と対処の仕方

1）-② 被蓋の深さに対する異常—浅い—

　咬み合わせの浅いものに関しては，舌癖や口呼吸，不良習癖が原因になっていることが多い．すぐに装置を用いることなく，それらの改善策を考え第1の治療として行い，効果が出ているか十分に確認し，必要とされる1期治療を行うようにしている．

①習癖
　指しゃぶり，咬舌癖，咬唇癖，口呼吸など，口唇や前歯を開咬させてしまうような習癖を，日常生活慣習や病気から探る．

②舌癖
　咬合させたまま，上下の口唇を開き嚥下させ，舌の突出状態を確認する．

③舌位
　開口時の口腔内の舌尖の位置や，舌尖を挙げたとき，出したときの状態から，今後の歯列や咬合に悪影響を及ぼすものを推測する．

④前歯の傾斜
　舌や習癖による突出度の確認と歯軸が傾斜しすぎることで起こる開咬の改善．

⑤歯牙の圧下
　歯牙の圧下は，そのままにしておくと顎骨の回転および縦の劣成長を引き起こす原因となる．

⑥上顎骨反時計回りの回転
　上顎の前歯唇側傾斜と舌の前方突出，オトガイ筋の緊張，口輪筋の不調和，小帯の伸びや付着異常など，筋機能に関する処置が必要なことが多い．

⑦下顎骨時計回りの回転（後方回転）
　下顎の前歯唇側傾斜と舌の異常，不良習癖を改善する．

―プロフィロより―

（1）5歳11か月

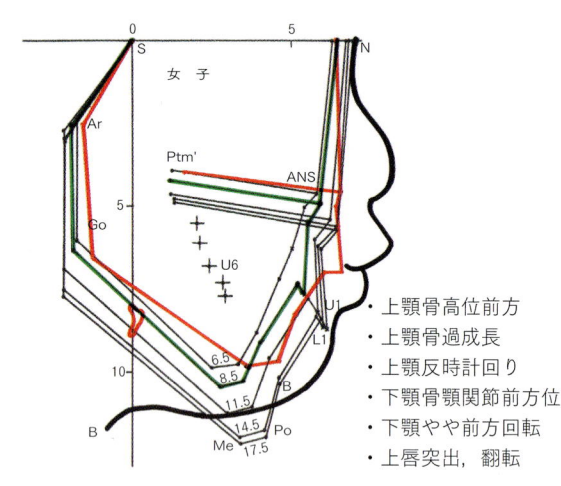

・上顎骨高位前方
・上顎骨過成長
・上顎反時計回り
・下顎骨顎関節前方位
・下顎やや前方回転
・上唇突出，翻転

（2）9歳6か月

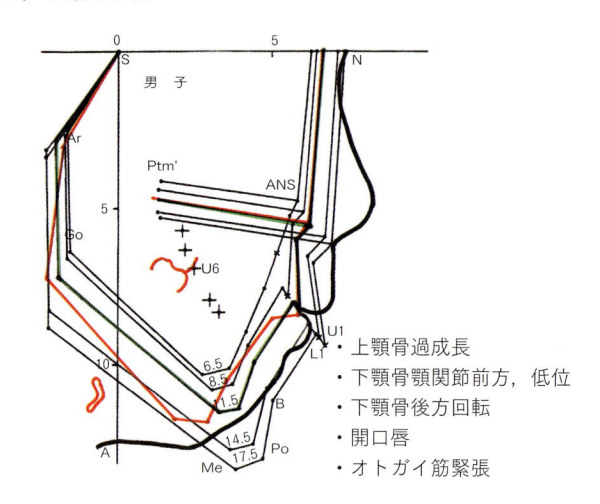

・上顎骨過成長
・下顎骨顎関節前方，低位
・下顎骨後方回転
・開口唇
・オトガイ筋緊張

（3）7歳10か月

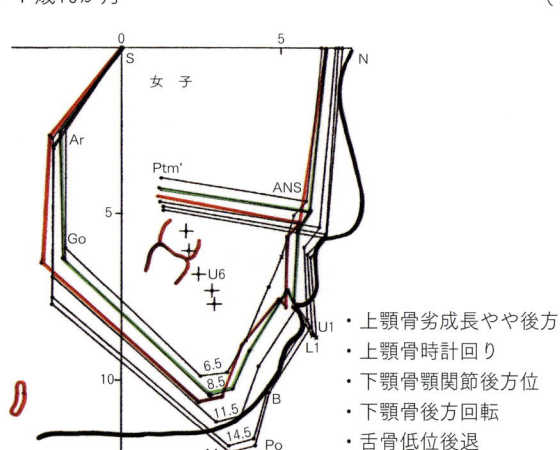

・上顎骨劣成長やや後方
・上顎骨時計回り
・下顎骨顎関節後方位
・下顎骨後方回転
・舌骨低位後退
・オトガイ筋緊張

（4）7歳10か月

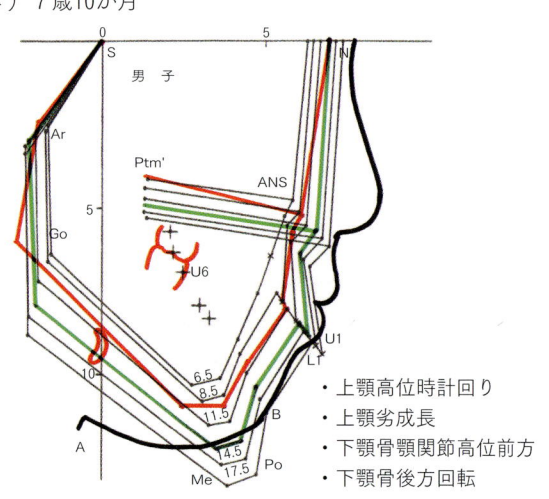

・上顎高位時計回り
・上顎劣成長
・下顎骨顎関節高位前方
・下顎骨後方回転

（1） 5歳11か月に診査を行った開咬を伴う上顎前突の患者の治療の流れ（⇒ p.66参照）

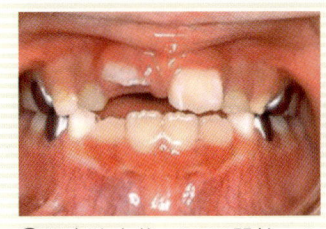

①習癖除去後，MFT 開始，6歳0か月．
②再診査：7歳1か月． 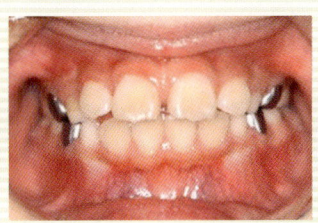
③1段階矯正開始：7歳2か月． 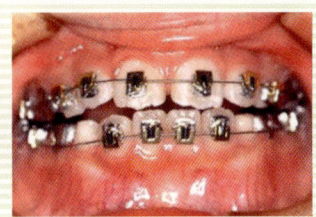
④保定装置装着：9歳4か月． 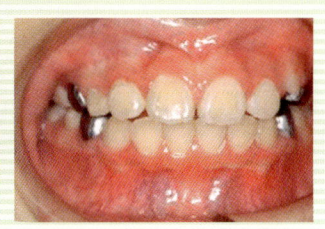

（2） 9歳6か月に診査を行った開咬の患者の治療の流れ（⇒ p.70参照）

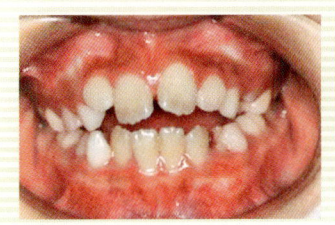

①診査：9歳6か月．
②1段階矯正開始：9歳7か月． 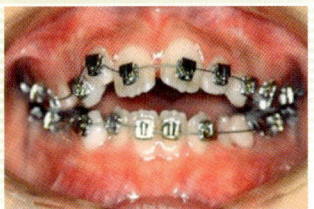
③保定装置装着：10歳3か月． 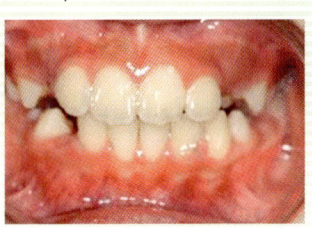
④2段階矯正終了後の経過観察：19歳4か月． 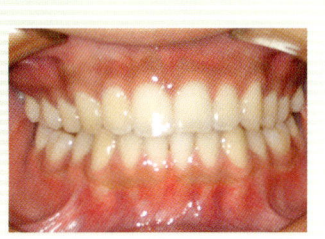

（3） 7歳10か月に診査を行った開咬の患者の治療の流れ（⇒ p.74参照）

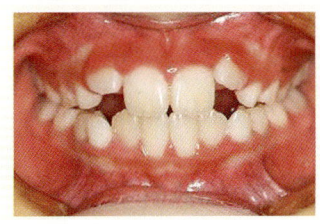

①診査：7歳10か月．
②1段階矯正開始：7歳11か月． 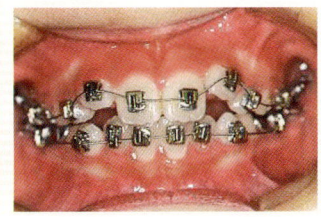
③保定装置装着：8歳5か月． 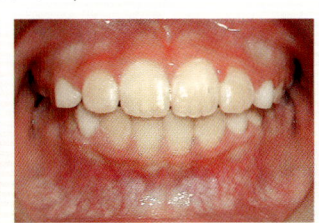
④経過観察：14歳7か月． 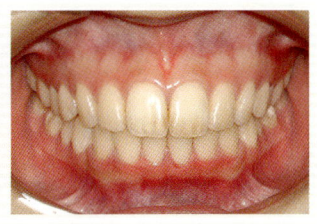

（4） 7歳10か月に診査を行った開咬を伴う反対咬合の患者の治療の流れ（⇒ p.78参照）

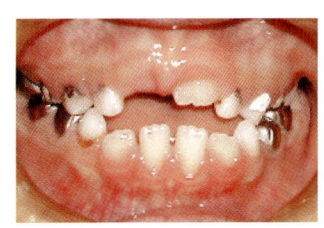

①診査：MFT 開始，7歳10か月．
②打撲により上唇小帯切断：8歳7か月． 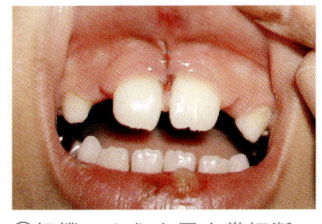
③リンガルアーチ装着：9歳5か月． 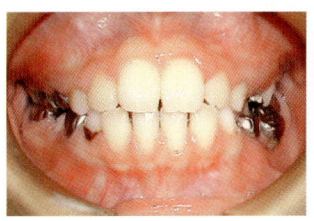
④舌癖除去：10歳5か月． 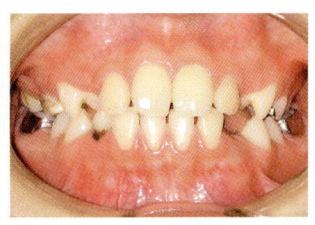

成長期の各種不正に対する分析と対処の仕方　39

2）顎骨の位置と発育の異常

　年齢の低い時期（乳歯列期）には，顎骨の過成長はほとんど認められない．むしろ，劣成長が多く存在する．永久歯の萌出に伴い，筋機能がさまざまな原因で正常に機能しなくなり，ある一定の方向へ過剰に成長する．しかし成長期の過剰な発育は，成長の途上にあるためまだ顎骨の発育異常とはいえない．

　むしろ，このまま放置しておくと骨の過剰な成長，あるいは大きな位置の変化を引き起こすことにならないかということを，データから読み取り予測する必要があるのではないか．

　劣成長の傾向のあるものは，できるだけ前方への成長を促し，わずかな叢生でも，大きな叢生または顎の成長に大きくマイナス因子にならないように，小さな変化を読み取ることである．

―プロフィロより―

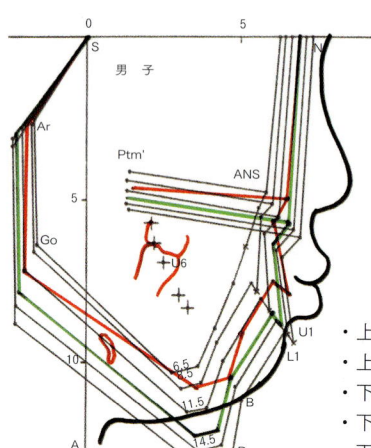

（1）8歳5か月
- 上顎骨高位，反時計回り
- 上顎骨やや前方劣成長
- 下顎骨顎関節やや高位前方
- 下顎骨劣成長
- 下顎角が小さい
- 口唇突出，翻転
- オトガイ筋緊張

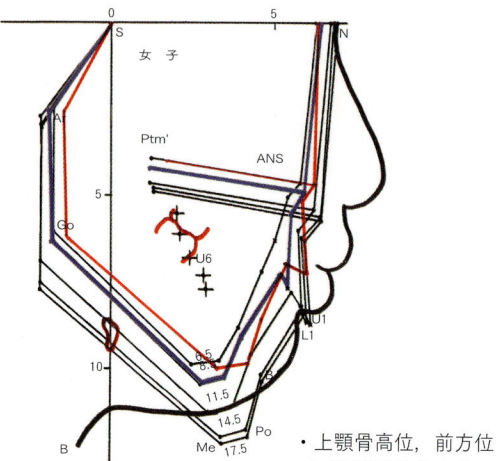

（2）8歳3か月
- 上顎骨高位，前方位
- 下顎骨顎関節前方位
- オトガイ筋緊張

（3）9歳10か月
- 上顎骨前方位，過成長
- 上顎反時計回り
- 上顎前歯前傾
- 下顎骨過成長
- 下顎骨後方回転，やや後退
- 下顎角が小さい
- 上唇翻転
- オトガイ筋緊張

（4）7歳8か月
- 上顎骨高位，やや前方
- 下顎骨やや後方回転
- 下顎角が小さい
- 開口唇
- オトガイ筋緊張

（1） 8歳5か月に診査を行った上顎前突の患者の治療の流れ（⇒ p.82参照）

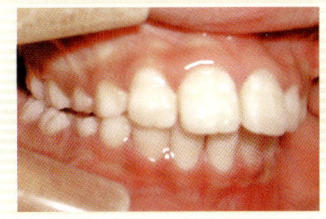

①診査：8歳5か月． 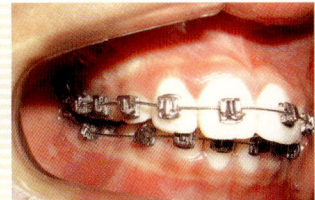　②1段階矯正開始：8歳6か月． 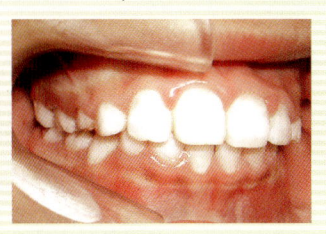　③保定装置装着：9歳6か月． 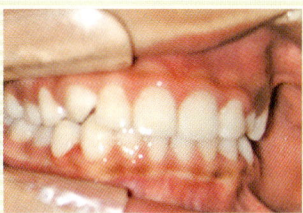　④経過観察：11歳4か月．

（2） 8歳3か月に診査を行った叢生を伴う上顎前突の患者の治療の流れ（⇒ p.86参照）

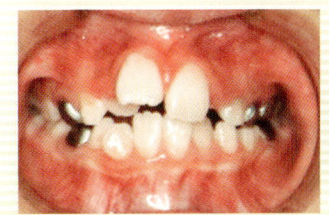

①診査：8歳3か月． 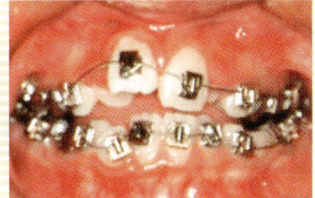　②1段階矯正開始：8歳4か月． 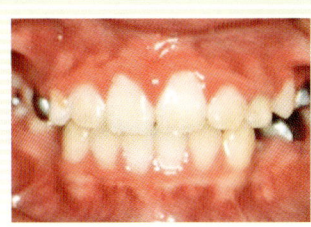　③保定装置装着：9歳5か月． 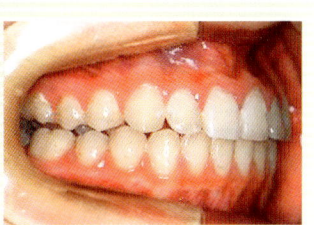　④2段階矯正終了，保定装置装着：14歳11か月．

（3） 9歳10か月に診査を行った叢生を伴う上顎前突の患者の治療の流れ（⇒ p.90参照）

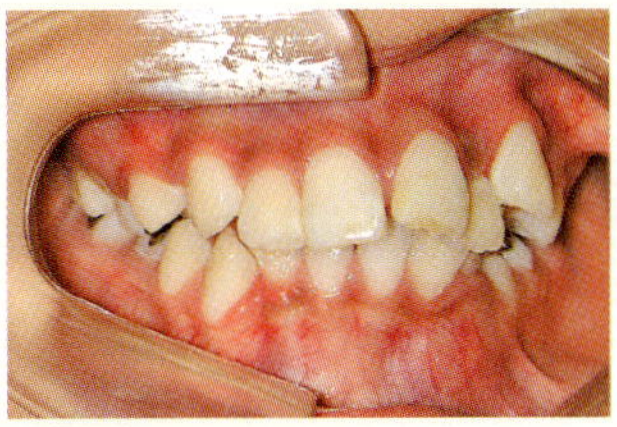

①診査：9歳10か月． 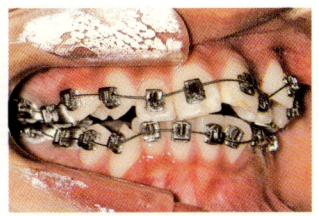　②1期治療開始：レジンアップ，1段階矯正開始，診査後1週間． 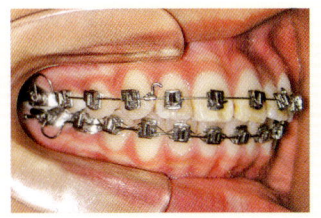　③舌小帯切除3週間後：11歳3か月． 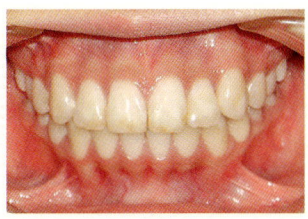　④保定装置装着：8か月後，13歳10か月．

（4） 7歳8か月に診査を行った開咬を伴う上顎前突の患者の治療の流れ（⇒ p.100参照）

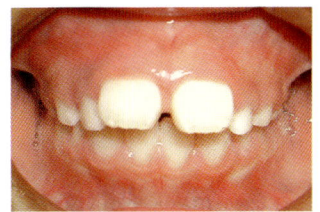

①診査：7歳8か月． 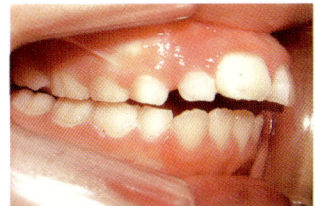　②1期治療開始：レジンアップ，MFT開始，診査後2週間． 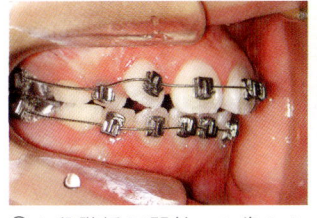　③1段階矯正開始：8歳8か月． 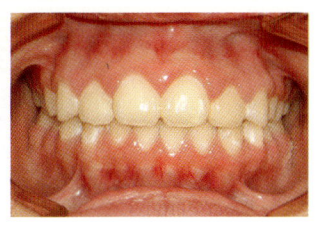　④保定装置装着3か月後：11歳11か月．

2）顎骨の位置と発育の異常（つづき）

（5）8歳8か月

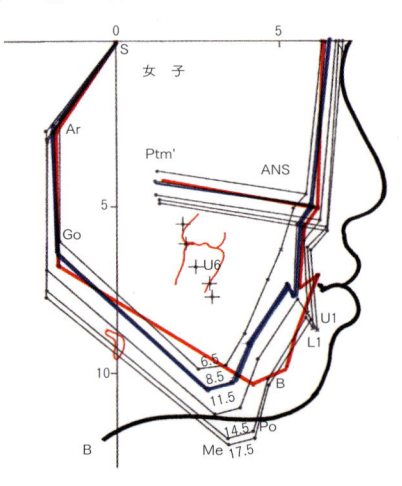

- 上顎骨やや前方位
- 下顎角が小さい
- 下顎骨顎関節前方位
- 下顎骨過成長
- 上下唇やや翻転
- 下唇突出

「下顎の抑制，舌房・姿勢・筋機能の改善が必要」

（6）4歳11か月

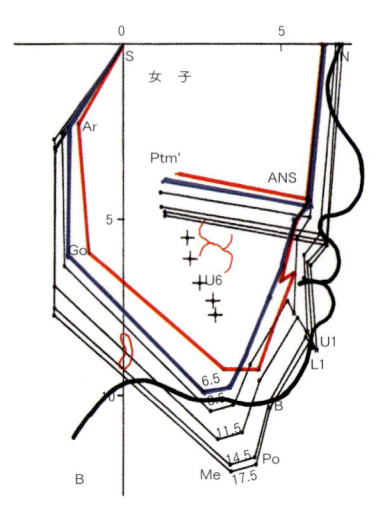

- 上顎骨高位前方，劣成長
- 上顎前歯内傾
- 下顎骨顎関節前方位
- 下顎骨前方回転
- オトガイ筋緊張
- 舌骨低位

「下顎の後退，舌房・姿勢・筋機能の改善が必要」

（7）6歳4か月

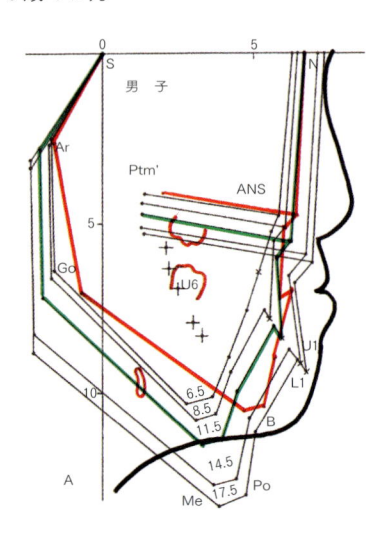

- 上顎骨高位前方，劣成長
- 下顎骨前方回転
- 下顎骨顎関節前方，やや高位
- 舌骨前方位
- 下唇突出
- オトガイ筋緊張

「下顎の抑制・後退，咬合挙上，姿勢・筋機能の改善が必要」

（8）7歳8か月

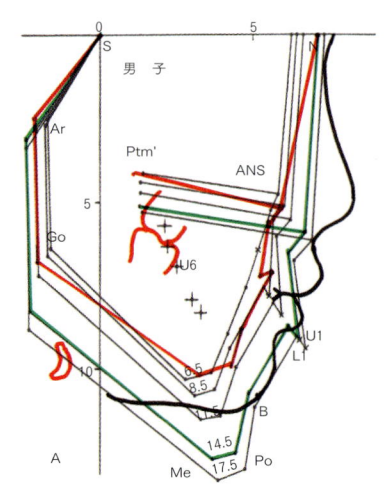

- 上顎骨高位，後退，時計周り，劣成長
- 下顎骨顎関節高位前方，劣成長
- 下顎角小さい
- 舌骨低位
- オトガイ筋緊張

「上顎前方拡大，咬合挙上，舌房・姿勢・筋機能の改善が必要」

42　PART II

（5） 8歳8か月に診査を行った咬み合わせの深い反対咬合の患者の治療の流れ（⇒ p.106参照）

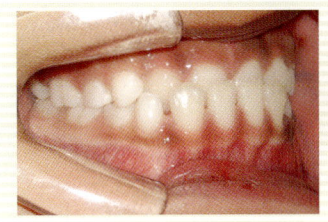

①診査：8歳8か月． 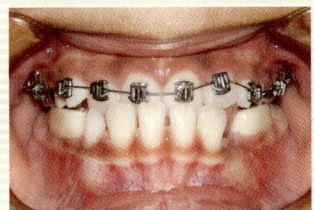　②レジンキャップ，チンキャップ，上顎ワイヤー矯正開始：8歳9か月． 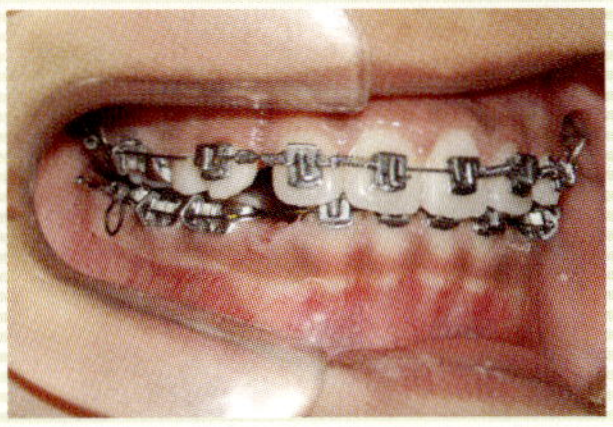　③レジンキャップ，チンキャップ除去，下顎ワイヤー矯正開始：9歳0か月． 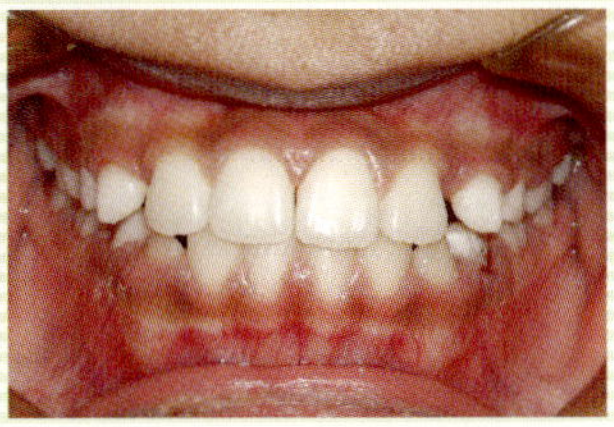　④保定装置装着：9歳2か月．

（6） 4歳11か月に診査を行った咬み合わせの深い反対咬合の患者の治療の流れ（⇒ p.110参照）

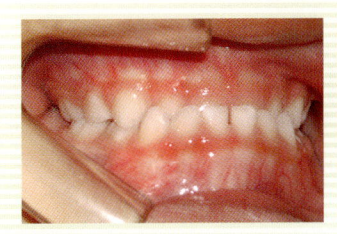

①診査：4歳11か月． 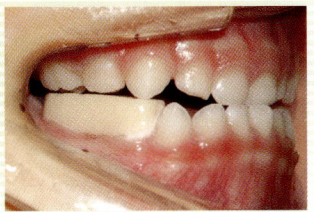　②1週間前にチンキャップ，レジンキャップ開始：5歳0か月． 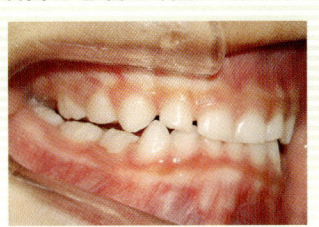　③レジンキャップ除去：6歳1か月． 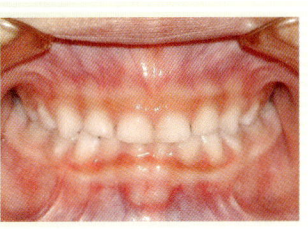　④定期健診：6歳5か月．

（7） 6歳4か月に診査を行った上顎劣成長の反対咬合の患者の治療の流れ（⇒ p.116参照）

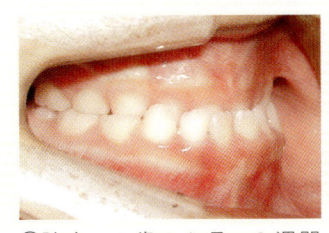

①診査：6歳4か月．2週間後チンキャップ，MFT開始． 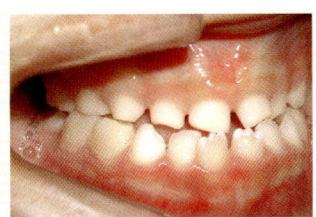　②レジンアップ：6歳5か月． 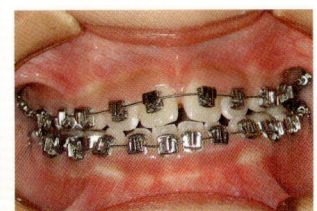　③1段階矯正開始：8歳5か月． 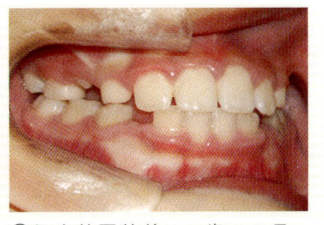　④保定装置装着：9歳4か月．

（8） 7歳8か月に診査を行った上顎骨の後退・劣成長が認められる患者の治療の流れ（⇒ p.122参照）

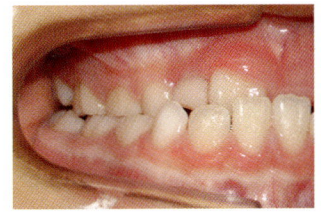

①MFT：7歳8か月． 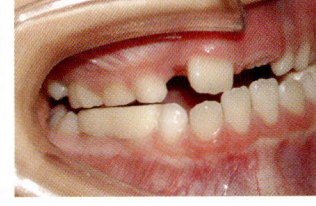　②レジンキャップ：2週間後． 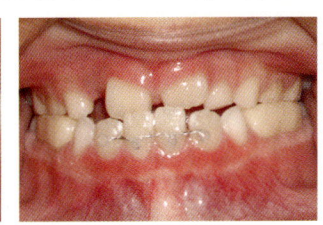　③7歳10か月． 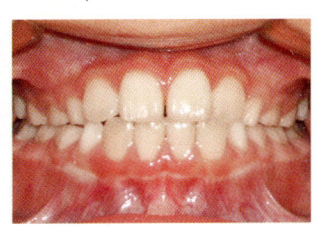　④9歳2か月．

3）歯列周長と歯列弓形態の異常

　成長期の歯列周長の伸びは，歯列弓形態を見ると大体の予想がつく．したがって，スタディモデルや写真などの分析も十分行うことが必要になる．セファロだけでは側面からのデータしかわからないため，前方への成長度合いや歯軸の傾斜などの状態を把握することはできるが，歯列弓のゆがみや幅径の広がりなどが，データとして伝わりにくく，今後どれぐらいの拡大が可能か判定しにくくなる．

　矯正の第1段階では，原則的に上顎は前方へ拡大して叢生の除去を行い，下顎では2～3回の前方への拡大後臼歯部の舌側傾斜の改善を行いながら，叢生の除去とスペースの拡大を行う．年齢が高くなるにつれて，拡大方向の変化と歯の移動によるスペースの確保が必要となる．またこの異常には，大きな筋機能のゆがみやアンバランスがつきまとうので，しっかりと見逃さないで同時進行で治療を進めたい．

―プロフィロより―

（1）11歳6か月

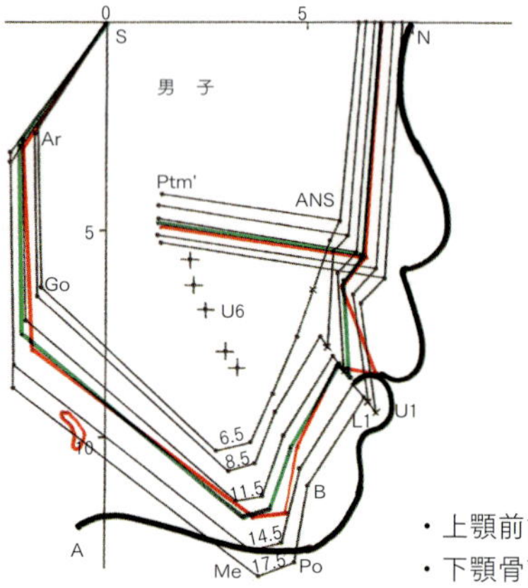

・上顎前歯前傾
・下顎骨前方回転
・上唇突出，下唇翻転
・オトガイ筋緊張

（2）8歳6か月

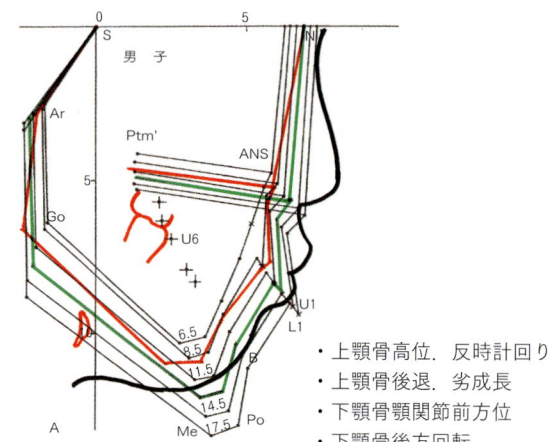

・上顎骨高位，反時計回り
・上顎骨後退，劣成長
・下顎骨顎関節前方位
・下顎骨後方回転
・上唇翻転

（3）8歳7か月

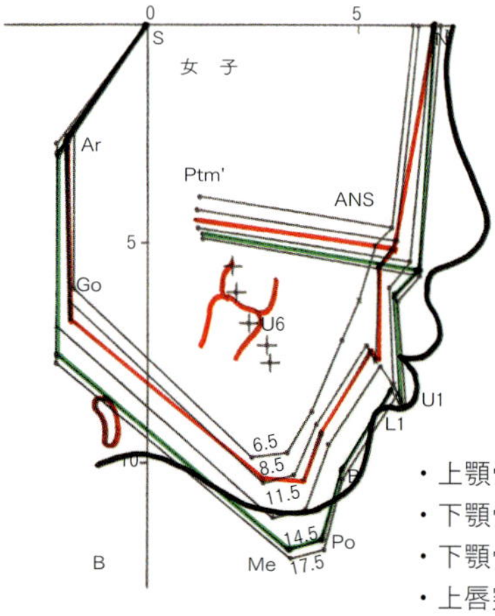

・上顎骨高位，劣成長
・下顎骨顎関節やや高位前方
・下顎骨劣成長
・上唇突出，翻転
・オトガイ筋緊張

（4）9歳6か月

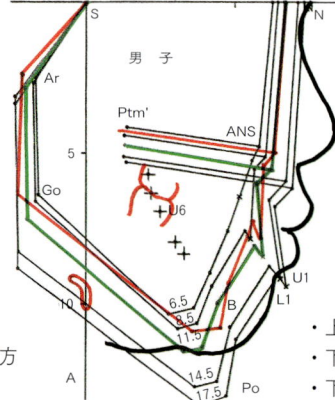

・上顎骨高位，過成長
・下顎骨顎関節高位
・下顎骨過成長，後方回転
・下顎角がやや小さい
・オトガイ筋緊張

（1） 11歳6か月に診査を行った上顎前歯が前傾し叢生を伴う患者の治療の流れ（⇒ p.128参照）

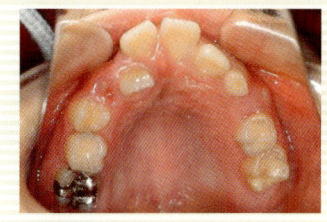

①診査：11歳6か月． 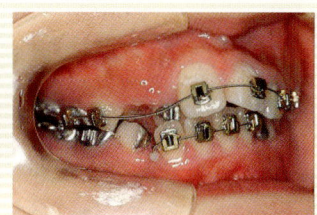　②1段階矯正開始：11歳7か月． 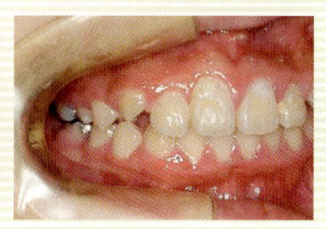　③保定装置装着：12歳4か月． 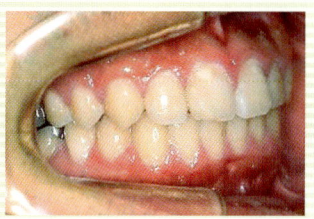　④経過観察：18歳3か月．

（2） 8歳6か月に診査を行った前歯部捻転を伴う狭窄歯列の患者の治療の流れ（⇒ p.130参照）

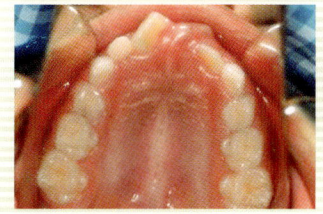

①診査：8歳6か月． 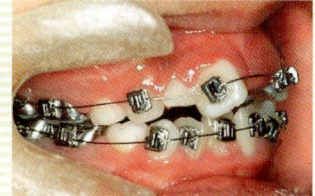　②1段階矯正開始：8歳7か月． 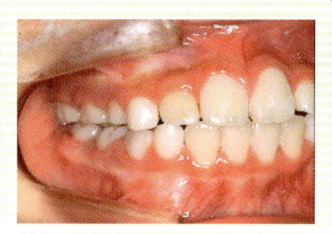　③保定装置装着：9歳9か月． 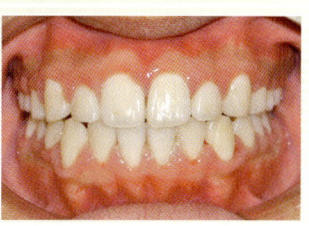　④経過観察：15歳2か月．

（3） 8歳7か月に診査を行った上下顎劣成長で叢生を伴う反対咬合の患者の治療の流れ（⇒ p.134参照）

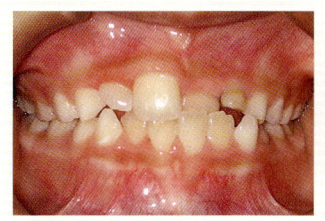

①診査：8歳7か月． 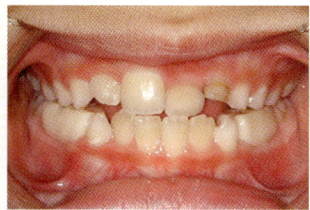　②1期治療開始：レジンキャップ，再診査後に咬合挙上，MFT開始，9歳1か月． 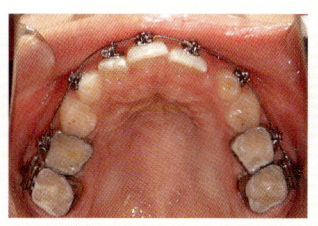　③1段階矯正開始：9歳8か月（歯根の成長を待って矯正開始）． 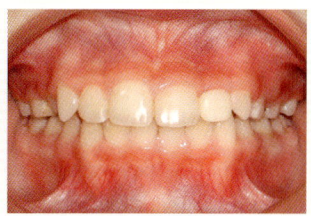　④保定装置装着：10歳9か月．

（4） 9歳6か月に診査を行った上下顎過成長で叢生を伴う反対咬合の患者の治療の流れ（⇒ p.138参照）

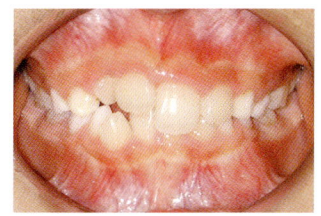

①診査：9歳6か月． 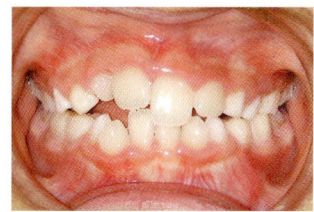　②1期治療開始：レジンアップ，MFT開始，診査後3週間． 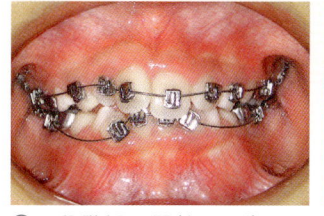　③1段階矯正開始：10歳0か月（第一大臼歯の萌出を待って開始）． 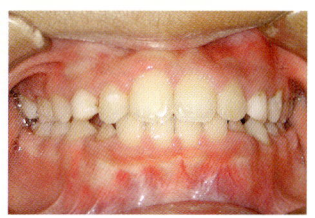　④保定装置装着：11歳2か月．

成長期の各種不正に対する分析と対処の仕方　45

4）歯の位置と整直の異常

　歯牙の位置と整直の異常は，単独ではなく不正咬合や歯列不正，歯列弓の形態異常を伴っていることが多く，さらに治療を難しく複雑にしている．とくに捻転歯の前方移動には時間がかかるため，捻転を先に除去してから前方移動に移るようにすると，歯根吸収などのトラブルを避けることができる．最近の埋伏歯の治療には，スペースの確保を十分に行わなければならないものが多くみられる．そのため治療期間が長くなり歯根吸収を起こす場合が多いので強い力をかけないで，デンタルエックス線写真によって根尖の把握をしながら行うようにしたい．

―プロフィロより―

（1）9歳6か月

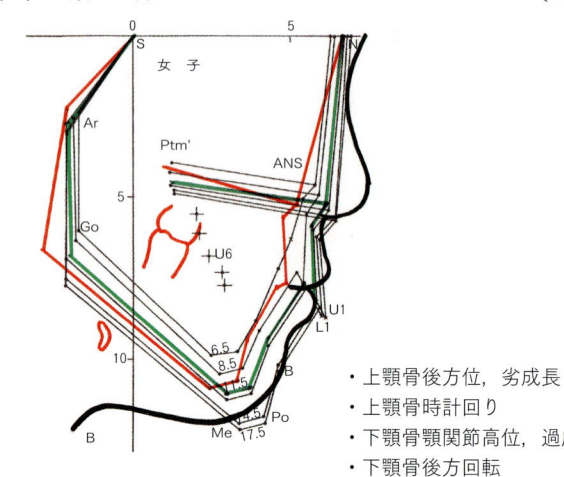

- 上顎骨後方位，劣成長
- 上顎骨時計回り
- 下顎骨顎関節高位，過成長
- 下顎骨後方回転
- 下顎角が小さい
- 上唇翻転

（2）8歳6か月

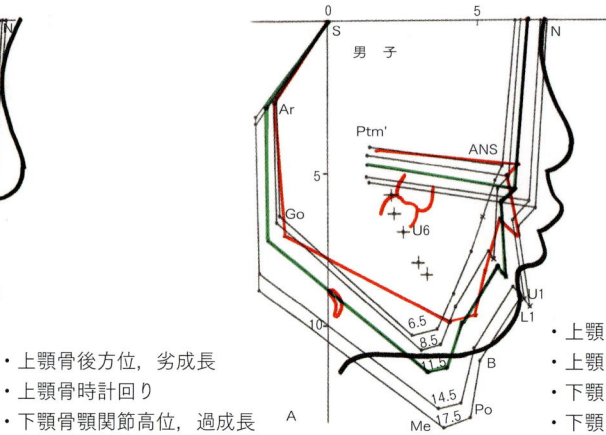

- 上顎骨前方高位
- 上顎骨やや反時計回り
- 下顎骨顎関節前方位，劣成長
- 下顎骨前方回転
- 下顎角が小さい
- 上唇突出，翻転
- オトガイ筋緊張

（3）7歳9か月

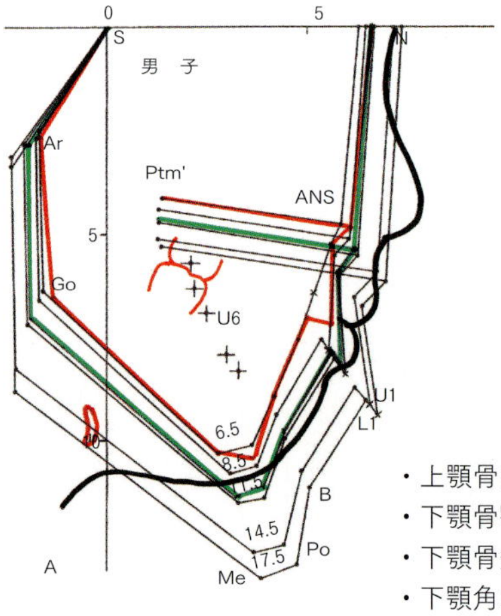

- 上顎骨高位，やや劣成長
- 下顎骨顎関節前方高位
- 下顎骨劣成長，前方回転
- 下顎角が大きい
- オトガイ筋緊張
- 舌骨低位

（4）7歳8か月

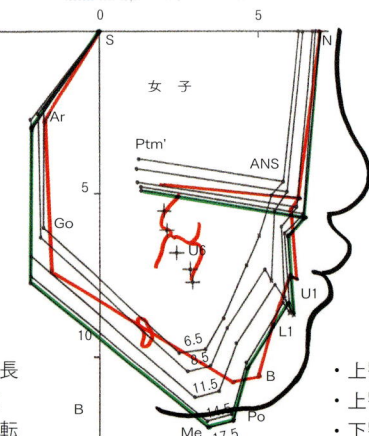

- 上顎骨やや高位
- 上顎骨劣成長，反時計回り
- 下顎骨顎関節前方位
- 下顎角が小さい
- 上唇突出，翻転
- オトガイ筋緊張

（1） 9歳6か月に診査を行った翼状捻転を伴う切端咬合の患者の治療の流れ（⇒ p.142参照）

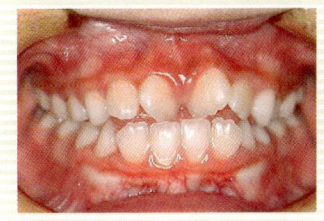

①診査：9歳6か月． 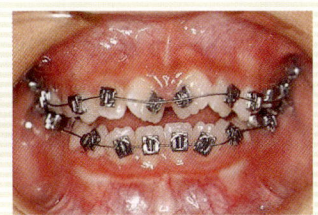　②1段階矯正開始，保定装置装着：9歳6か月． 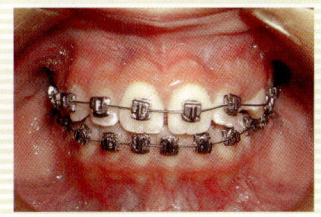　③2段階矯正開始：12歳3か月． 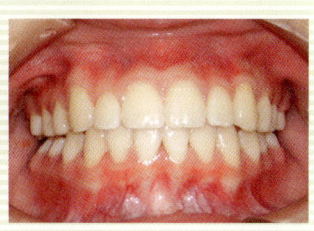　④保定装置装着：16歳5か月．

（2） 8歳6か月に診査を行った永久歯萌出余地不足で埋伏歯を伴う患者の治療の流れ（⇒ p.148参照）

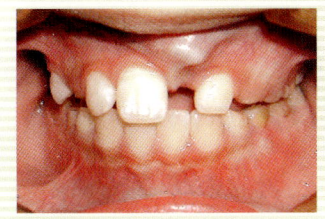

①診査：8歳6か月． 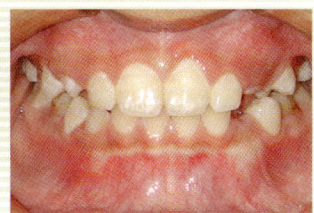　②1期治療終了：9歳5か月． 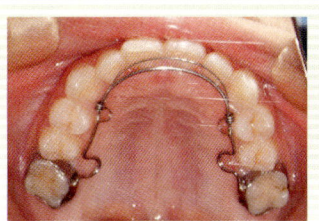 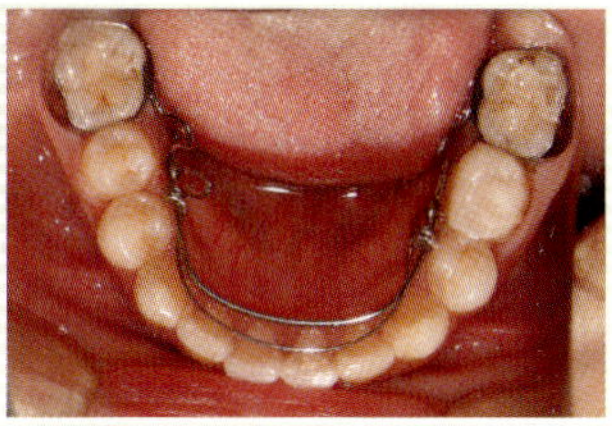　③，④後戻り，サジタルリンガル装着：11歳5か月．

（3） 7歳9か月に1⎿の萌出障害で来院した患者の治療の流れ（⇒ p.152参照）

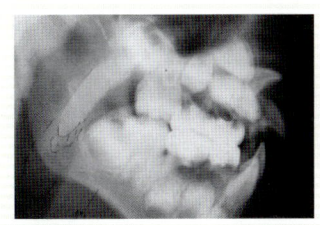

①診査：7歳9か月． 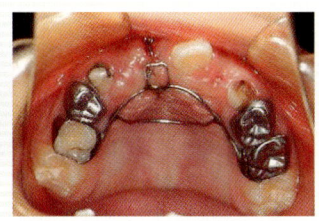　②牽引調整：8歳1か月． 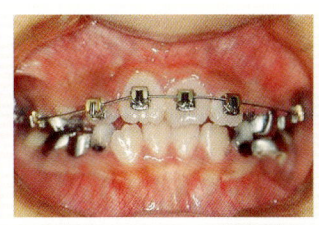　③1段階矯正開始：8歳8か月． 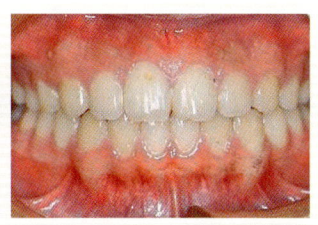　④保定装置装着：15歳5か月．

（4） 7歳8か月に診査を行った多数の先天性欠如歯が認められた患者の治療の流れ（⇒ p.156参照）

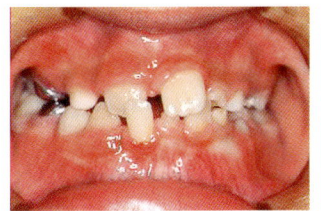

①診査：7歳8か月． 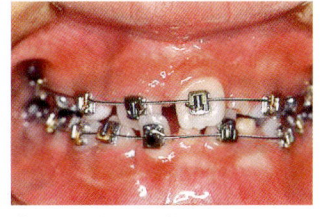　②1段階矯正開始，チンキャップ開始：7歳9か月． 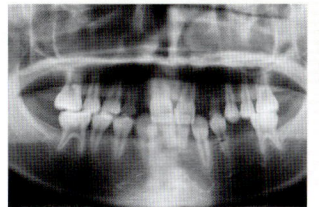 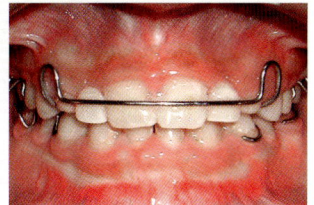　③，④保定装置装着：13歳8か月．

1）- ① 被蓋の深さに対する異常—深い—

症例1 H.1.2.25.生まれ（男子）

現症 【過蓋咬合】
①被蓋が深い
②第一大臼歯萌出障害
③舌小帯異常
④前歯内傾
⑤スピーカーブが強い

9歳3か月

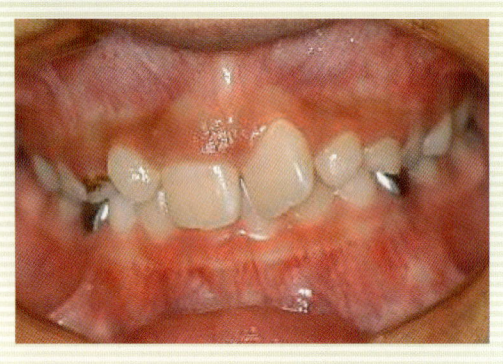

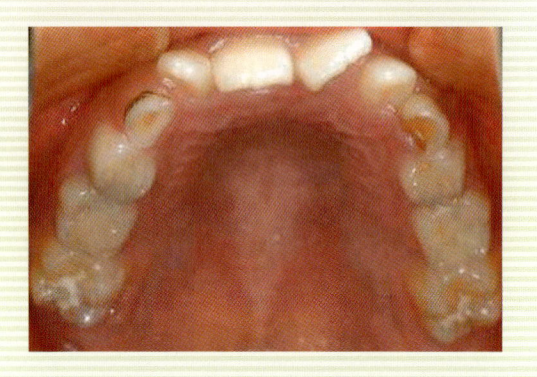

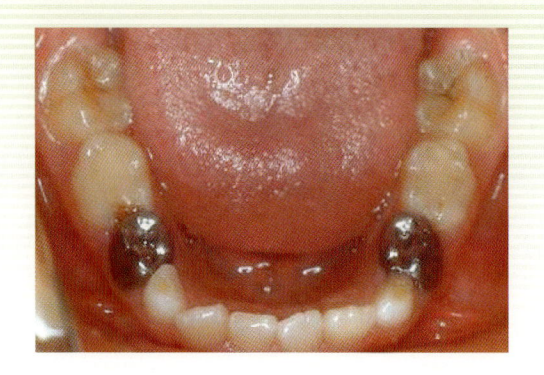

分析結果

N点からのバランスを考えたとき，上顎の前方への成長がまだまだ不足している．このまま歯列弓の形態がコの字からUの字に変化していかなければ，ゴニアルアングルが小さいため，下顎歯列弓の前方への成長が抑制され，さらなる叢生や過蓋の悪化や下顎の後退，オトガイの突出などに変化していく可能性が大きい．

解決方法

①レジンアップによる咬合挙上と第一大臼歯の萌出改善
②MFTによる舌機能の改善（舌小帯切除も考慮）と前方への発育促進
③ワイヤーによる歯列弓形態の改善と前方への発育を促進する
④食習慣の改善
⑤レジンアップやワイヤーの咬合平面の改善による下顎位の前方への位置改善

9歳3か月：診査，レジンアップ，MFT開始，1か月後舌小帯切除

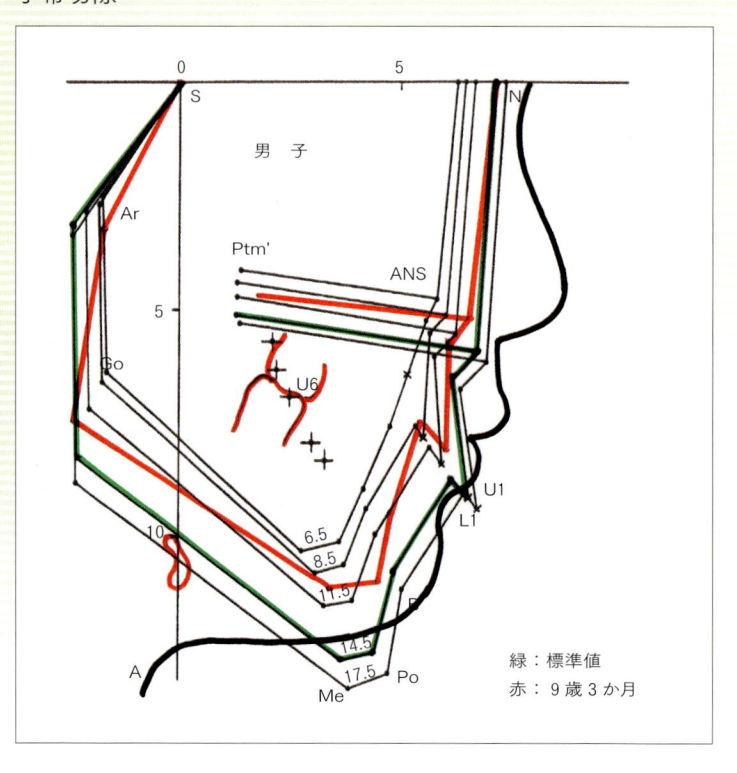

緑：標準値
赤：9歳3か月

48 PART II

◎診療の流れ

緑：標準値
赤：10歳9か月

緑：標準値
赤：12歳8か月

下顎骨の前方位改善・叢生の改善・過蓋の改善・歯列弓形態の改善がみられたので装置を除去し，MFTによって上顎の前方成長の有無を確認する

10歳9か月：再診査，1段階矯正開始，MFT開始　　**11歳11か月**：途中経過　　**12歳8か月**：保定装置装着　　**16歳2か月**：経過観察

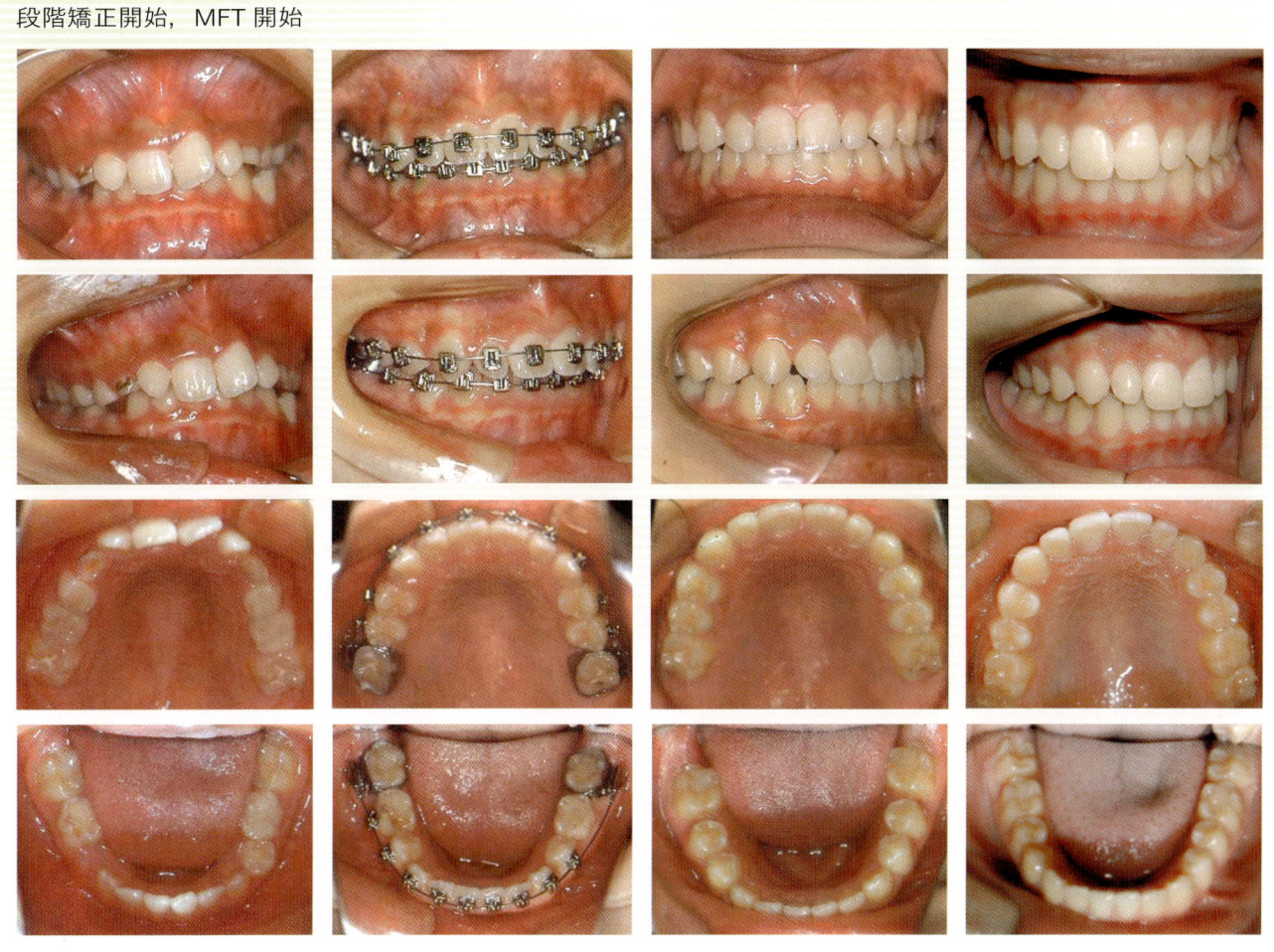

成長期の各種不正に対する分析と対処の仕方　　49

1）-① 被蓋の深さに対する異常―深い―

症例2　H.4.4.2.生まれ（男子）

現症 【過蓋咬合】
①上顎乳犬歯間狭窄
②下顎後退
③下顎前歯・臼歯舌側傾斜
④上顎前歯挺出
⑤正中離開
⑥上唇小帯・舌小帯の異常

7歳11か月

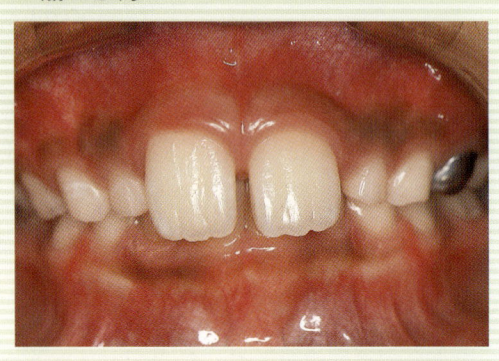

分析結果

　下顎骨の大きな後退が認められる．上顎前歯の歯軸が整直し過ぎているため，今後さらなる下顎の後退を引き起こし，過蓋咬合の増悪や顎関節症の引き金になることが十分に考えられる．筋機能のバランスが悪く，今後の成長発育にとって大きな障害になると思われる．

解決方法

① ワイヤーによる上顎の側方拡大
② MFT による下顎の前方への改善
③ 下顎の舌側傾斜の改善による咬合高径の改善
④ ワイヤーによる前歯の圧下
⑤ 異常嚥下癖の除去
⑥ MFT による小帯異常の改善

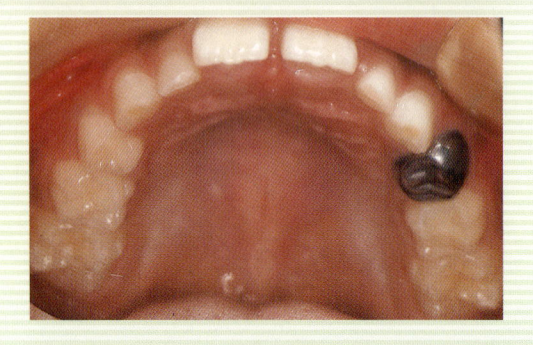

7歳11か月：診査，MFT 開始

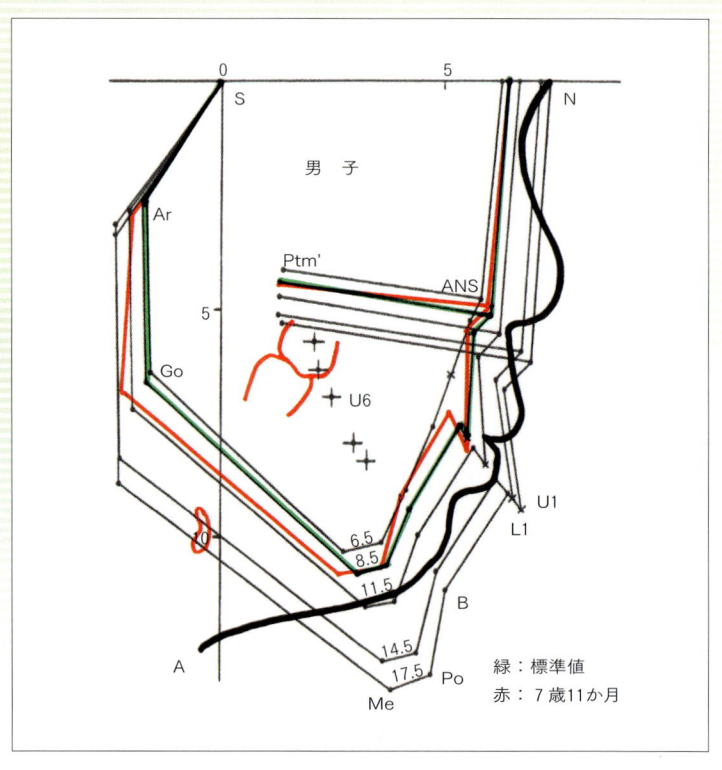

緑：標準値
赤：7歳11か月

◎診療の流れ

緑：標準値
青：7歳11か月
赤：8歳6か月

男子

緑：標準値
青：7歳11か月
赤：9歳3か月

男子

下顎位と歯列弓の改善がみられたので装置を除去

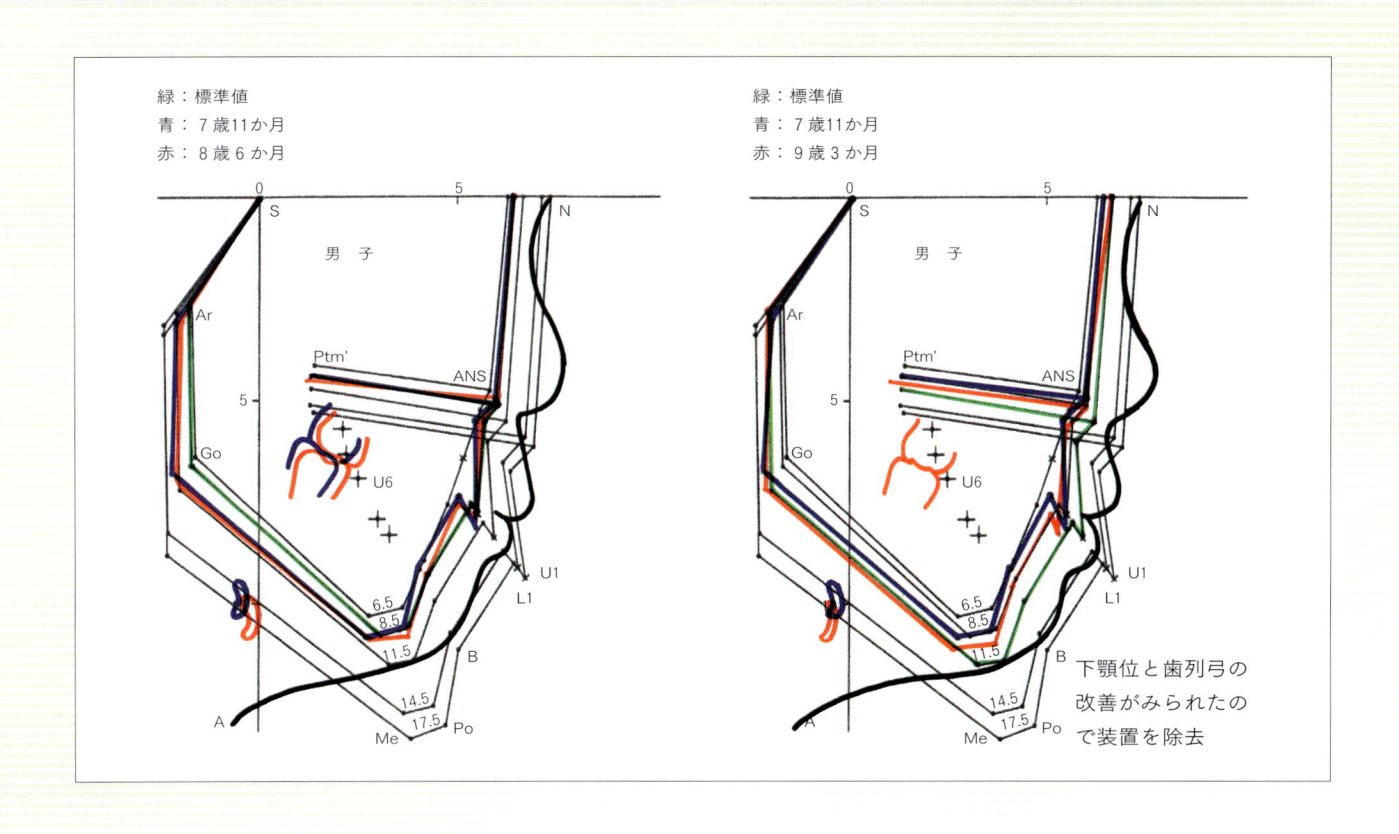

8歳0か月：矯正開始　　**8歳6か月**：途中経過　　**9歳3か月**：装置除去，保定装置装着　　**11歳3か月**：経過観察良好

成長期の各種不正に対する分析と対処の仕方

1）-① 被蓋の深さに対する異常―深い―

症例3 H.3.10.29.生まれ（女子）

現症 【反対咬合】
①反対の被蓋が深い
②下顎角が小さい
③スピーカーブ
④第一大臼歯低位
⑤スペースロス・叢生

8歳0か月

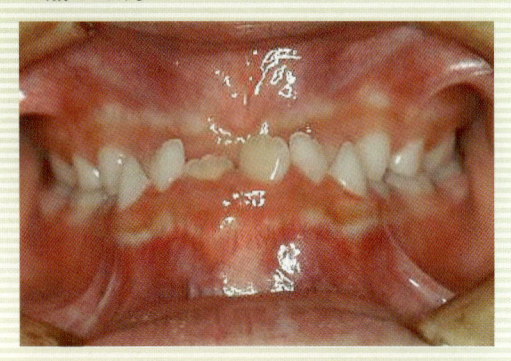

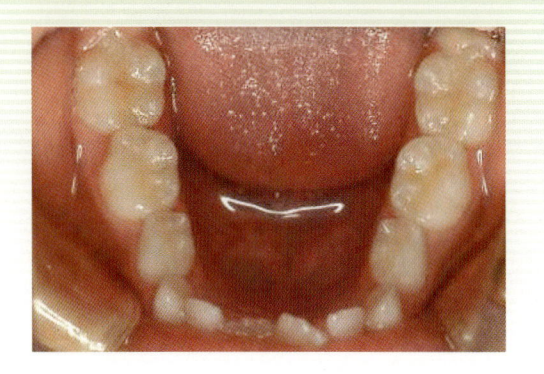

分析結果

まだ上下顎骨には影響は出ていないが，咬み合わせが深く，ゴニアルアングルが小さいことで，今後上顎と下顎の前後的な成長や位置関係に影響を与えると思われる．経年的に咀嚼や嚥下の異常が，正貌の比率や側貌のバランスを大きく崩すことになると予測されるため，1期治療による被害改善と混合歯列から永久歯列にかけての日常生活習慣や筋機能の改善がとくに必要と思われる．

解決方法

①チンキャップによる前方回転の抑制
②チンキャップによる下顎前方成長量の調整
③レジンアップによる咬合挙上
④レジンアップによる第一大臼歯の萌出
⑤ワイヤーによる歯列弓拡大・叢生除去
⑥ MFT
⑦日常生活習慣の改善

8歳0か月：初診診査

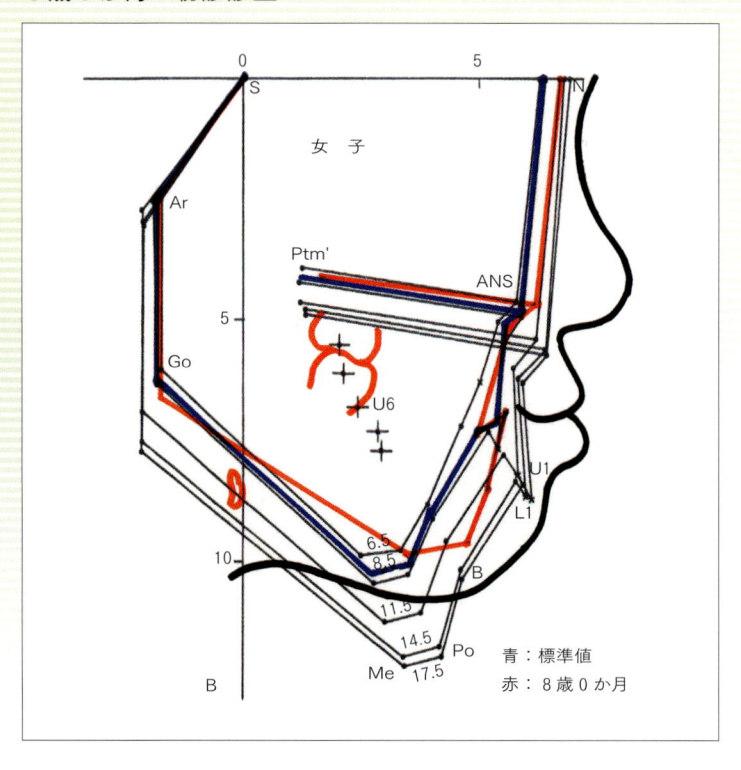

青：標準値
赤：8歳0か月

52　PART II

◎診療の流れ

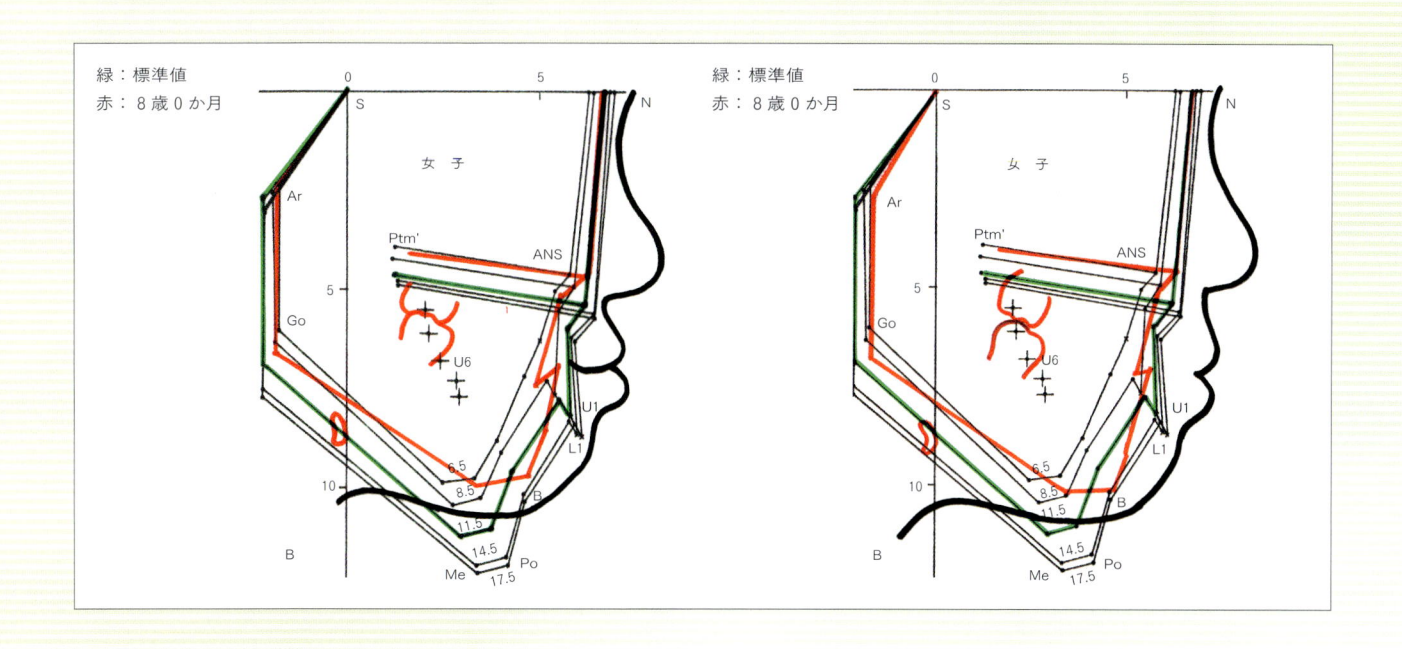

A|A 抜歯 1週間後：チンキャップ，レジンアップ，咬合調整，MFT 開始

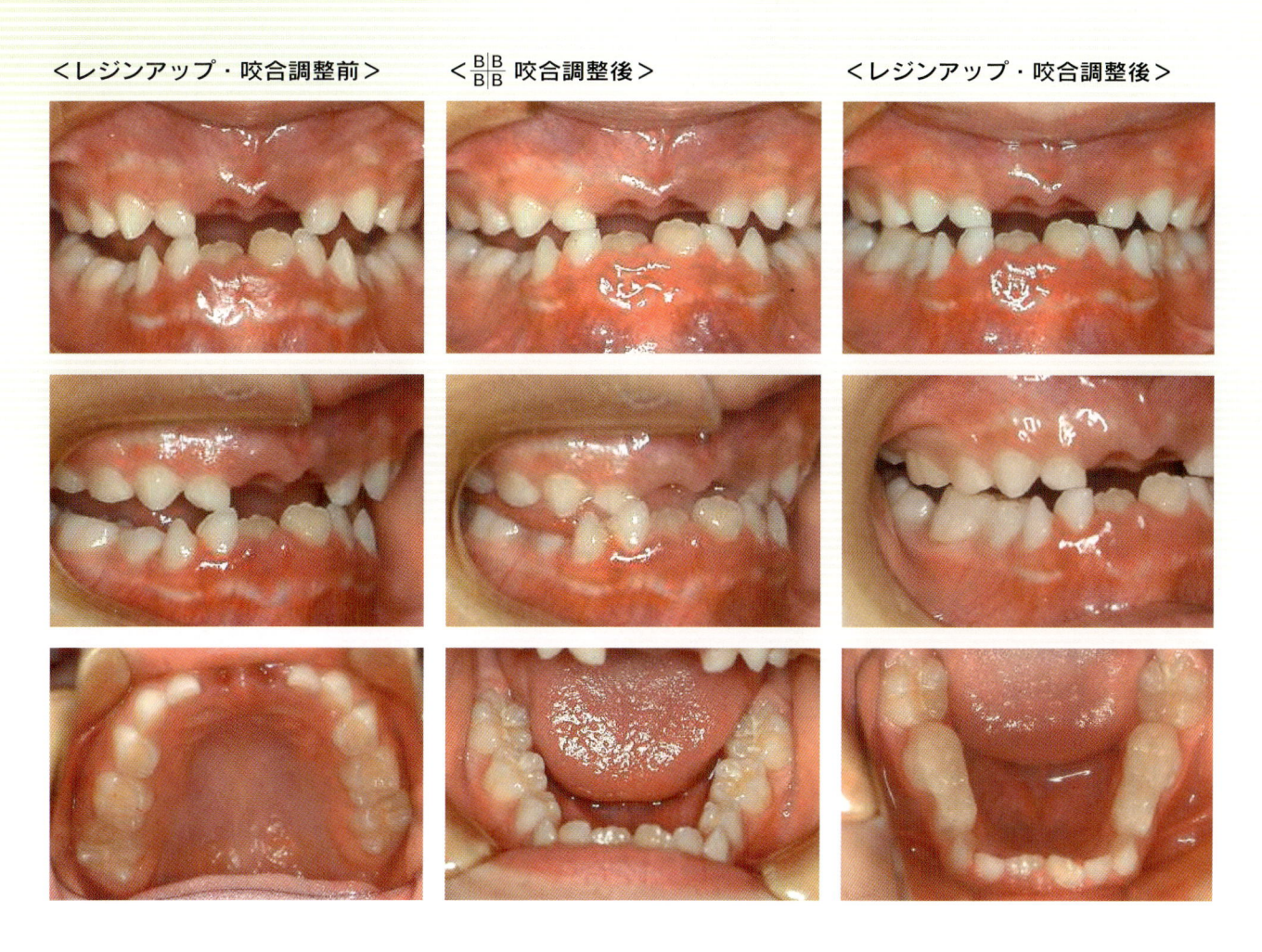

＜レジンアップ・咬合調整前＞　　＜B|B / B|B 咬合調整後＞　　＜レジンアップ・咬合調整後＞

成長期の各種不正に対する分析と対処の仕方

◎診療の流れ

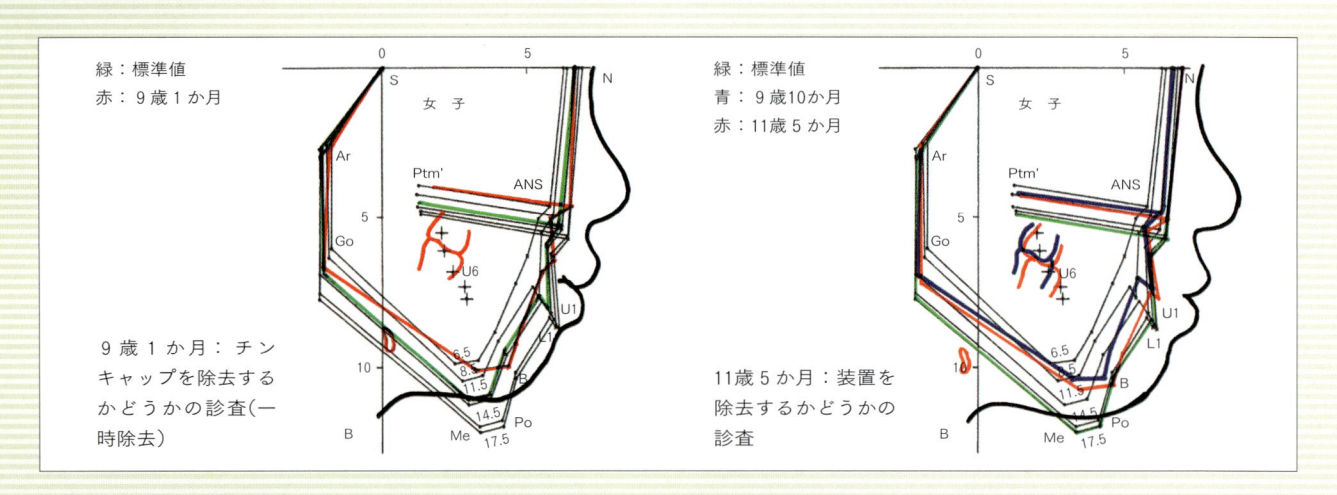

緑：標準値
赤：9歳1か月

9歳1か月：チンキャップを除去するかどうかの診査（一時除去）

緑：標準値
青：9歳10か月
赤：11歳5か月

11歳5か月：装置を除去するかどうかの診査

8歳11か月：被蓋改善，チンキャップ，MFT，レジンアップ

11歳1か月：1段階矯正開始後13か月，ワイヤーにて歯列弓の拡大中，MFT

11歳7か月：開始20か月，ワイヤー除去，保定装置装着，MFT

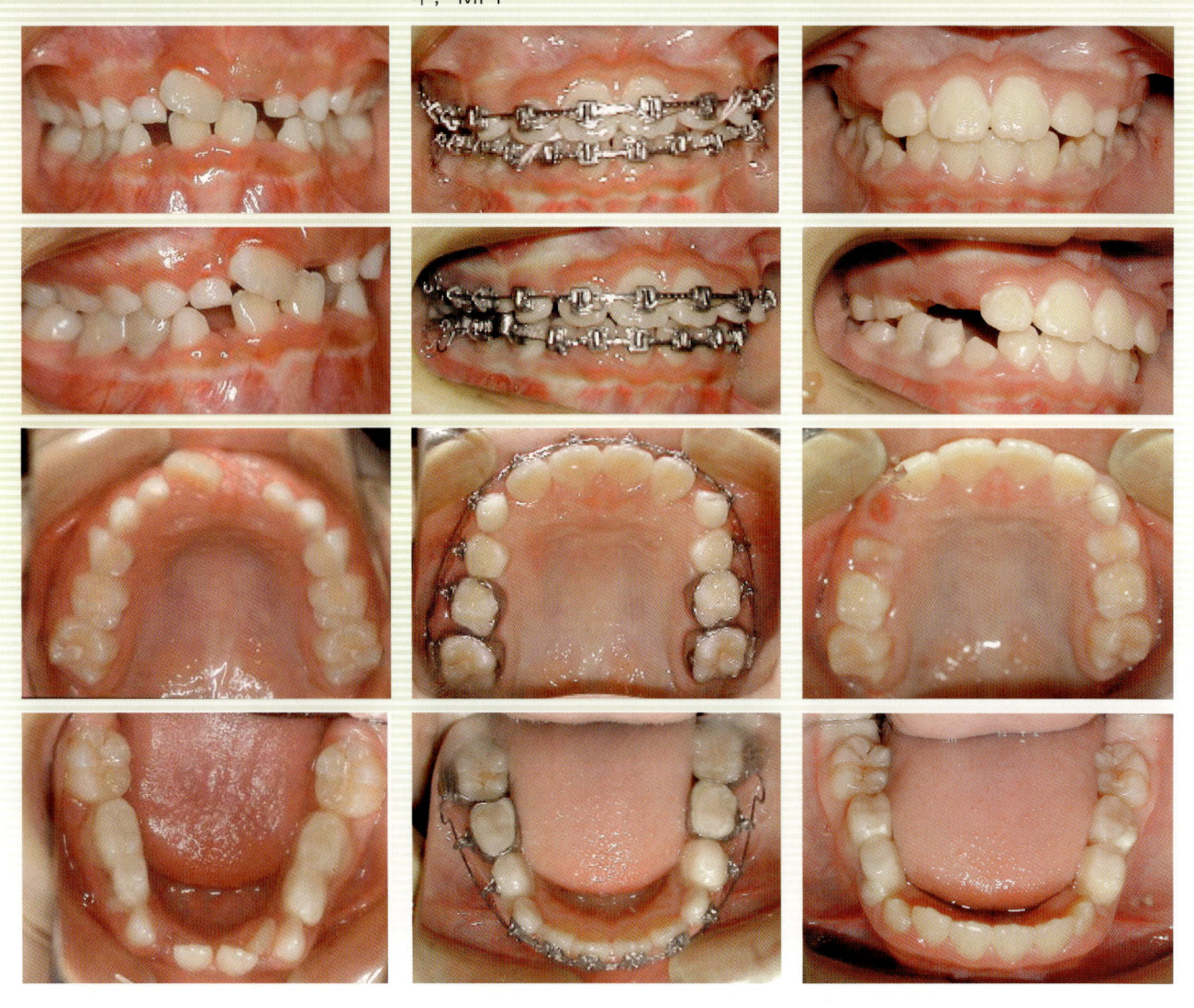

54　PART II

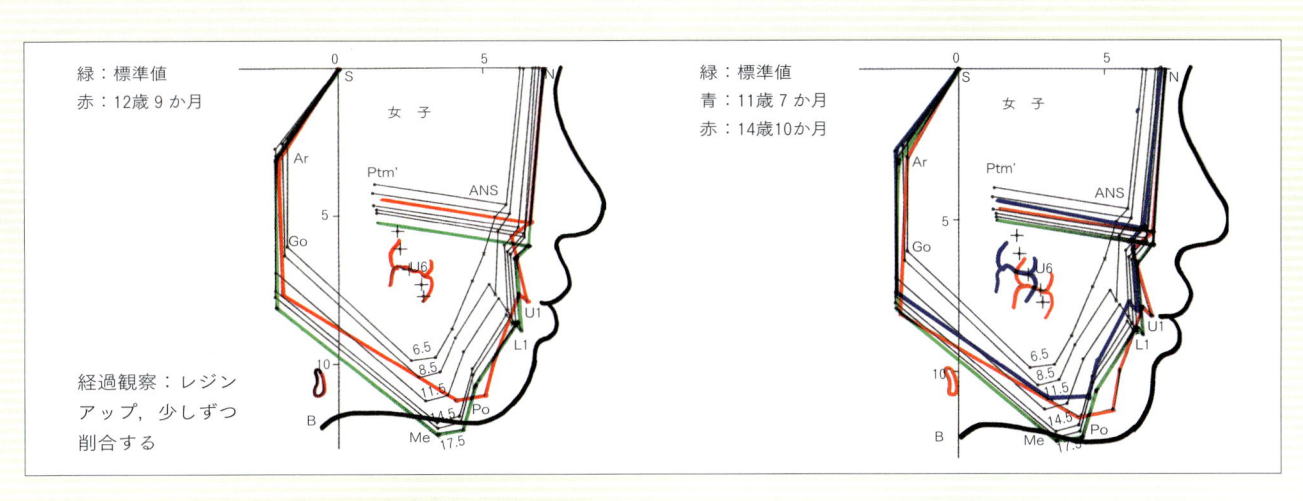

12歳8か月：観察，MFT，とくに舌が低位で下顎の歯列弓幅径の拡大が不足している

14歳10か月：2段階矯正前の診査

14歳10か月：2段階矯正開始．第二大臼歯の萌出スペース不足のため拡大が必要

成長期の各種不正に対する分析と対処の仕方

◎診療の流れ

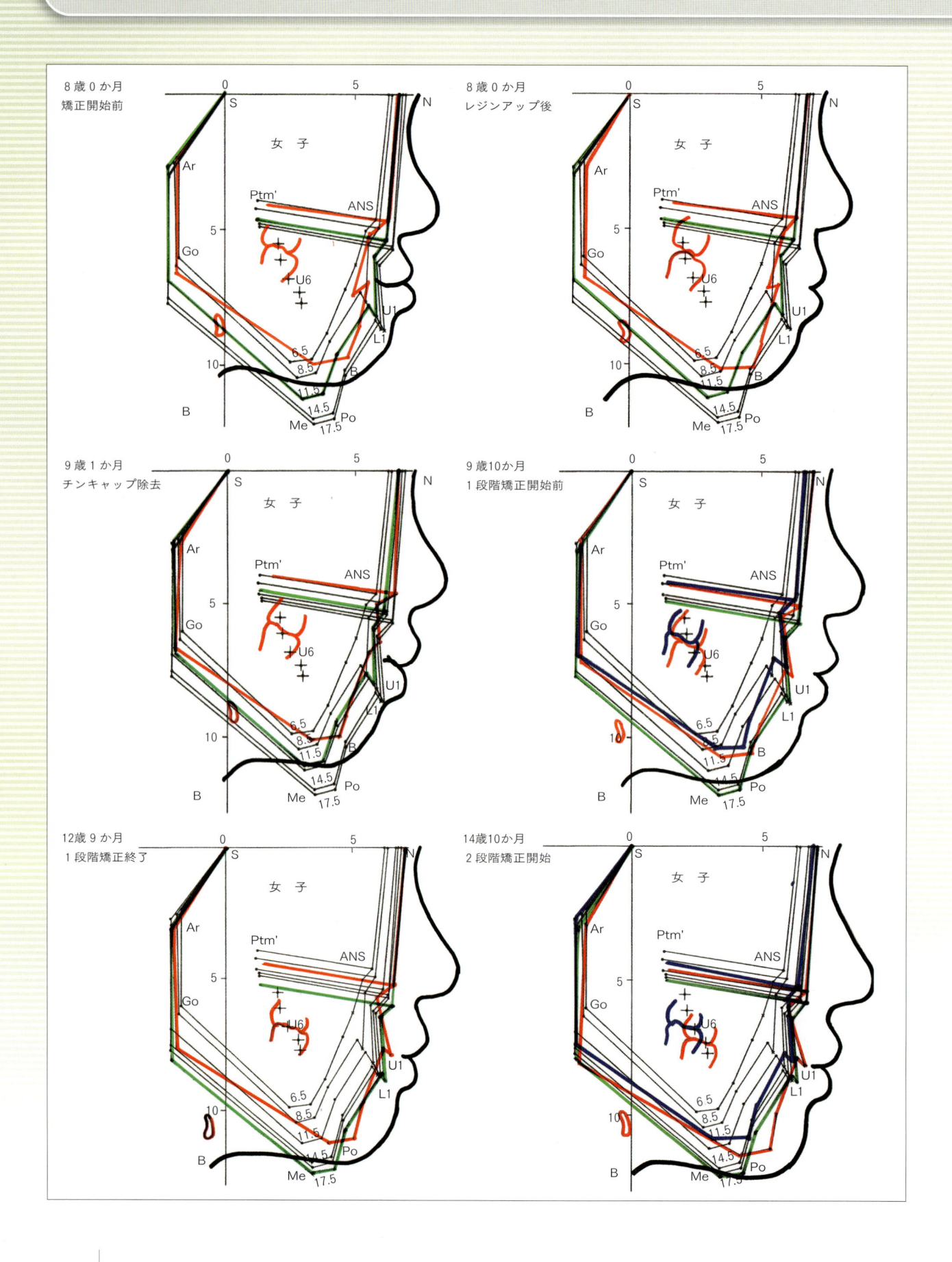

8歳0か月
矯正開始前

8歳0か月
レジンアップ後

9歳1か月
チンキャップ除去

9歳10か月
1段階矯正開始前

12歳9か月
1段階矯正終了

14歳10か月
2段階矯正開始

14歳10か月：2段階矯正開始前

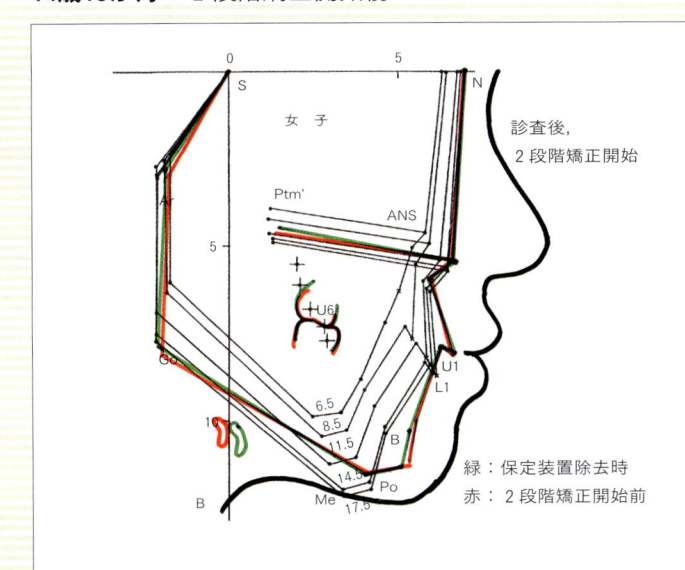

- 乳歯の交換と永久歯の萌出が遅く，レジンアップ後の咬合調整と姿勢が悪いために，日常生活習慣の改善を時間をかけて行っていた．
- 保定装置の除去のタイミングが遅くなったのは，そのような理由とMFTが本人にとっても満足のいくものではなかったからである．
- もともと下顎の前方への成長が強く，反対咬合の要素が強いため，第二大臼歯の萌出を待って診査を行った．
- 現在は2期治療を行い良好な結果で推移している．

緑：保定装置除去時
赤：2段階矯正開始前

＜側貌の変化＞

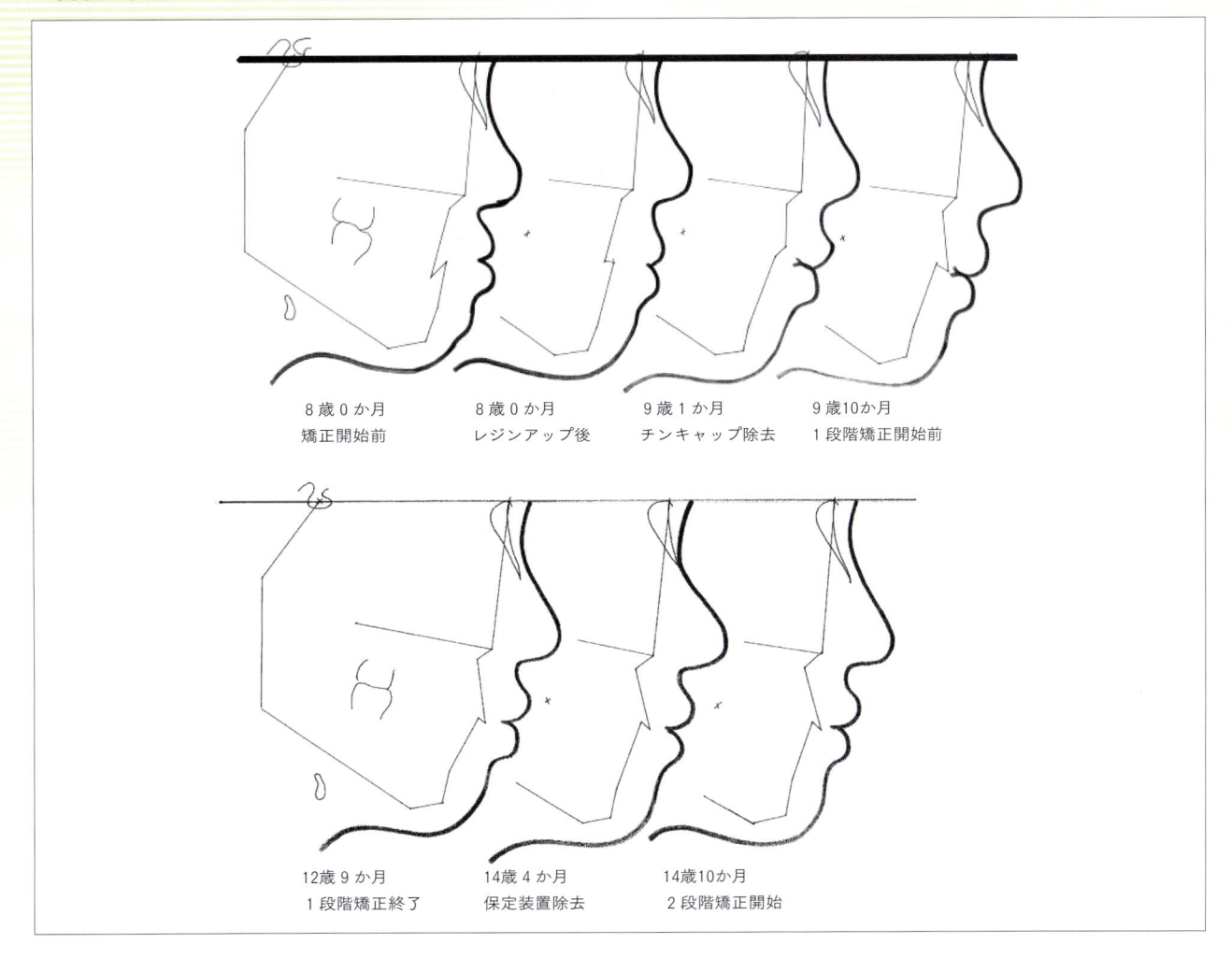

8歳0か月 矯正開始前　　8歳0か月 レジンアップ後　　9歳1か月 チンキャップ除去　　9歳10か月 1段階矯正開始前

12歳9か月 1段階矯正終了　　14歳4か月 保定装置除去　　14歳10か月 2段階矯正開始

◎診療の流れ

緑：標準値
赤：15歳5か月

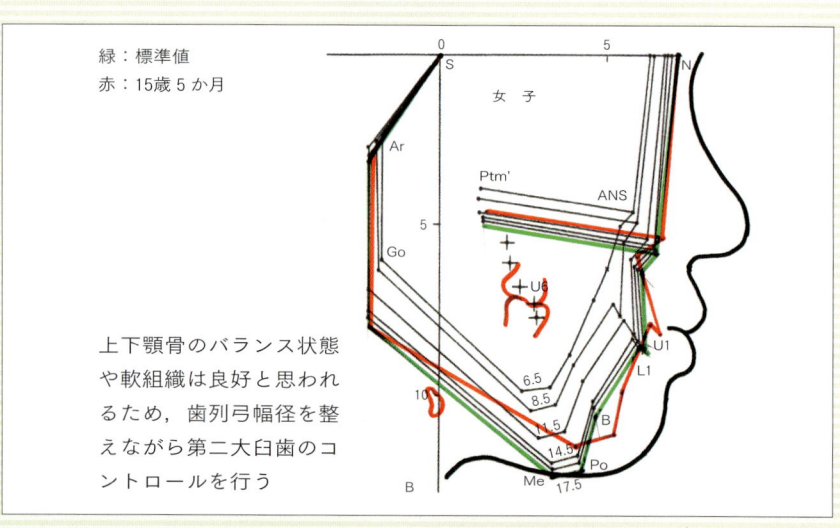

上下顎骨のバランス状態や軟組織は良好と思われるため，歯列弓幅径を整えながら第二大臼歯のコントロールを行う

15歳4か月：E̅|抜歯

15歳5か月：5̅|コントロール

15歳7か月：7̅|7̅ ワイヤー延長，コントロール開始

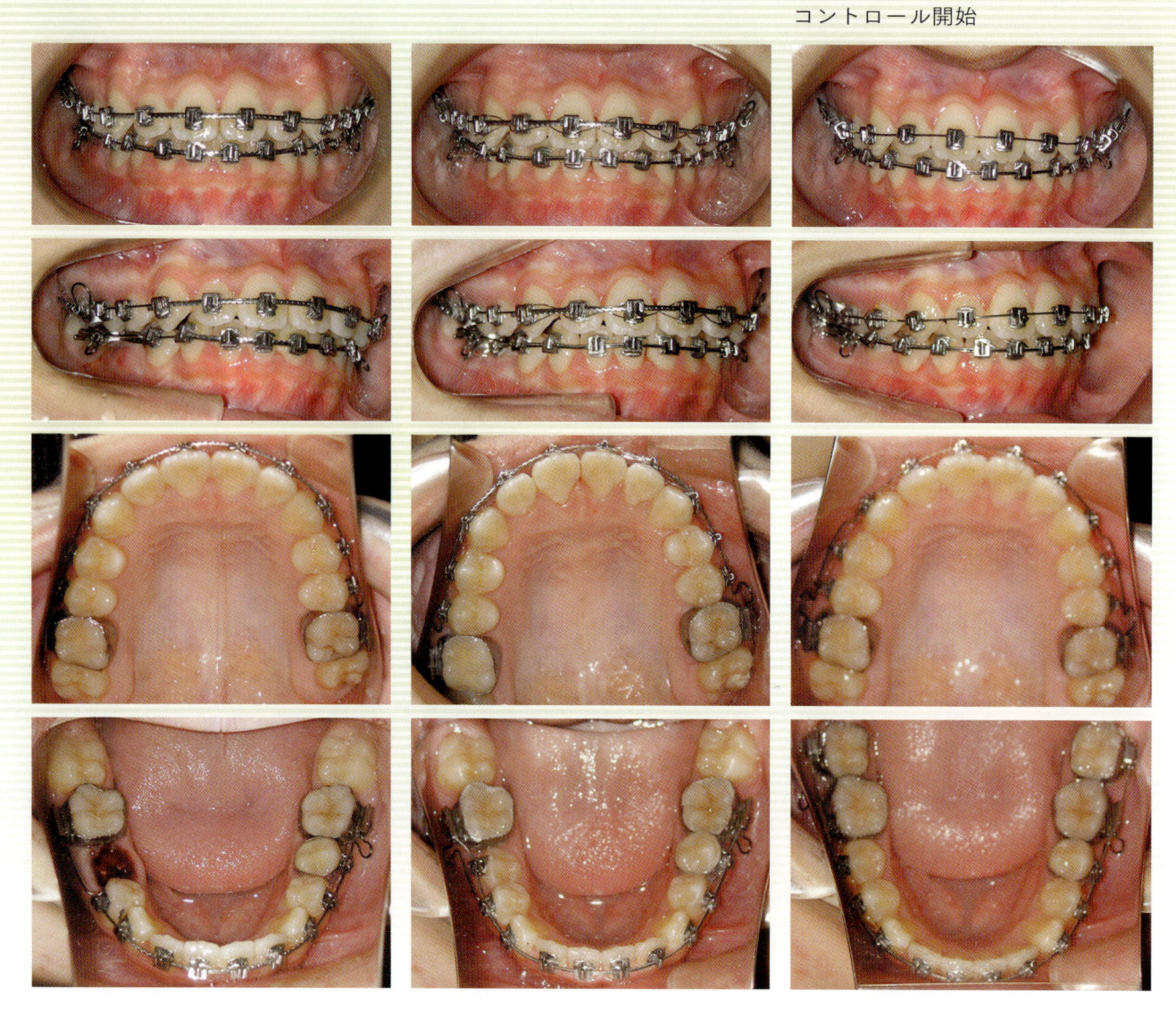

16歳5か月：ワイヤー調整，側方拡大，前方を後退させずに側方拡大を行う

17歳5か月：ワイヤー調整，できたスペースは歯を近心に移動することで第二大臼歯の萌出スペースを確保する．上下第二大臼歯のコントロール終了後，角ワイヤーにて歯の整直を行い歯根をそろえる

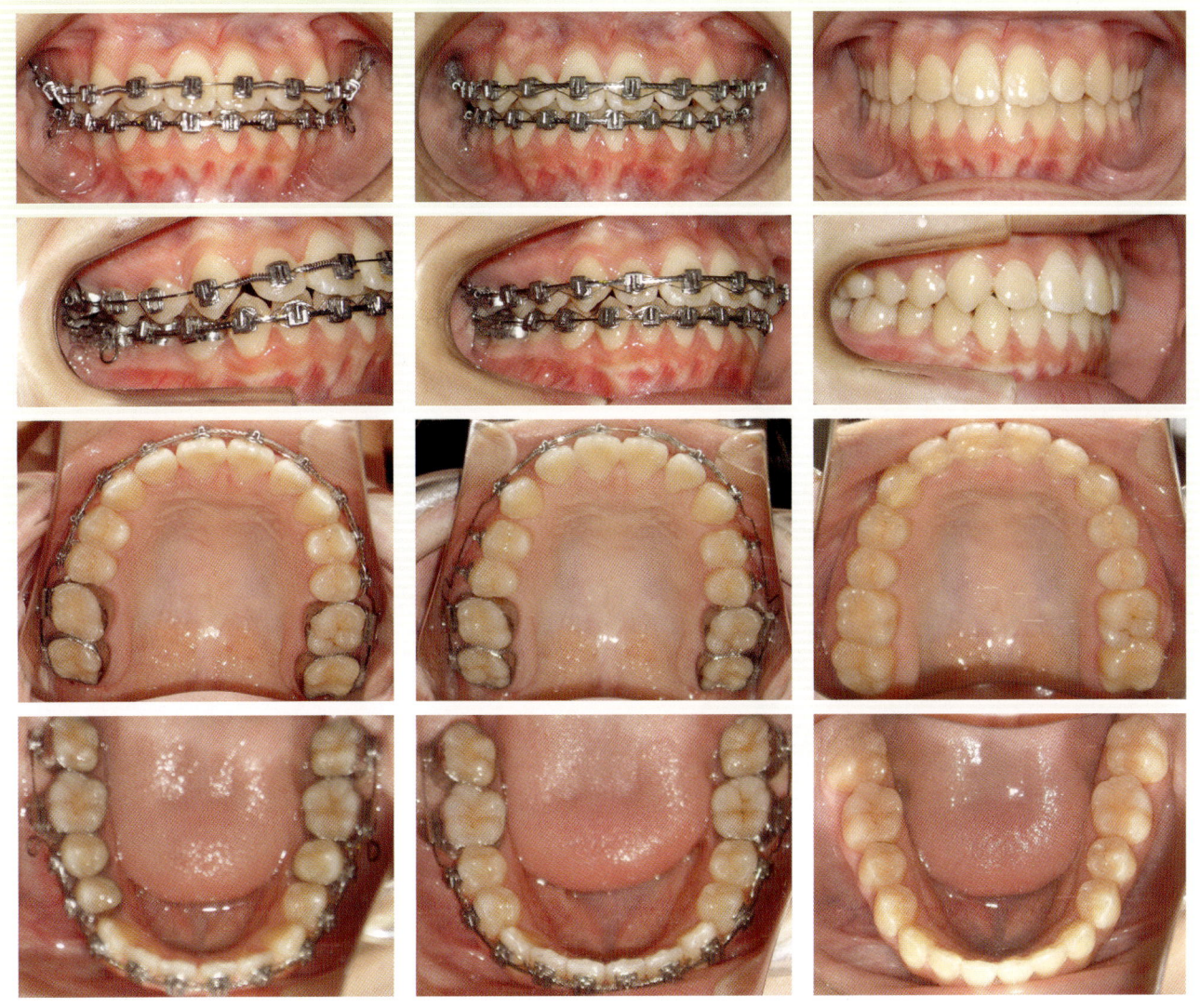

17歳11か月：保定装置除去，$\frac{3|3}{3|3}$ リボンド．このあと，コンタクトを定期的に研磨を行いながら，MFTを強化して経過を観察する

1）-① 被蓋の深さに対する異常―深い―

症例 4　H.8.12.30.生まれ（女子）

現症　【反対咬合】
①前歯部の反対の被蓋が深い
②スピーカーブ
③第一大臼歯萌出障害
④舌小帯異常

解決方法
①レジンアップによる咬合挙上と第一大臼歯の萌出改善
②MFTによる舌機能の改善（舌小帯切除も考慮）と前方への発育促進
③ワイヤーによる歯列弓形態の改善と前方への発育促進（矯正の希望がないため，1̲を指で動揺させながら前方へ移動）
④食習慣の改善とレジンアップによる咬合面の改善による下顎位の前方への位置改善

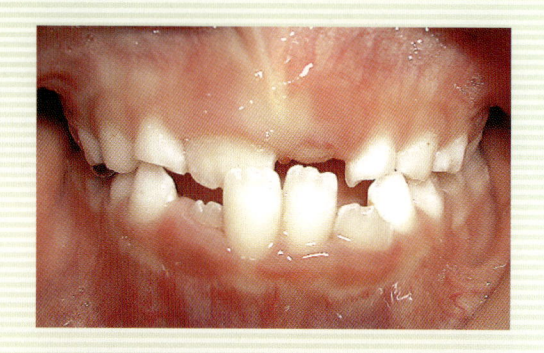

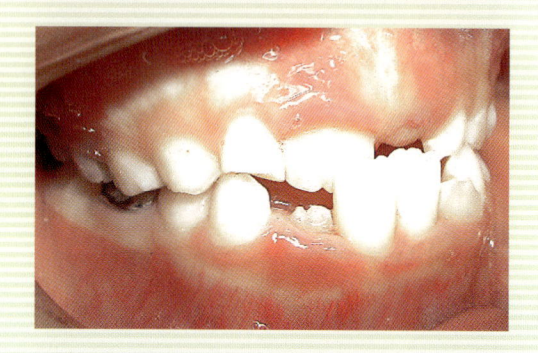

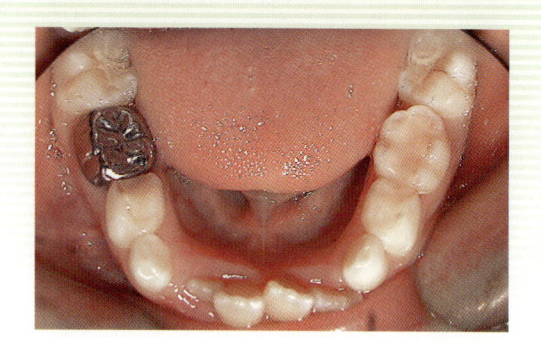

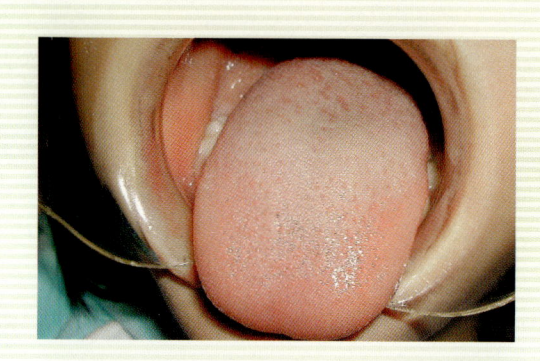

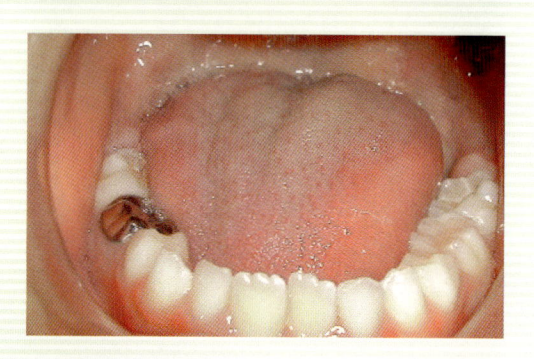

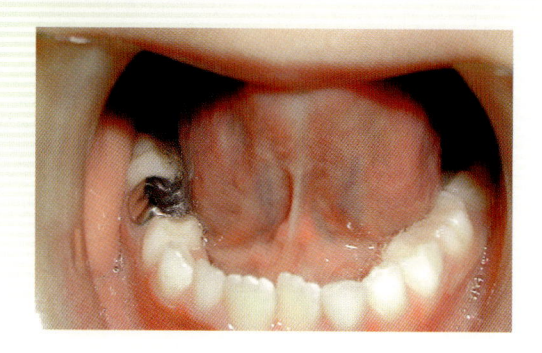

6歳11か月

◎診療の流れ

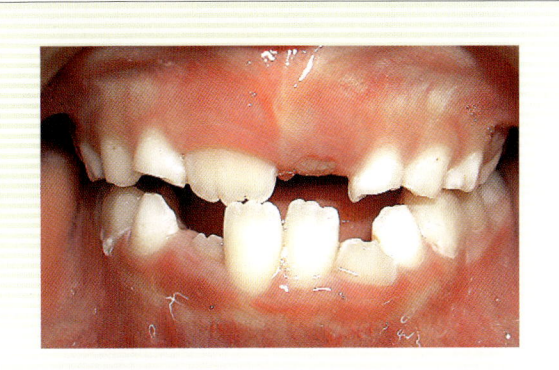

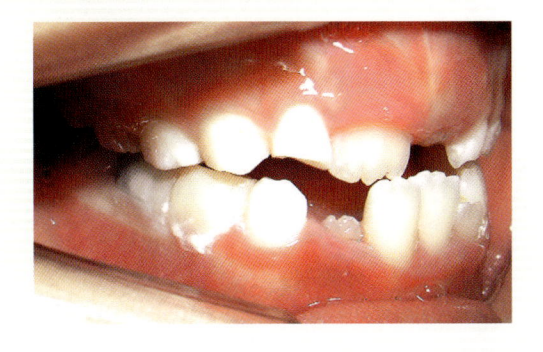

7歳0か月：観察

オーバージェット：右1.1mm
オーバーバイト：右1.1mm
指押しをして改善しない場合は，診査をすることが望ましいことを母親へ説明済み

- 観察：レジンアップを行い咬合を挙上する．
- 上顎前歯が前方，下顎が後方へ動きやすいようにするためと，第一大臼歯の萌出を促すために行う．

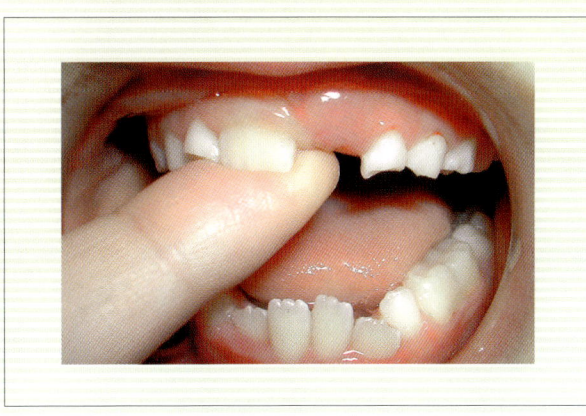

6歳11か月

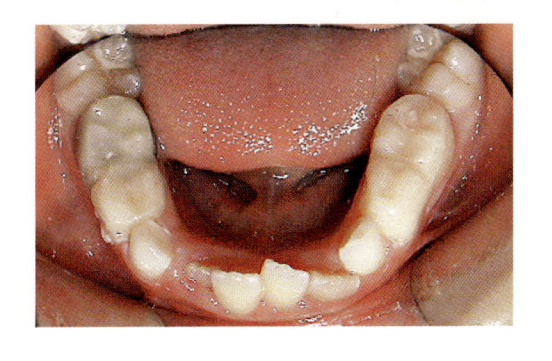

7歳5か月：観察

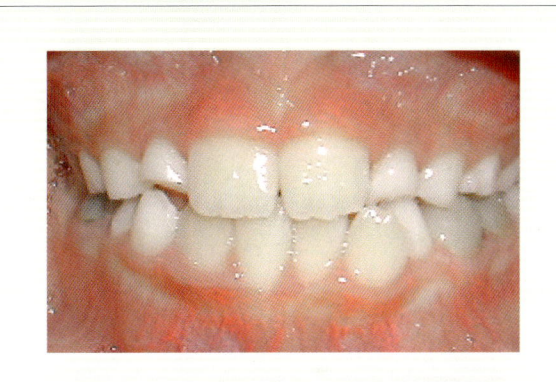

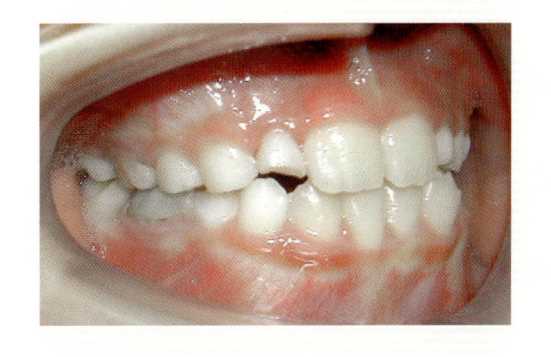

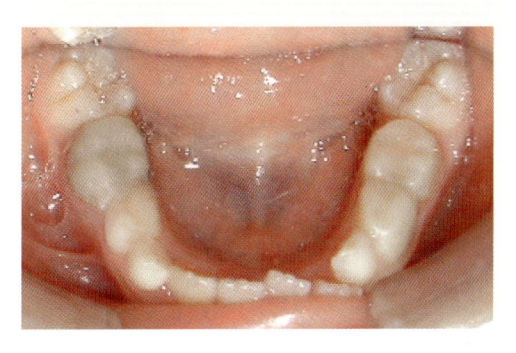

成長期の各種不正に対する分析と対処の仕方　61

1）-① 被蓋の深さに対する異常―深い―

症例5　S.63.4.26.生まれ（男子）

現症　【過蓋咬合】
①左右のすれ違い咬合
②正中離開
③上唇小帯異常
④舌小帯異常

分析結果

ゴニアルアングルが小さく下顎の後方への回転がみられる．オトガイ筋の緊張が強く，下顎の前歯が舌側に傾斜しコの字歯列になっていることから，第一大臼歯のすれ違いをこのまま放置した場合には，今後さらに下顎の後退または叢生が強くなり，すれ違い咬合や過蓋咬合の悪化が予想される．

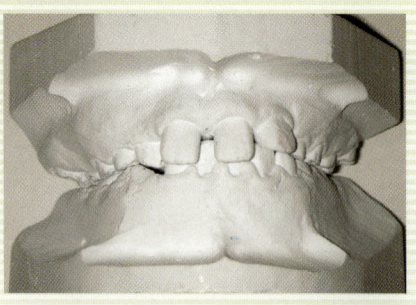

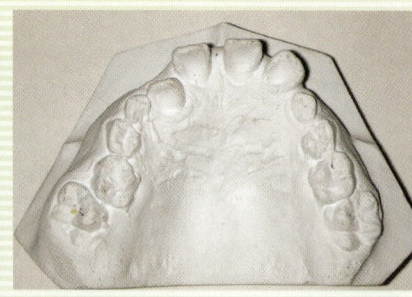

解決方法

①レジンアップ
②ワイヤー矯正
③MFT
④上唇小帯を伸ばす
⑤姿勢の改善

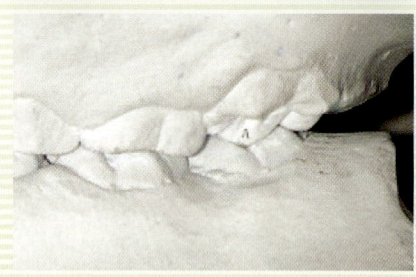

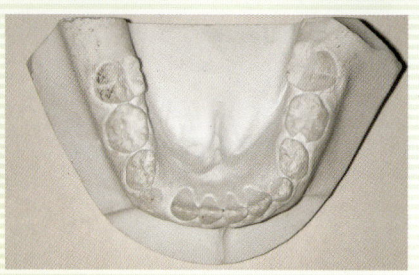

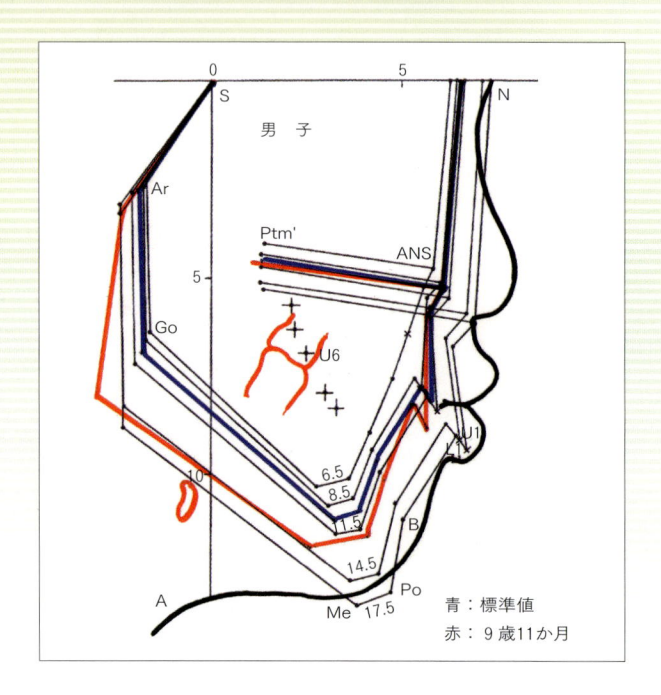

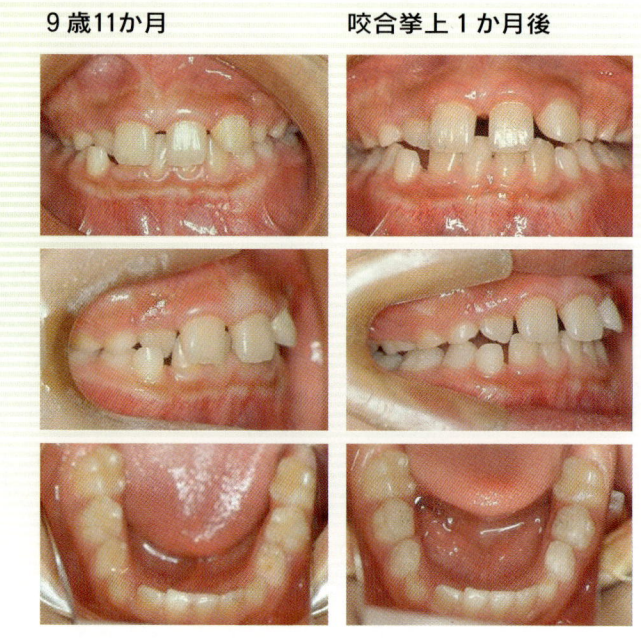

青：標準値
赤：9歳11か月

9歳11か月　　咬合挙上1か月後

62　PART Ⅱ

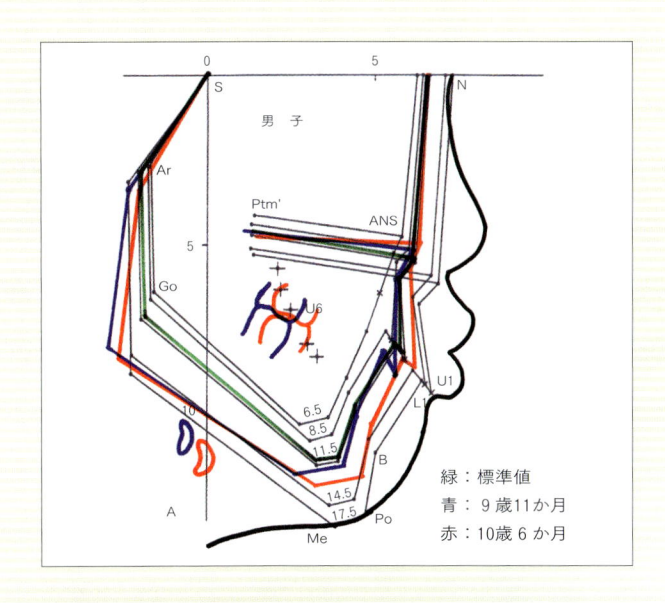

緑：標準値
青：9歳11か月
赤：10歳6か月

10歳0か月：矯正開始

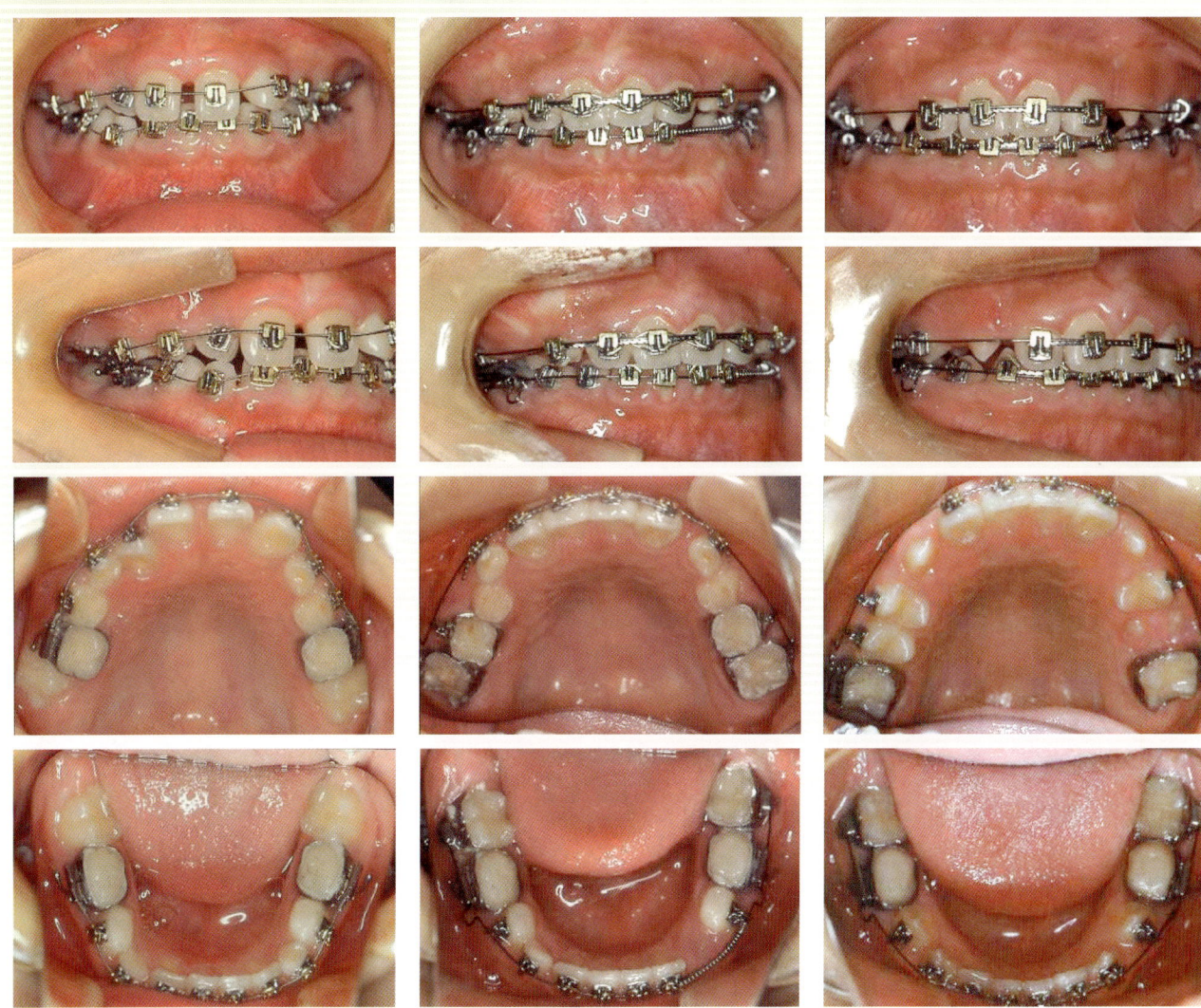

10歳6か月：矯正開始6か月後

11歳7か月：1期治療開始1年7か月後，乳歯脱落後2期治療に移行するための説明を行う

成長期の各種不正に対する分析と対処の仕方 | 63

◎診療の流れ

＜保定後1年3か月＞
- 下顎の第二大臼歯が萌出したが，口腔清掃状態が悪いため，MFTをしながら状態をみて保定装置を除去することにした

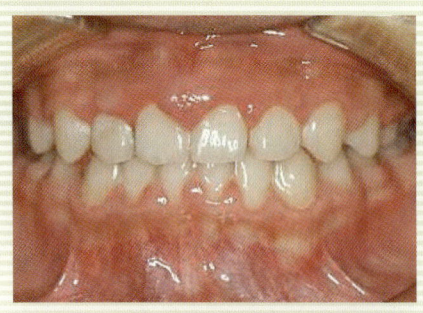

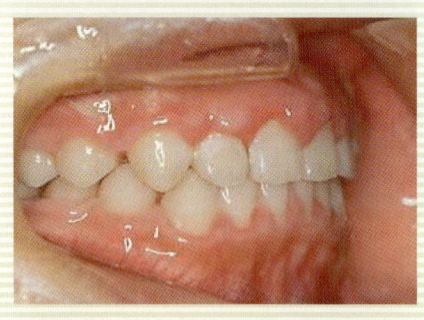

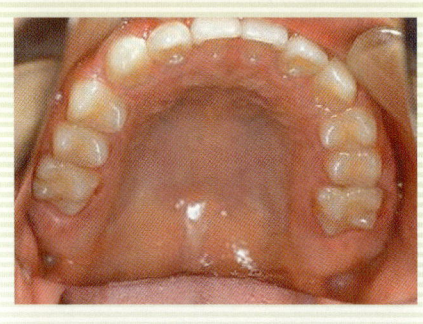

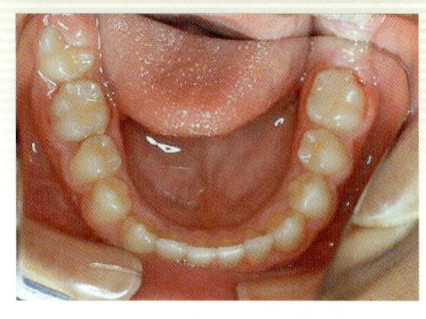

＜保定装置除去時＞
- 歯肉の状態が悪いが前歯部を裏から固定して可撤性の保定装置ははずすことにした

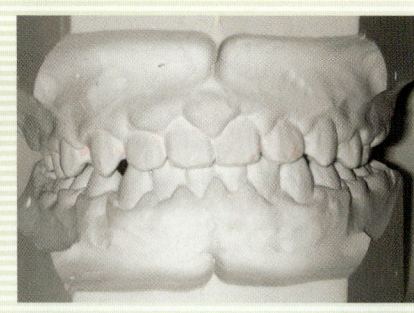

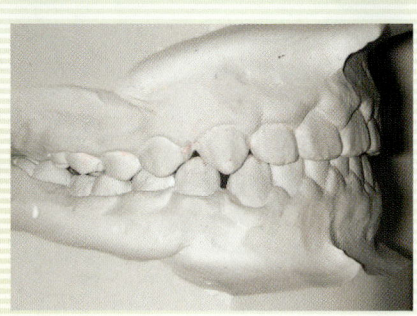

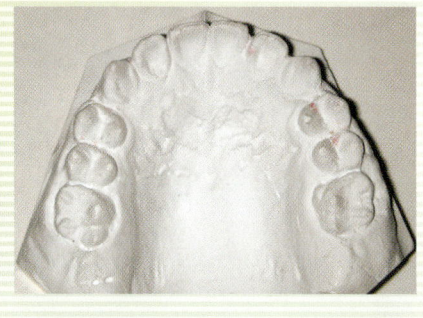

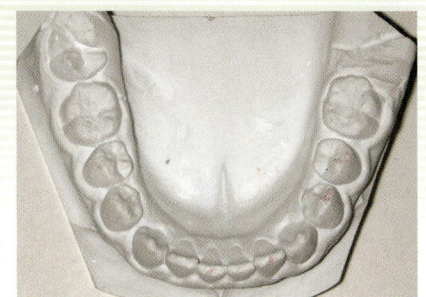

＜保定装置除去後7か月＞
- 上顎の第二大臼歯の萌出があまり良い状態ではないが，MFTをしながら待つことにした．現在観察中である

13歳3か月　　　14歳4か月　　　14歳11か月

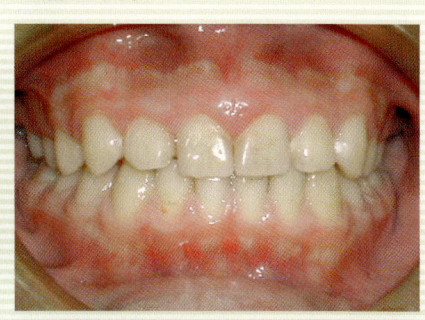

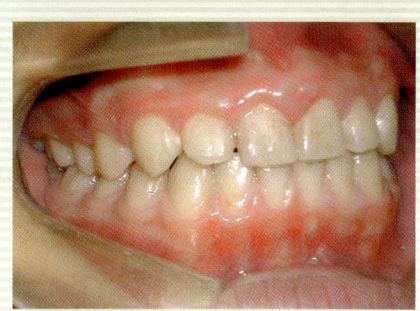

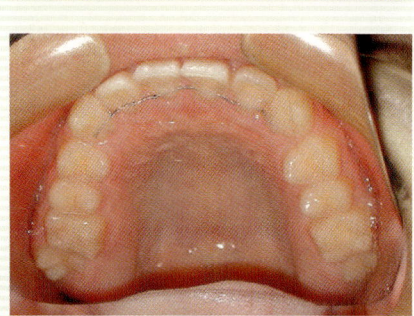

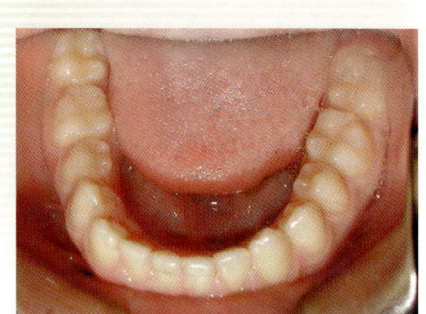

<初診：咬合挙上前>
9歳11か月

<保定装置除去時>
14歳4か月

<保定装置除去後12か月>
15歳4か月

成長期の各種不正に対する分析と対処の仕方 | 65

1）-②被蓋の深さに対する異常─浅い─

症例 1　S.62.11.9.生まれ（女子）

現症 【開咬】
①上顎前突　②開咬　③指しゃぶり

分析結果

上下顎がN点に対して前方へ位置している．上下顎ともに反時計回りで成長は上顎がとくに大きく，指しゃぶりの影響と思われる．側貌からは上唇の突出やオトガイ筋の緊張などが認められるため，今後上顎前突や開咬などの咬合異常の悪化が予想される．

解決方法

①前傾姿勢の改善，ワイヤー矯正
②口唇閉鎖，鼻呼吸への改善，ワイヤー矯正
③習癖の除去，MFT

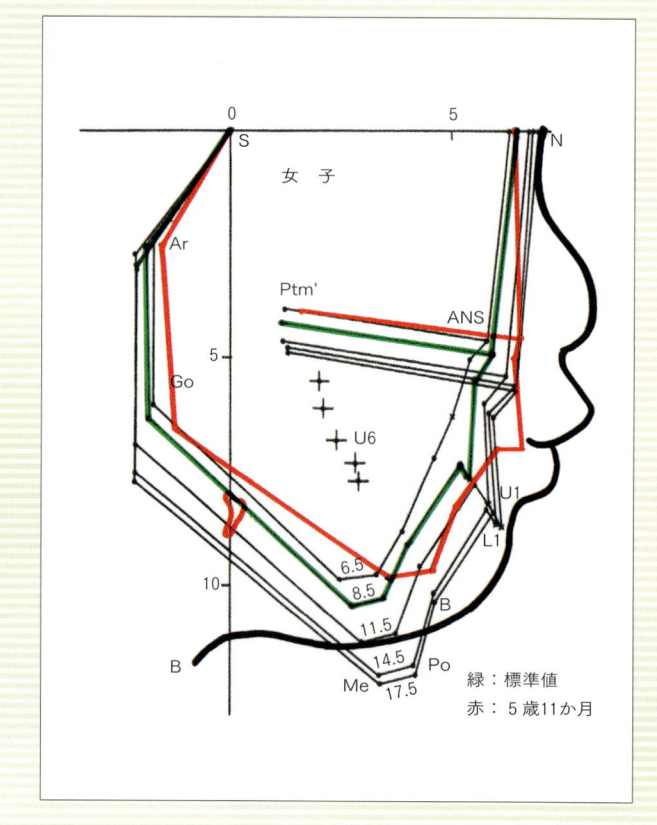

緑：標準値
赤：5歳11か月

6歳0か月：MFT開始

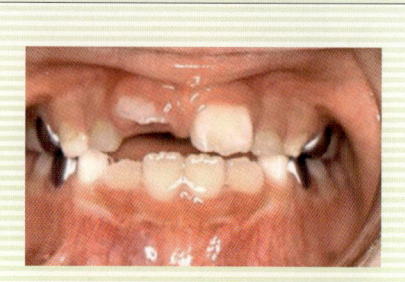

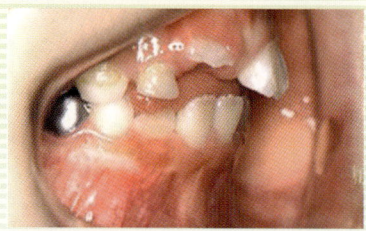

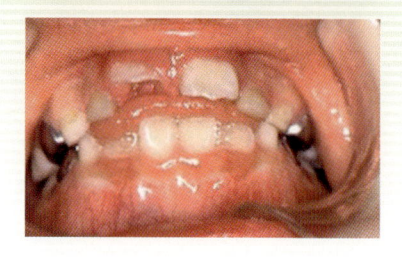

指しゃぶり除去指導　　6歳4か月

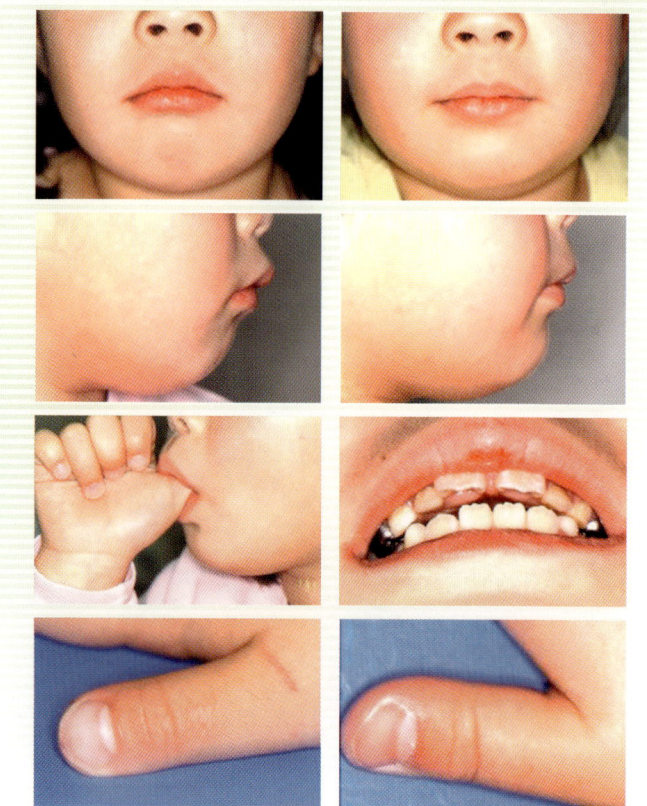

66　PART II

7歳1か月：MFT，習癖除去，指導終了　　**7歳2か月**：1段階矯正開始　　**9歳4か月**：保定装置除去

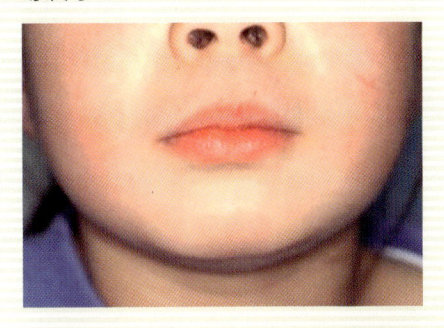

- 矯正中もMFTを継続する．とくに指しゃぶりから他の習癖に移行していないか，注意して観察する．

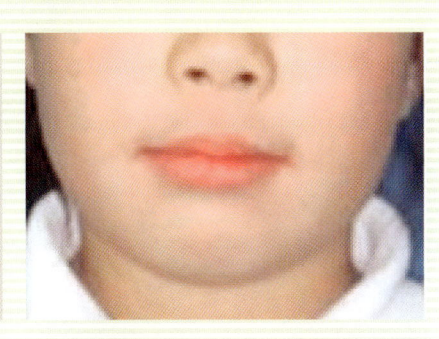

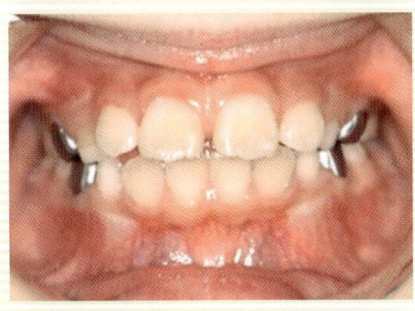

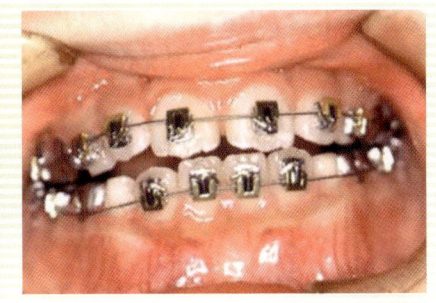

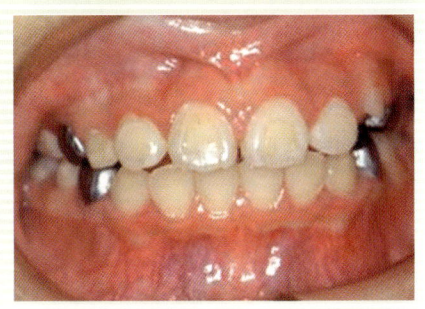

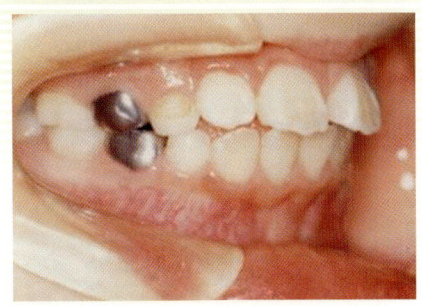

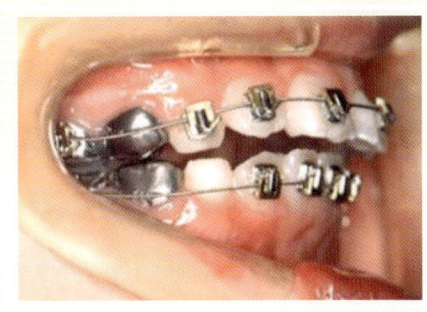

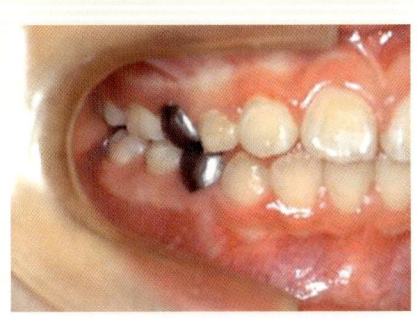

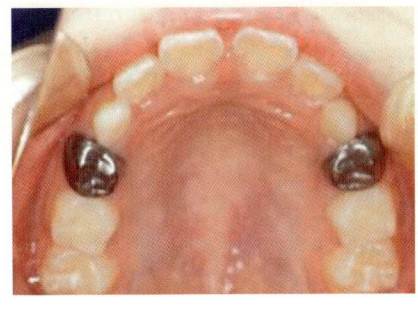

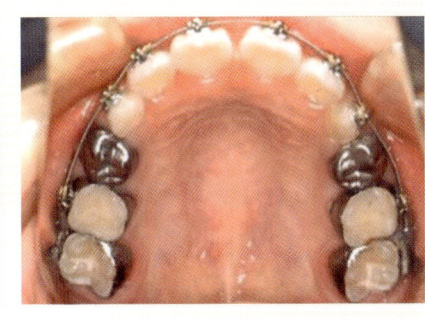

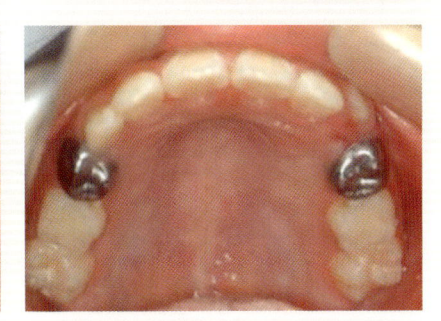

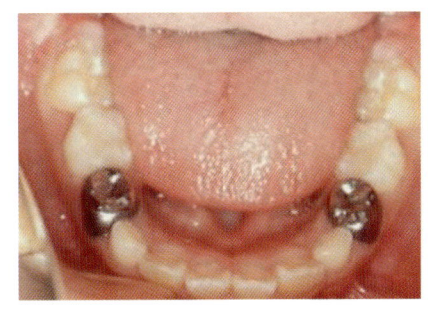

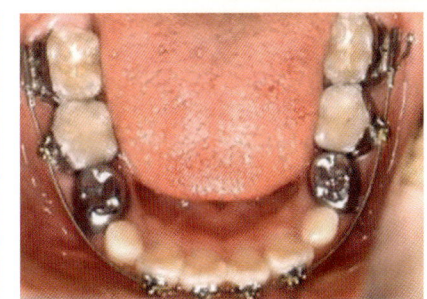

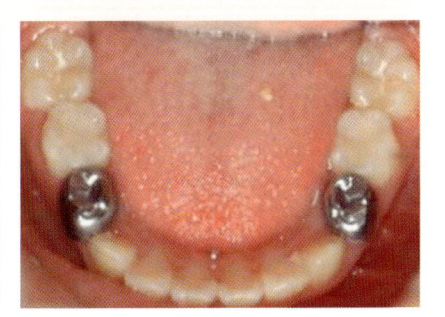

成長期の各種不正に対する分析と対処の仕方 | 67

◎診療の流れ

13歳0か月：再診査，2期治療開始

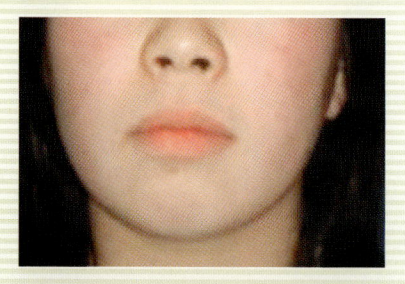

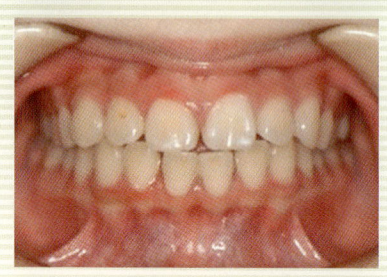

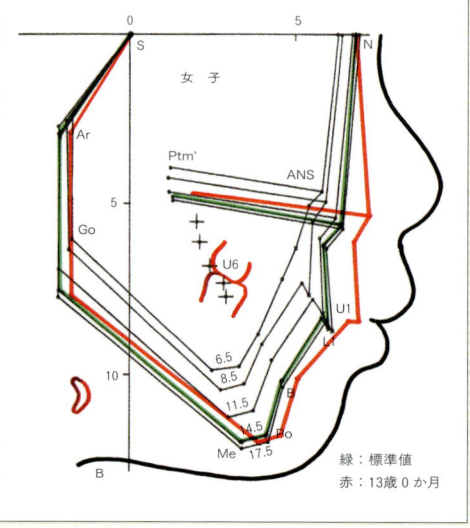

14歳7か月：舌の低位や上唇やオトガイ筋の改善が必要になったことと，第二大臼歯の萌出とともにアーチのゆがみや咬合にも不正が生じたために2段階矯正を開始した

ワイヤー調整ステン　20×20

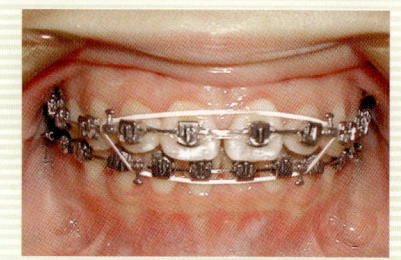

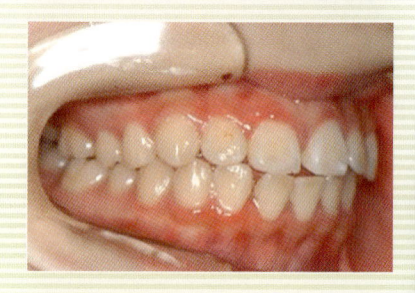

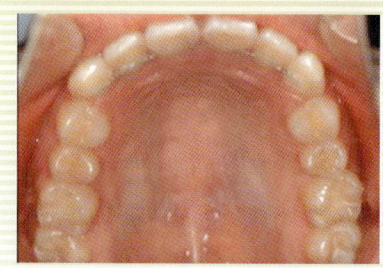

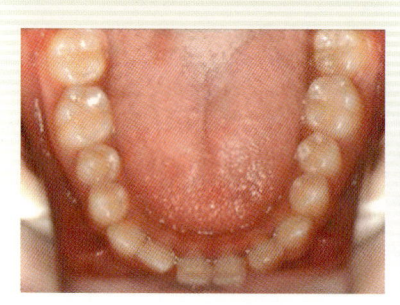

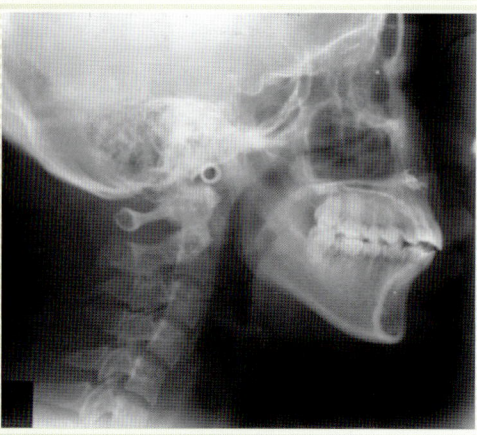

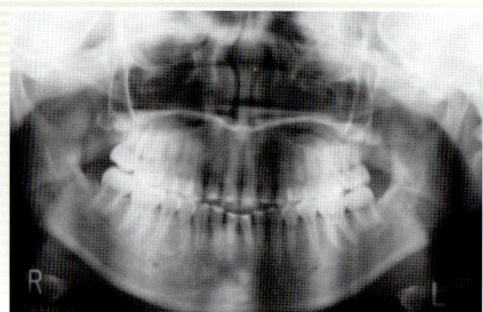

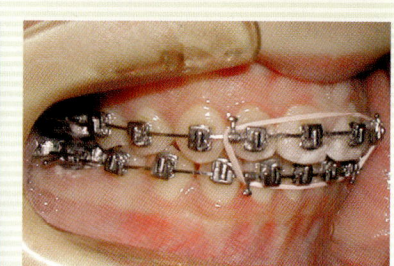

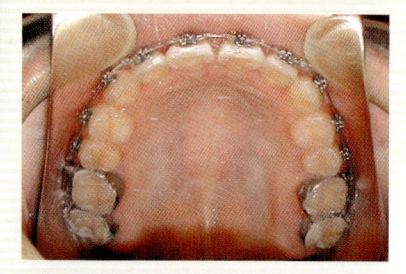

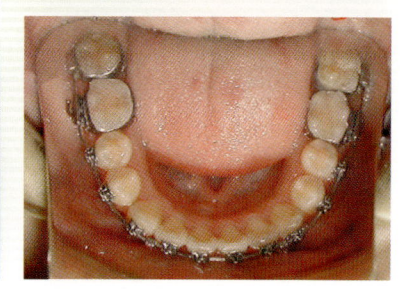

68　PART II

19歳10か月   20歳3か月

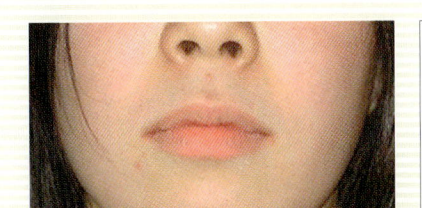

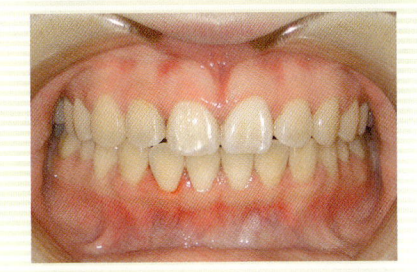

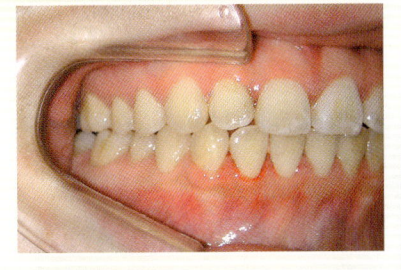

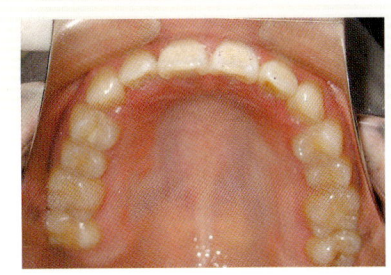

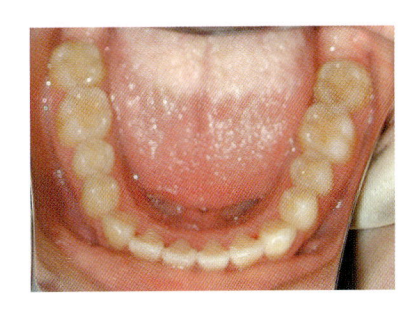

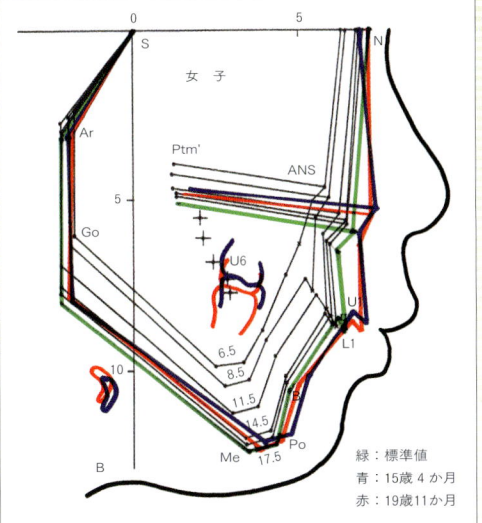

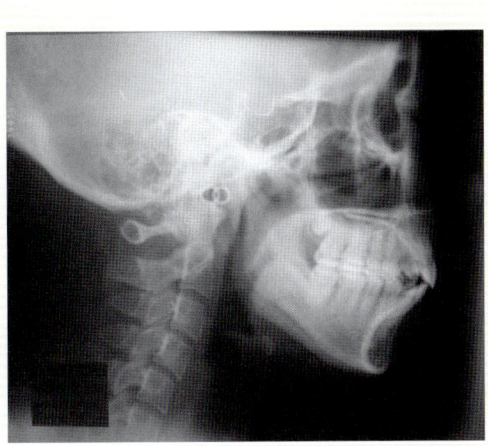

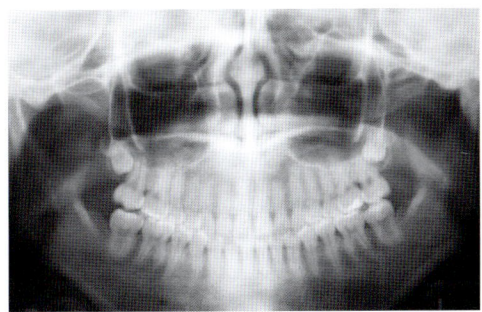

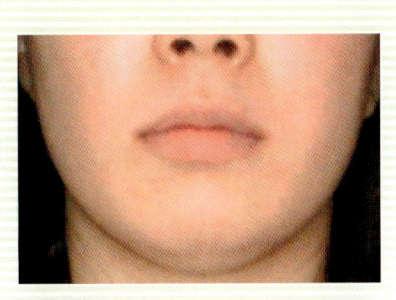

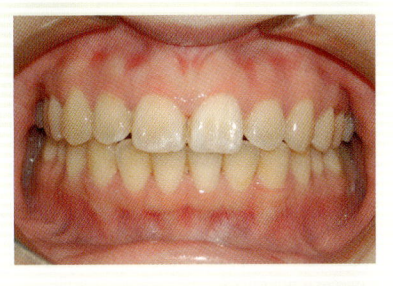

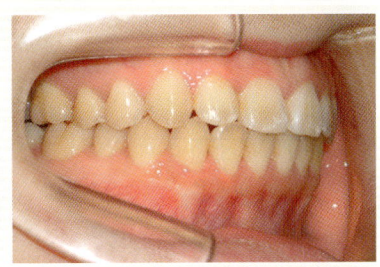

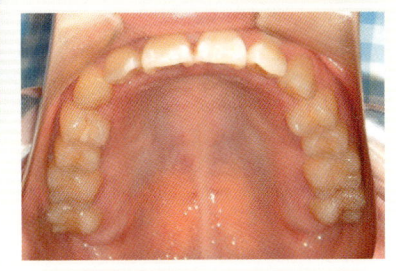

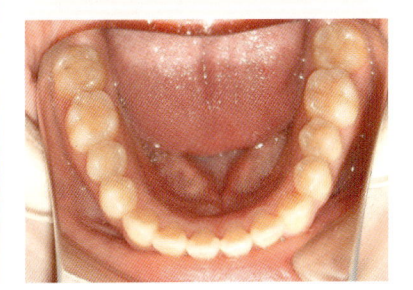

緑：標準値
青：15歳4か月
赤：19歳11か月

成長期の各種不正に対する分析と対処の仕方 | 69

1）-②被蓋の深さに対する異常—浅い—

症例2　S.61.2.25.生まれ（男子）

現症　【開咬】
①鼻疾患
②口呼吸
③開咬（下顎の後方回転）

【既往歴】　他歯科医院より紹介：前方突出タイプの嚥下癖，滲出性中耳炎，3歳まで指しゃぶり，5歳のときアデノイド除去，鼻炎のため鼻呼吸はほとんどできない

9歳6か月：診査

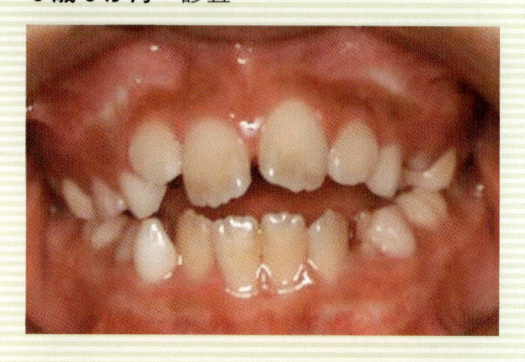

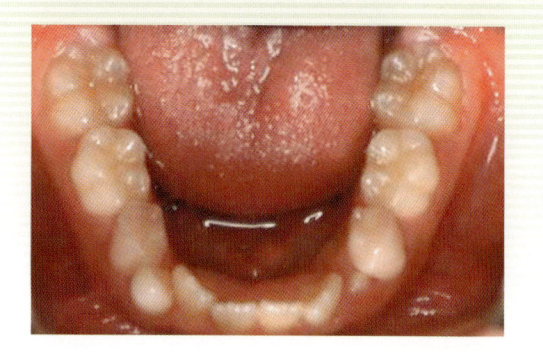

分析結果

　下顎が時計回りに後方へ回転しており，開咬となっている．鼻疾患があり，常に口呼吸になっているため，口唇を閉鎖する際にオトガイ筋を強く緊張させているのが側貌から認められる．早期に鼻疾患の治療や筋機能の改善，および歯列形態の修正を1期治療として行い，正しい咀嚼や嚥下を習得する必要があると思われる．その後第二大臼歯の萌出まで管理が必要となるが，再度精密検査を行い2期治療で抜歯が必要になるかどうかの確認をすることになる．

解決方法

①鼻疾患の治療
② MFT
③ワイヤー矯正，2段階矯正

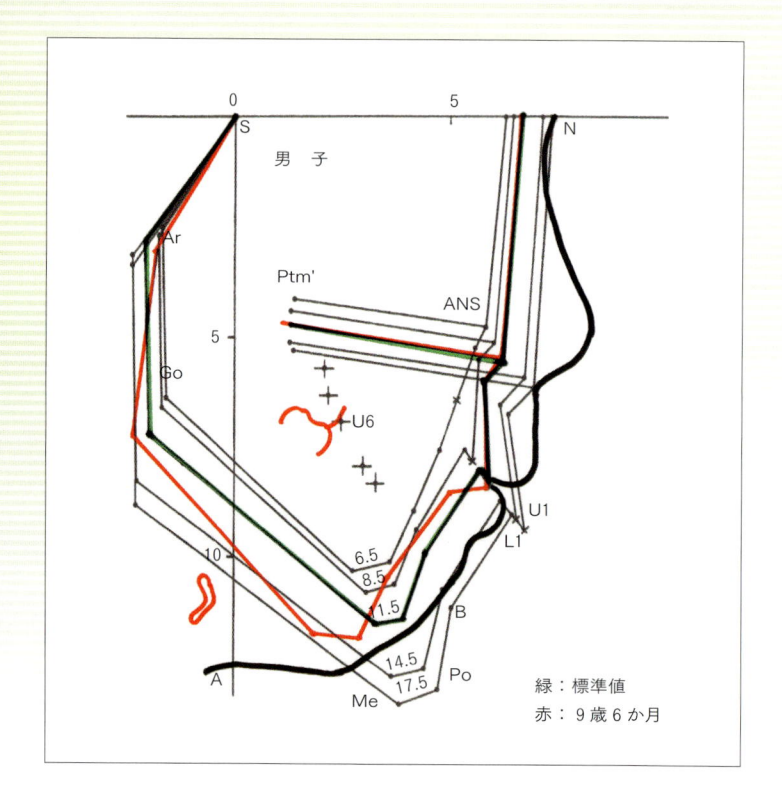

緑：標準値
赤：9歳6か月

◎診療の流れ

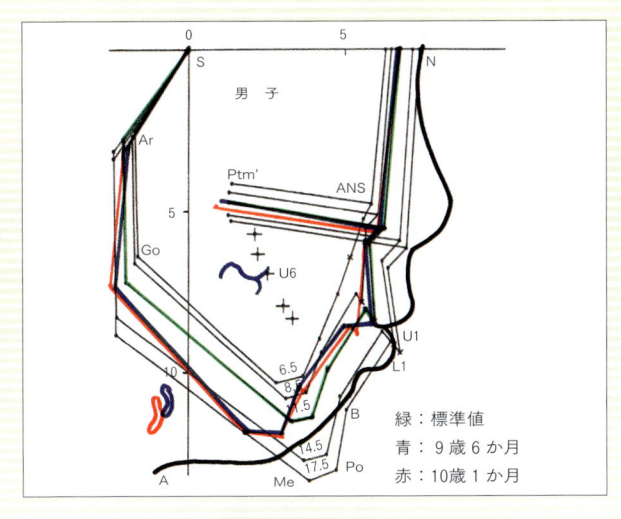

男子

緑：標準値
青：9歳6か月
赤：10歳1か月

9歳7か月：1段階矯正開始

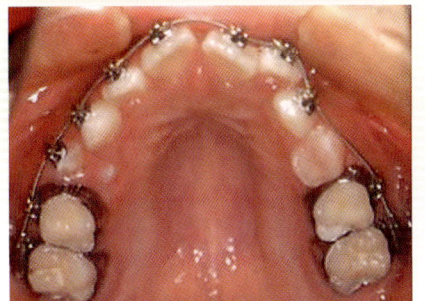

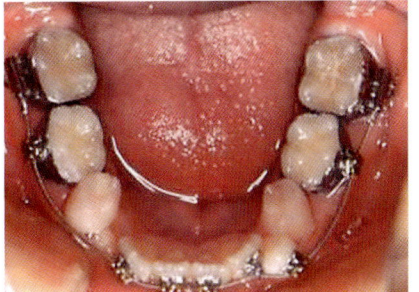

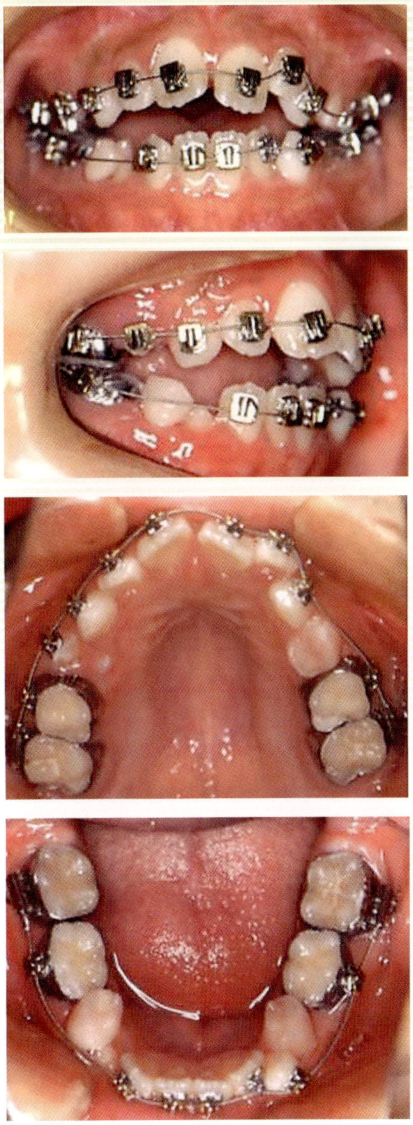

9歳8か月：1週間後

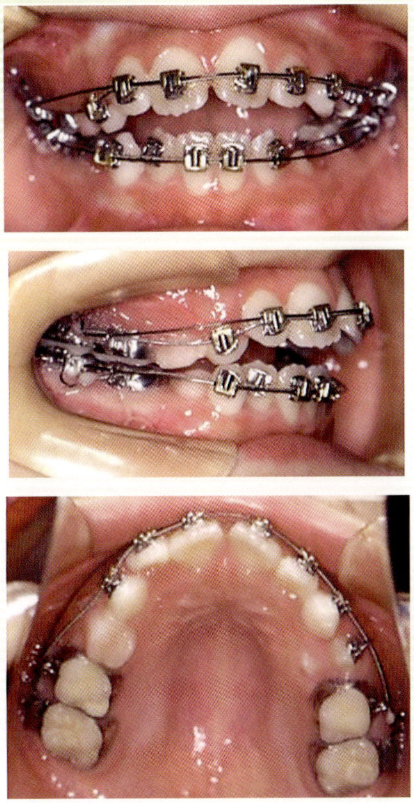

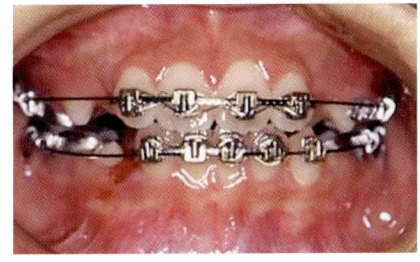

10歳3か月：保定装置装着

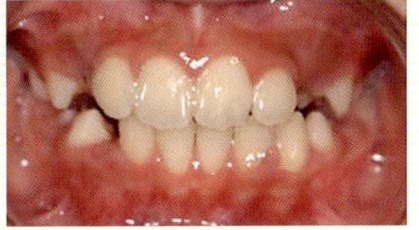

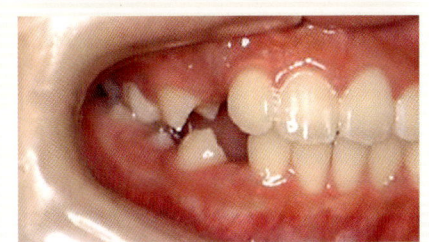

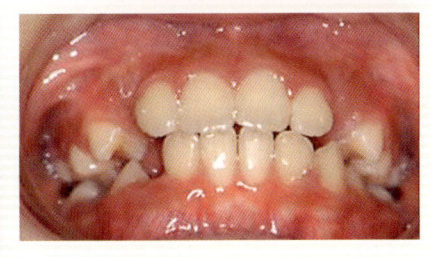

10歳0か月

＜MFT開始＞

・前方突出の嚥下癖
・硬口蓋が高く狭い
・咬筋の収縮が弱い
・サ行に発音不明瞭あり
・姿勢が悪い
・開口唇のまま咀嚼する

成長期の各種不正に対する分析と対処の仕方

◎診療の流れ

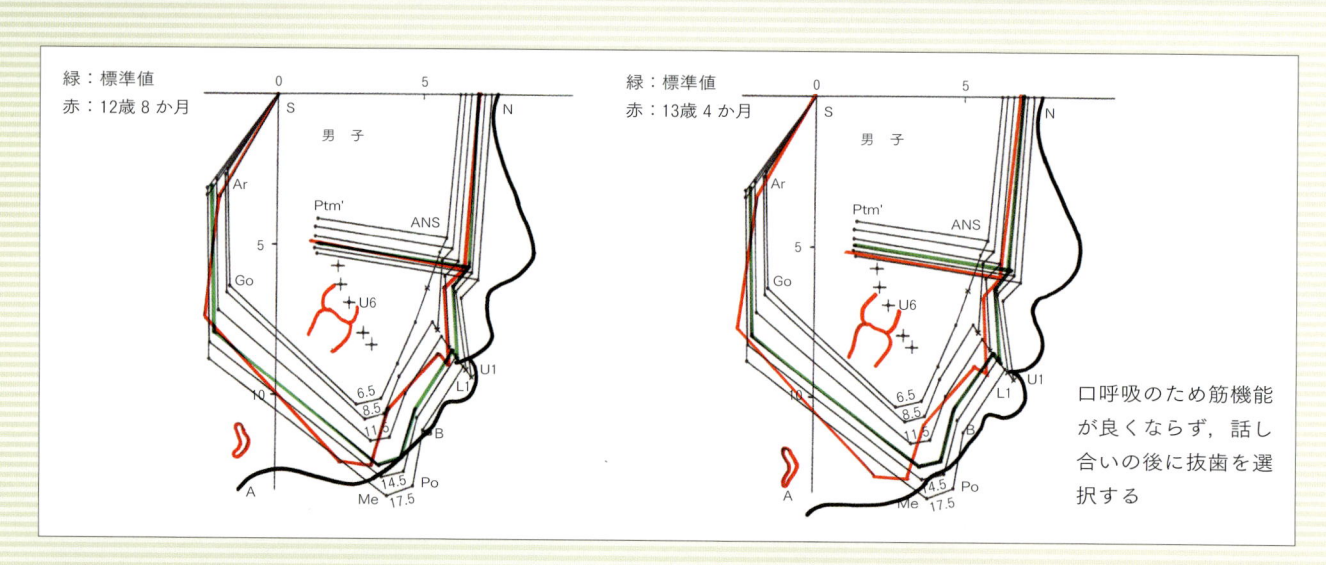

口呼吸のため筋機能が良くならず，話し合いの後に抜歯を選択する

12歳8か月：矯正再診査　　12歳9か月：2段階矯正開始　　13歳4か月：抜歯するか否かの分析

緑：標準値
赤：14歳6か月

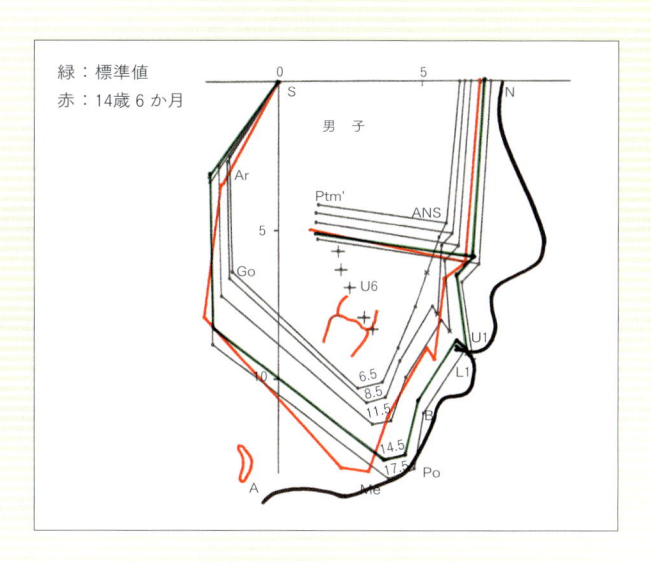

男子

14歳1か月　　　14歳6か月：保定装置装着　　　20歳0か月：経過観察

成長期の各種不正に対する分析と対処の仕方　　73

1）-②被蓋の深さに対する異常—浅い—

症例3　H. 6. 3. 1. 生まれ（女子）

現症　【開咬】
①うつぶせ寝　　⑤側方前歯開咬
②指しゃぶり　　⑥舌癖
③スペースロス　⑦下顎後退，後方回転
④叢生　　　　　⑧上顎劣成長

分析結果

　上下顎の後退と緩やかな時計回りの回転が認められる．上下歯列弓がコの字形態を示しており，今後叢生の悪化と下顎骨の後退が大きくなると考えられるので，前方への早期の形態修正と拡大が必要である．また，舌癖を除去しておかないと大きな開咬につながってくると予想されるので，舌房の改善と低位後退している舌の改善が必要となる．

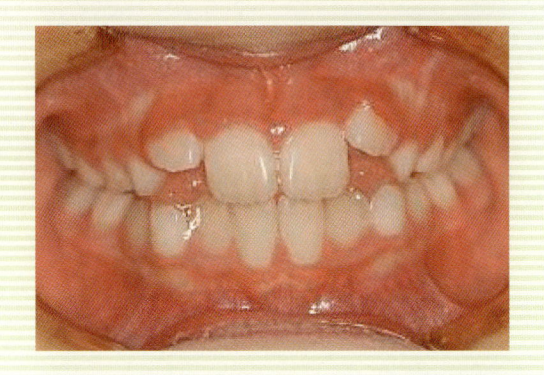

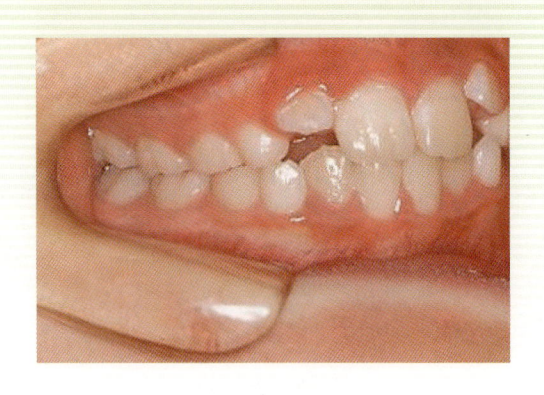

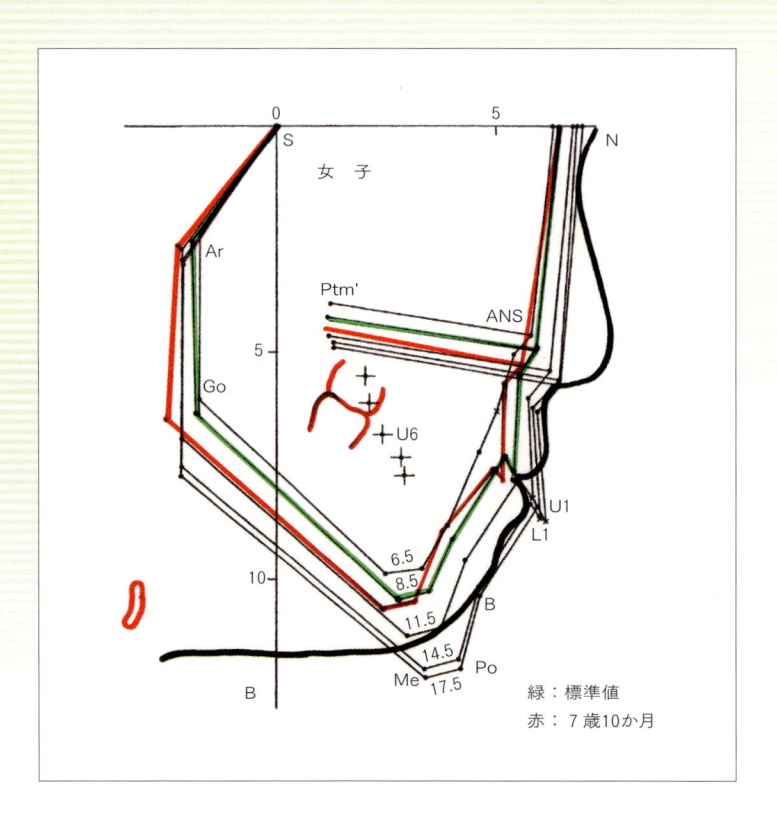

7歳10か月：診査

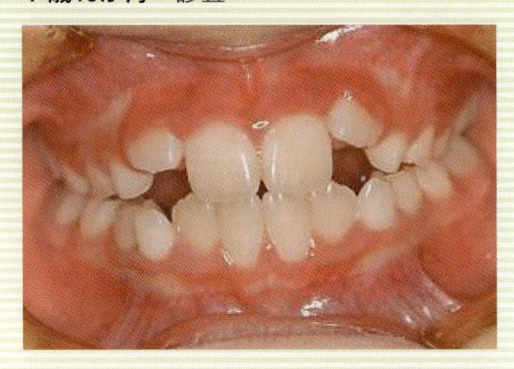

解決方法

①習癖の除去
②ワイヤーによる歯列弓の拡大
③MFT
④日常生活習慣の改善
⑤MFT，ワイヤーによる上顎への前方成長促進と下顎の位置の改善

緑：標準値
赤：7歳10か月

◎診療の流れ

7歳11か月：1段階矯正開始　　**8歳0か月**：矯正開始1か月後　　**8歳5か月**：ワイヤー除去，保定装置装着　　**9歳2か月**：保定装置除去

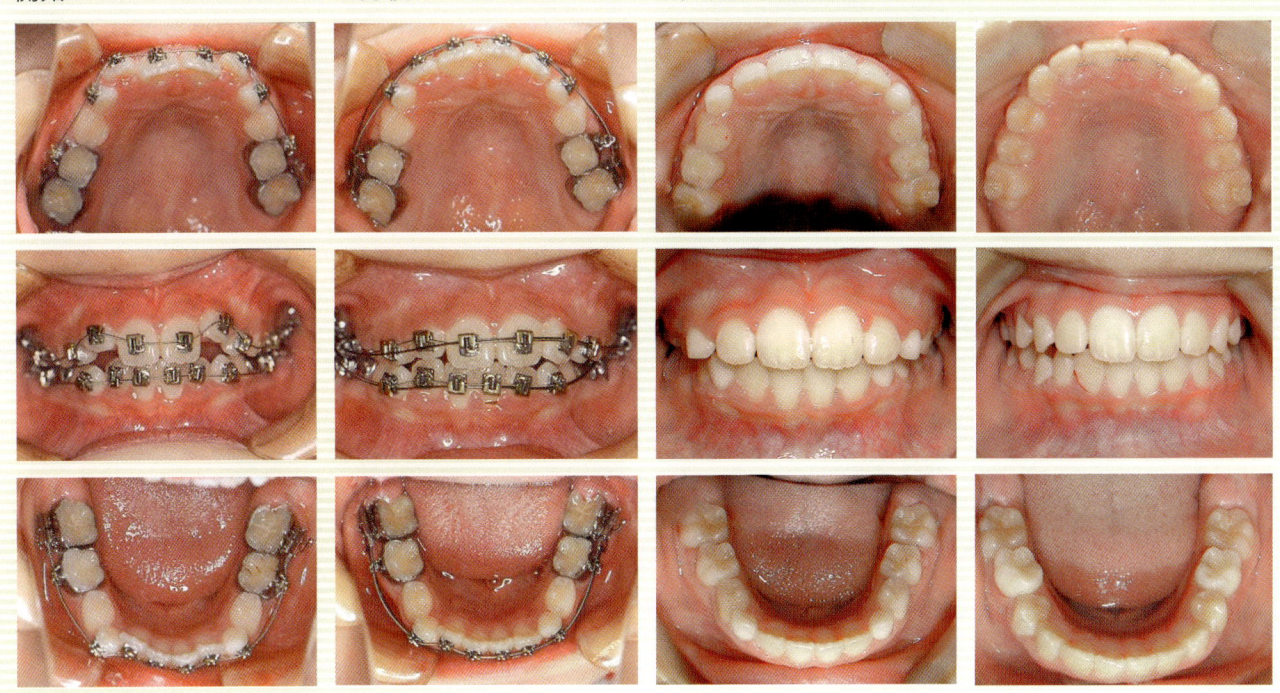

11歳7か月：
- 1期治療終了3年2か月
- 2期治療必要か否か診査

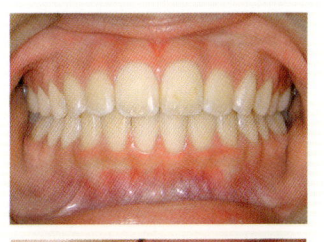

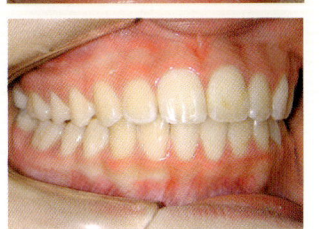

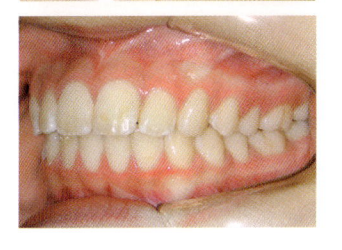

成長期の各種不正に対する分析と対処の仕方

◎診療の流れ

<開始前と保定装置装着時の重ね合わせ>

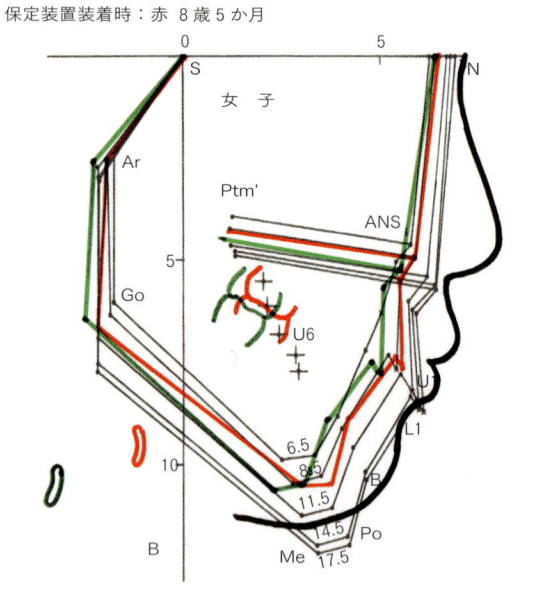

開始時：緑 7歳11か月
保定装置装着時：赤 8歳5か月

- 開始時と比較して，舌位・下顎位の大きな改善が認められる．また上顎の前方成長が認められ，MFTを含め，バランスの取れた側貌の変化に大きな影響を与えたものと思われる．

<保定装置装着時と後戻りの重ね合わせ>

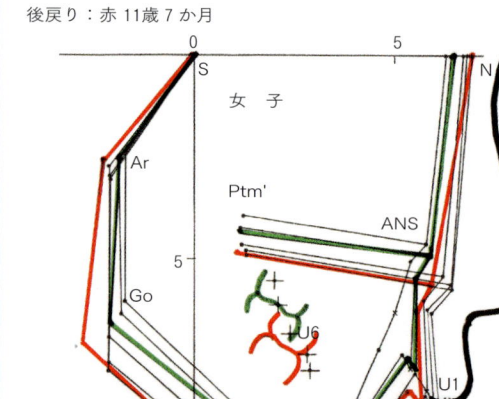

保定装置装着時：緑 8歳5か月
後戻り：赤 11歳7か月

- 第二大臼歯萌出までの管理に関し，筋機能や日常生活習慣，楽器の中止などに協力が得られず，舌位および下顎位の後戻りを起こし，上顎の前方成長も認められないため，2期治療の必要性を本人および保護者に説明．

<側貌の変化>

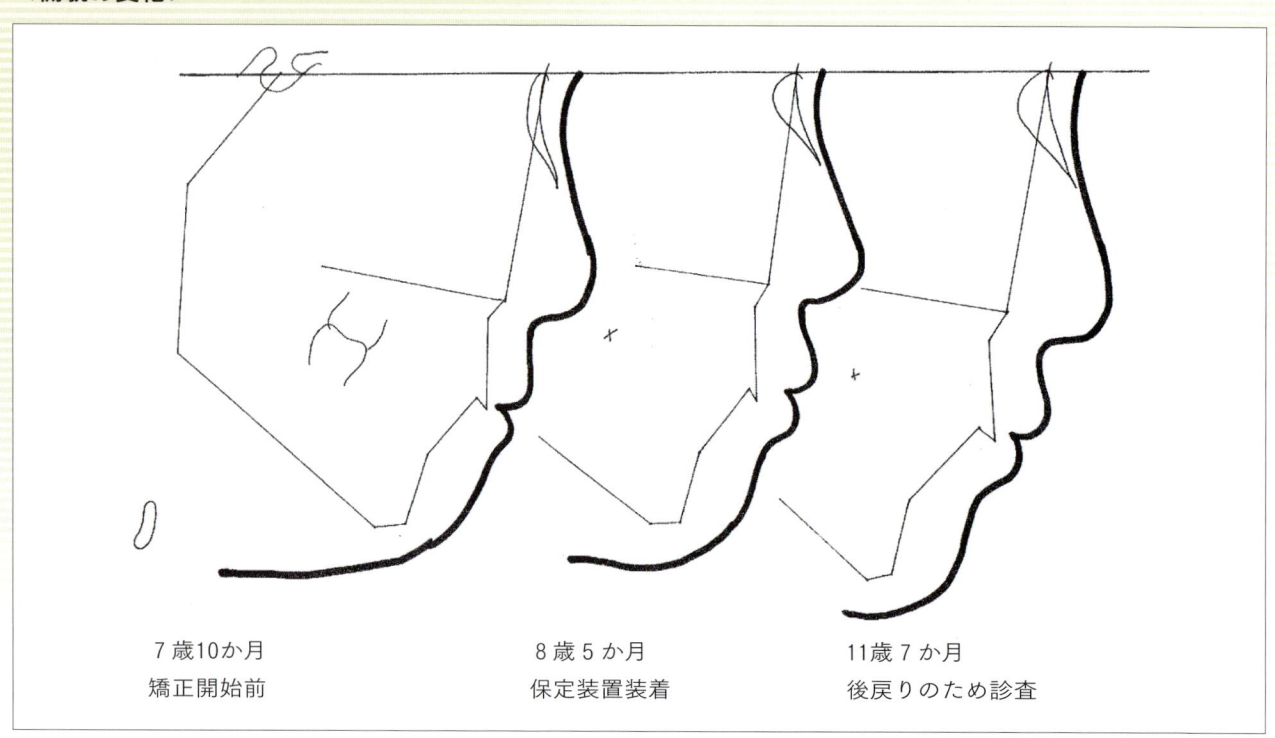

7歳10か月
矯正開始前

8歳5か月
保定装置装着

11歳7か月
後戻りのため診査

- クラリネットをやっているため固定がはずれ後戻りを起こしている．セファロをとって調べてみたが，舌骨など筋機能の状態が良くなっていたので，もう少し経過を観察し，悪くなるようならそのつど対処する

＜13歳3か月：定期健診＞
・右の咬合力が強いので注意
・クラリネットをしているため，2期矯正治療の希望なし
・できるだけ悪くならないように，MFTを続けたいという本人の希望により，今後後戻りが生じたときにはそのつど対処する予定である

13歳7か月　　14歳8か月　　15歳7か月

下顎前歯の叢生が大きくなってきたのでサジタルリンガルを6か月間装着

成長期の各種不正に対する分析と対処の仕方　　77

1）－②被蓋の深さに対する異常―浅い―

症例4　H.7.4.13.生まれ（男子）

現症【開咬】
① 反対咬合
② 開咬
③ 舌癖

7歳10か月：診査

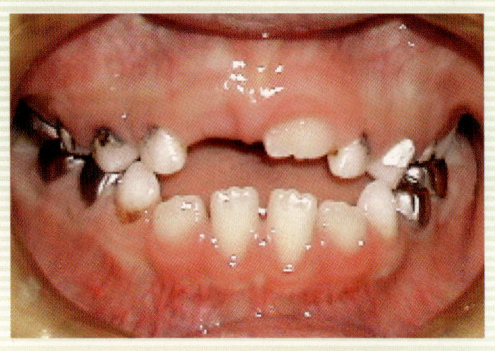

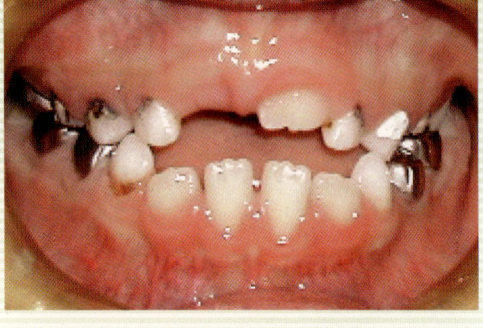

分析結果

　N点からの固有標準値でプロフィロを作成すると，ANSは後退しているのがわかる．上下顎ともに高位に位置しており，時計回りの回転をしているため，舌癖が改善しないと上顎は劣成長のままで推移し，下顎はさらに後方へ回転し開咬を悪化させる可能性が強い．また上顎前歯の萌出が妨げられ，下顎の前歯が舌のために前傾させられるだろう．いずれにしろ想起のMFTと日常生活習慣，主に姿勢と食習慣の改善を急ぐ必要がある．その後必要に応じて矯正治療を開始するとよい．

解決方法

① MFTにより上顎の前方成長を促す
② 日常生活習慣の改善（とくに姿勢の改善）
③ 舌癖の改善
④ 被蓋改善がみられないときには，ワイヤー矯正に変更する

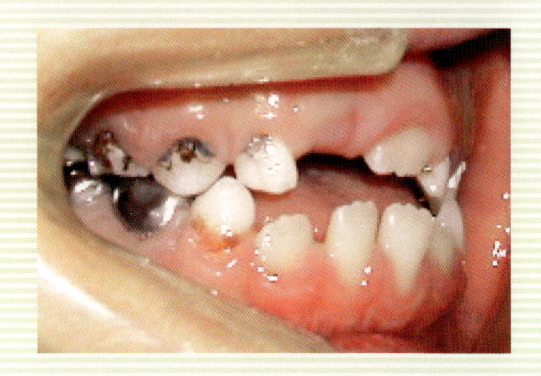

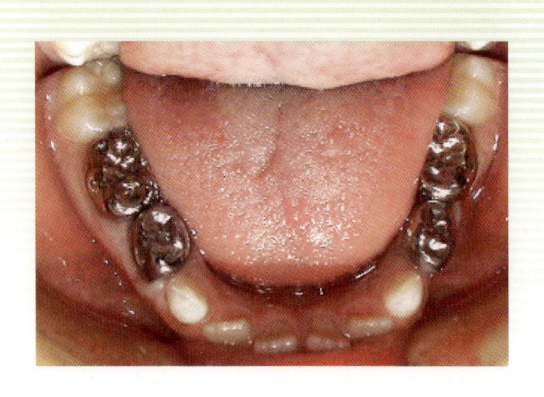

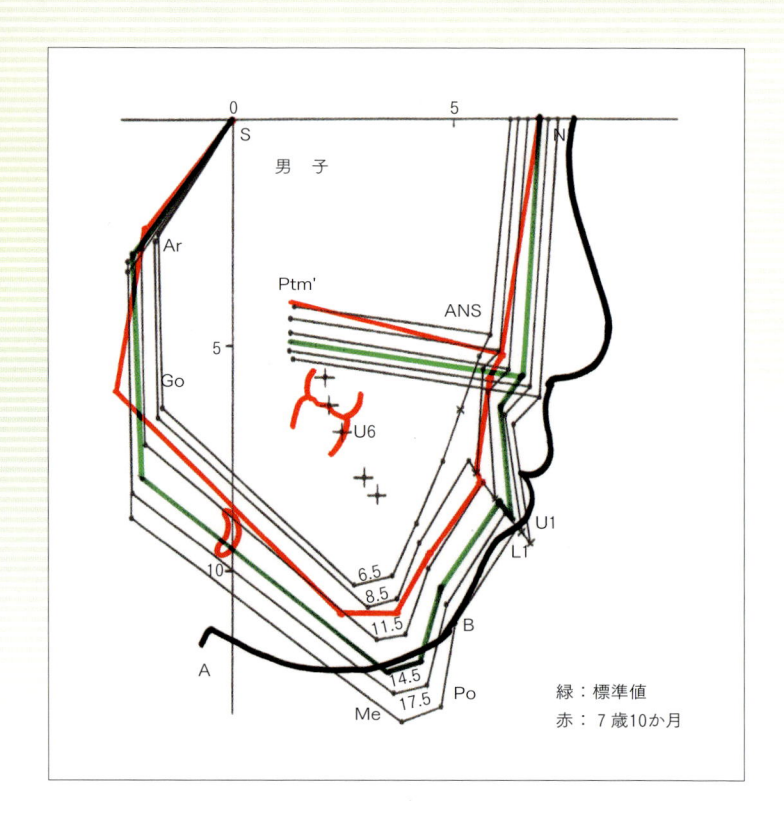

緑：標準値
赤：7歳10か月

◎診療の流れ

7歳11か月：MFT 開始（⇒ p.186～190参照）

スポット
　　　・・・はじくとき後方位にある．スティックで刺激，そこに舌尖，そのまま静止しその位置をキープするように

吸い上げ
　　　・・・後方へ下がってしまう

舌尖の強化
　　　・・・スティックをリードとし，舌をとにかく前に出すこと．側方を刺激し，力の調整を顔，顎，ともに前に出るので注意

母親と一緒にトレーニングをすること．鏡を見ること．母親よりトレーニングはこまめに観察してほしいとのこと
1か月ごとに観察していくこと
チェック表より　　（食生活）　噛んでいるときは口も一緒に開いているようなので観察すること
　　　　　　　　　　　　　　食器を置いたまま食べないこと
　　　　　　　　　　　　　　食事をするときは器を持ち，口に近づけるようにすること
　　　　　　　　　（姿勢）　　食事中の姿勢に注意すること
　　　　　　　　　　　　　　寝そべってテレビを見ないこと

7歳11か月：MFT 観察（⇒ p.186～190参照）
①舌尖を伸ばすトレーニング
　　　・・・顎も一緒に前に出てしまうので，胸に手を当てたまま親指で下顎を押さえながらやってもらう
②吸い上げ
　　　・・・うまくできている
③吸い上げたまま嚥下をする練習
　　　・・・まだうまくできないが，意識してやってもらう
　　　　　　母親の要望で2週間ごとに見てほしいとのこと
　　　　　　しばらく2週ごとにMTFを観察していく

◎診療の流れ

＜MFT観察＞　8歳0か月
①舌尖を伸ばす練習：下顎ぶれない．かなり平らになってきた
②ポッピング→バイトポップ（口角引き上げ）
③嚥下：前方突出あり

＜MFT確認＞　8歳0か月
①舌尖を伸ばす：上手になってきている
②吸い上げ：ポッピング，バイトポップとも上手にできている
③嚥下の練習：まだあまりうまくできない．スポットの位置が前方にずれていたので，正しい位置を教えた

＜MFT観察＞　8歳3か月
①ポッピング，嚥下の練習をそれぞれ10回ずつ，1日に2～3回
②上手にできているので間隔をあけてみていく

＜定期健診＞　8歳6か月
①1̲反対咬合が治っている
②咬み合せは良くなっているが，嚥下癖で下顎前歯を押してしまっているので，毎日トレーニングを頑張って，普段からスポットを意識すること
③奥歯のブラッシングを頑張るように
④動揺している部位の歯肉が腫れると母親から指摘があり，母親へのブラッシング指導を行った

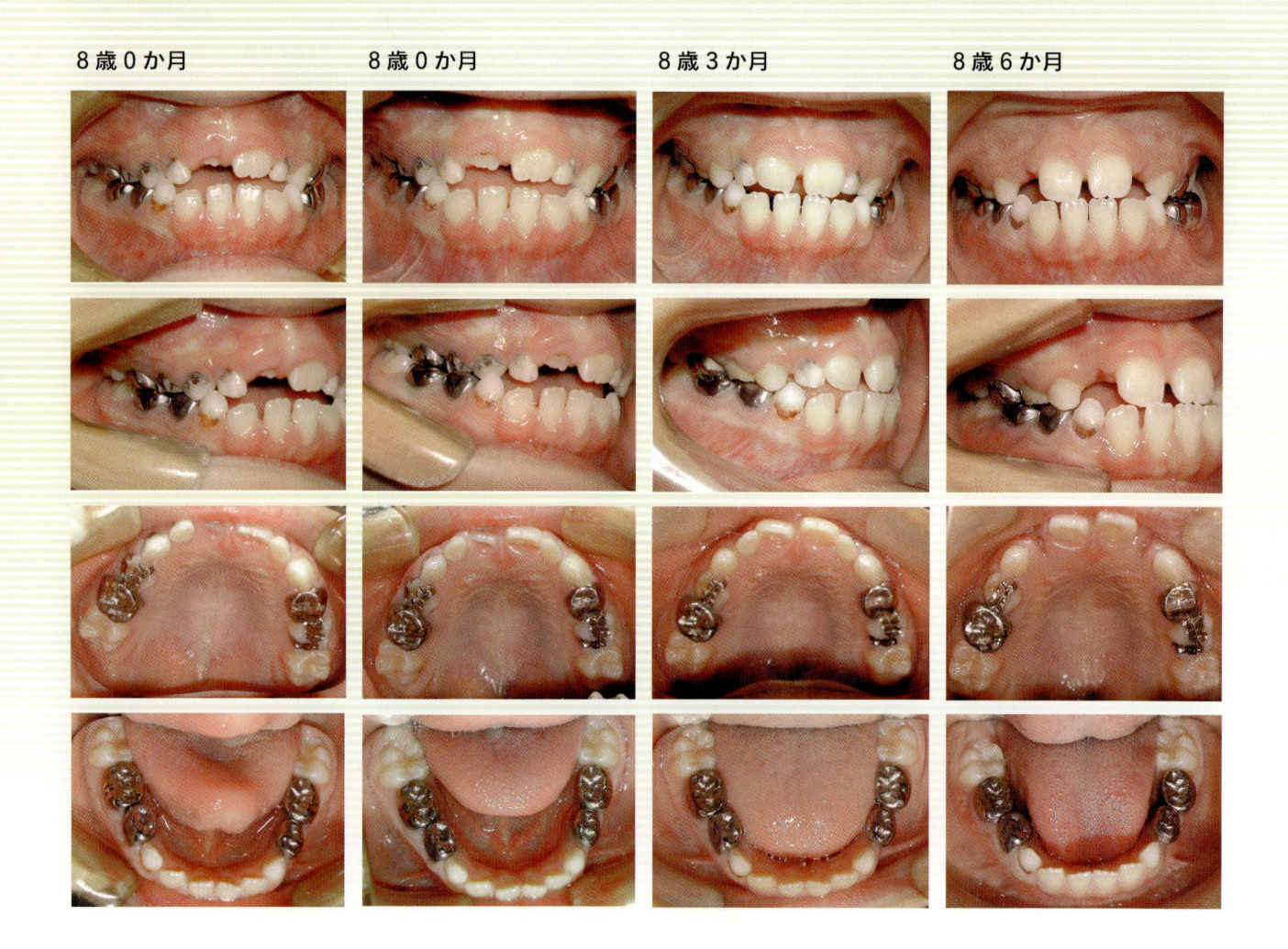

8歳0か月　　　8歳0か月　　　8歳3か月　　　8歳6か月

9歳0か月：咬み込みが足りないので，口唇を閉じることと，普段からスポットを意識するように注意した

9歳3か月：少しずつ咬合が深くなってきたが，姿勢が悪いので注意した

9歳6か月：リンガルアーチを装着して永久歯の交換を待つ

＜定期健診＞　10歳5か月

①トレーニングが足りない
②吸い上げをしっかりやらないと，上顎が広がらないので頑張るように促す
③MFT確認：舌尖・スポット・吸い上げ・上唇・オトガイ

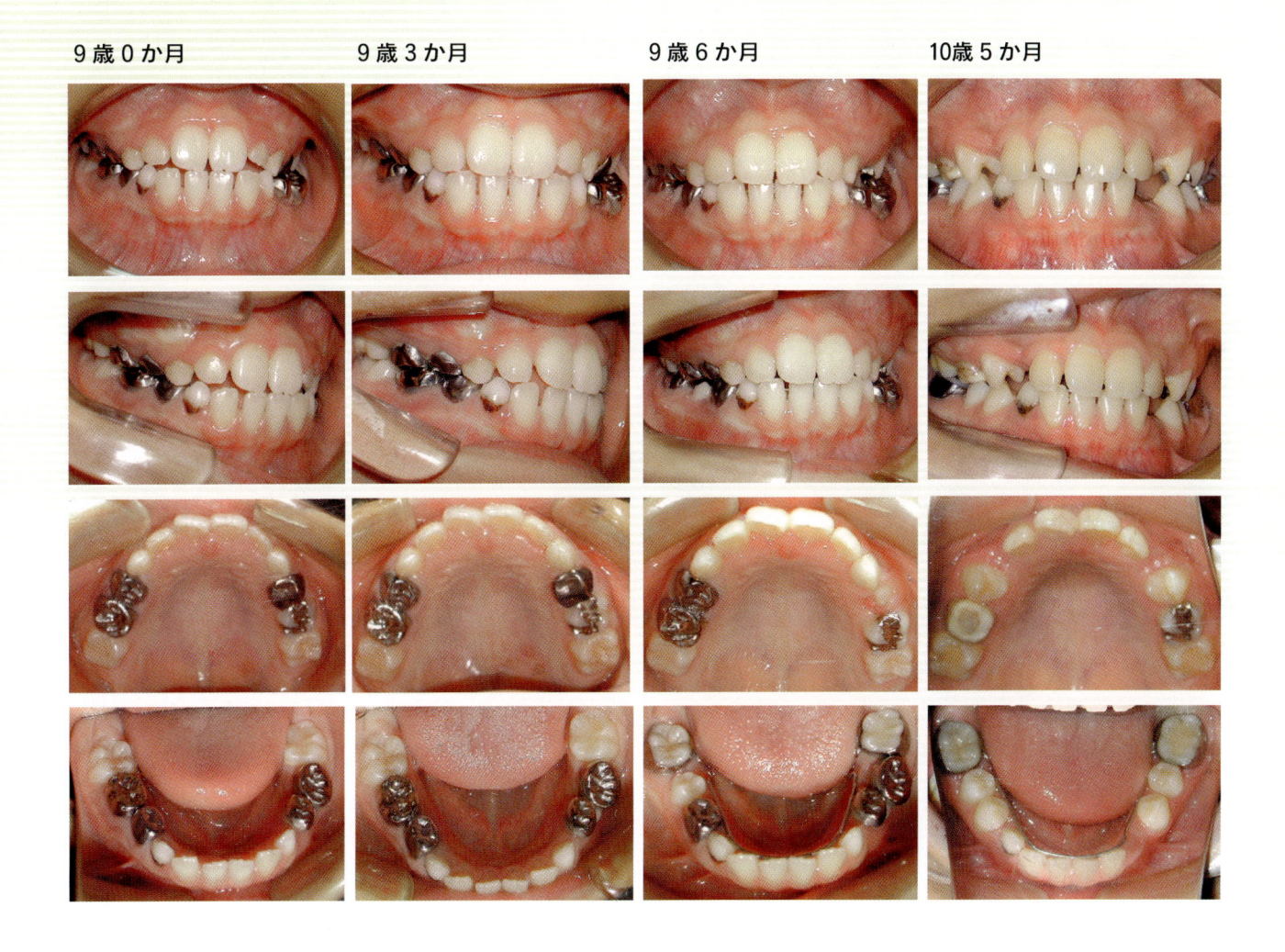

9歳0か月　　9歳3か月　　9歳6か月　　10歳5か月

2）顎骨の位置と発育の異常

症例1　H.7.10.13.生まれ（男子）

現症　【上顎前突】
① つめ咬み・口唇癖・嚥下癖
② 全身クネクネ
③ 上下顎前方位
④ 上顎過成長
⑤ 上下歯軸前傾

8歳5か月：診査

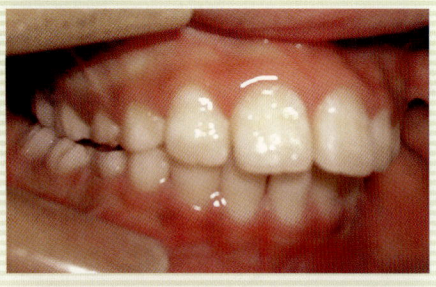

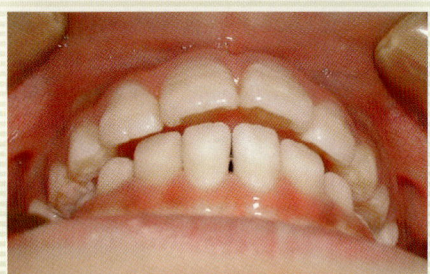

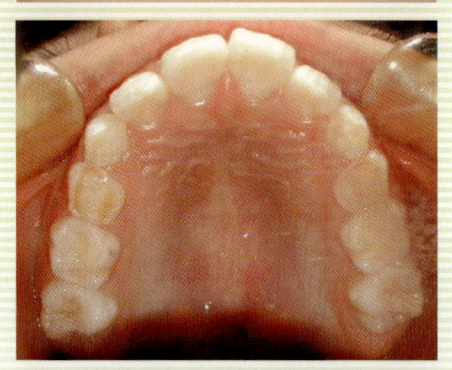

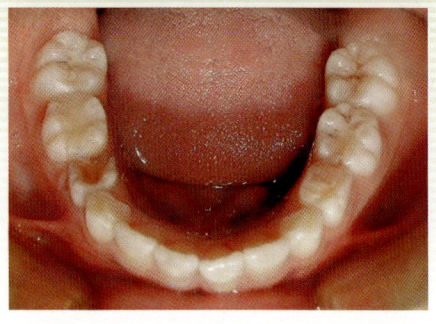

分析結果

　上下ともに顎の位置が前方にあるようである．上下の前歯が前傾しているので，上顎骨が反時計回りであることと，下顎角が小さいことから，今後口元がかなり目立つように出っ張ってくると思われる．これ以上悪くしないためにも上下口唇のバランスが悪く，オトガイ筋が強いため，口の周りの筋肉をトレーニングにより調整する必要がある．

解決方法
① 習癖の除去
② 姿勢の改善
③ MFT
④ ワイヤーによる早期矯正治療（歯列弓形態の改善）

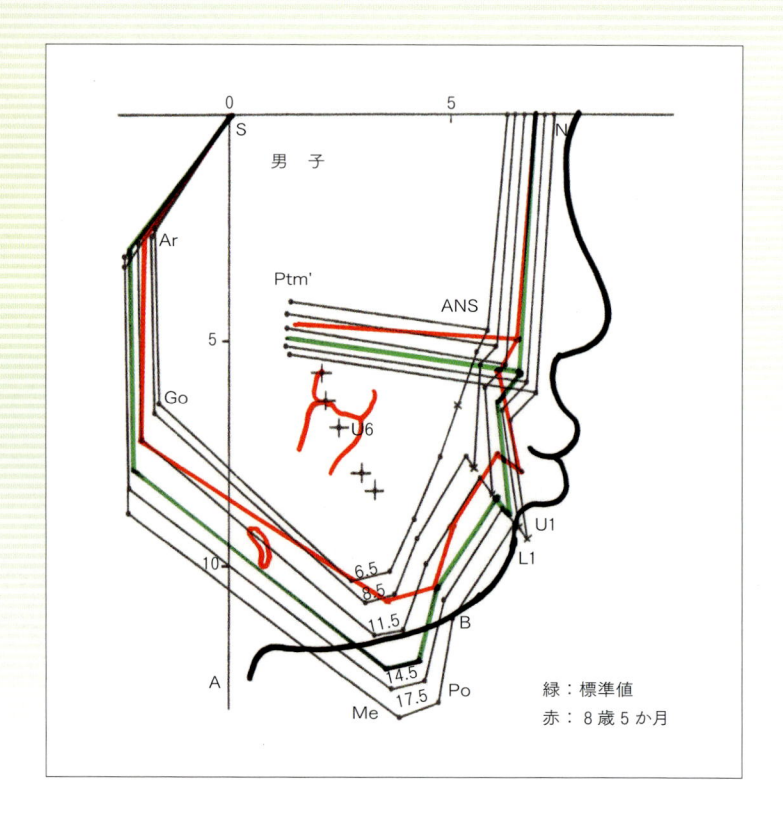

緑：標準値
赤：8歳5か月

◎診療の流れ

8歳6か月：MFT開始，1段階矯正開始，V字歯列からU字歯列へ改善

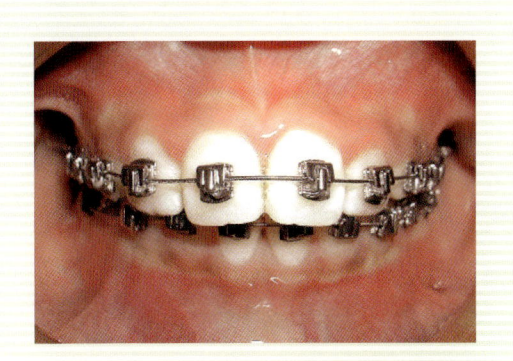

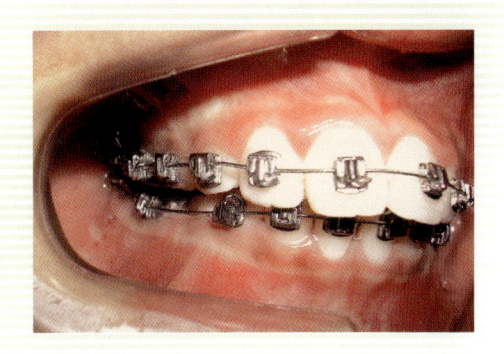

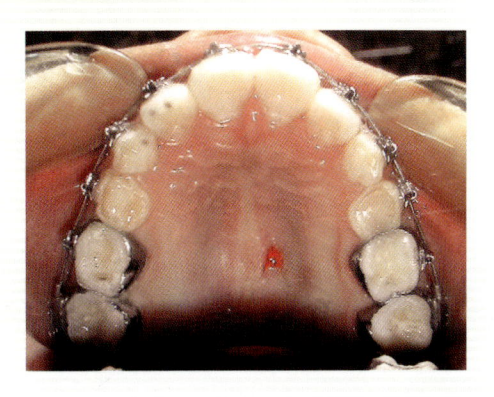

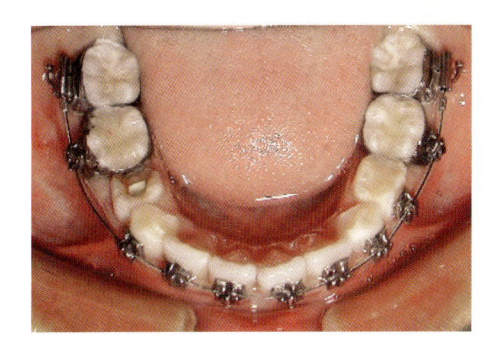

9歳3か月：ワイヤー調整，前歯部を後退させないように側方の拡大とMFTを行う

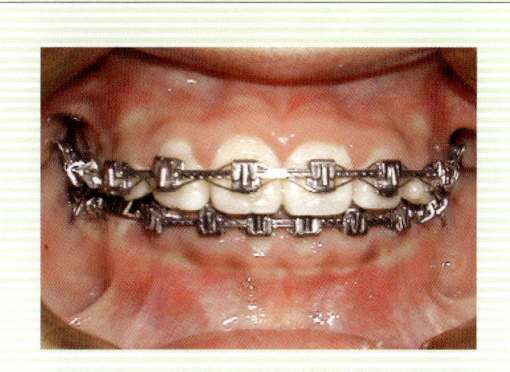

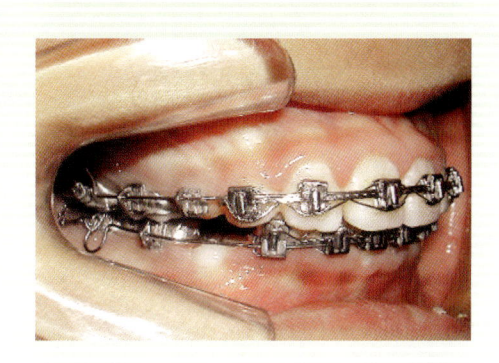

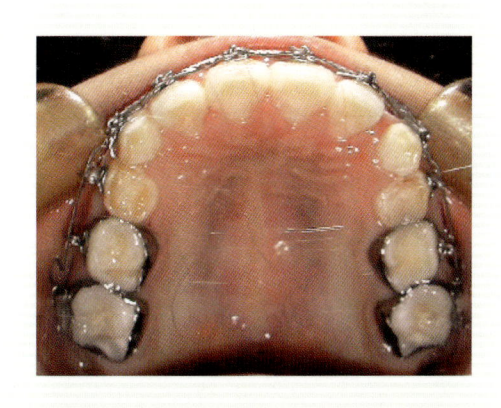

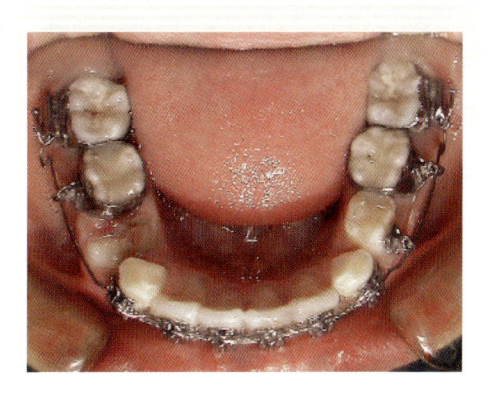

成長期の各種不正に対する分析と対処の仕方

◎診療の流れ

9歳6か月：保定装置装着

9歳10か月：咬合やMFTの状態を定期的に観察する

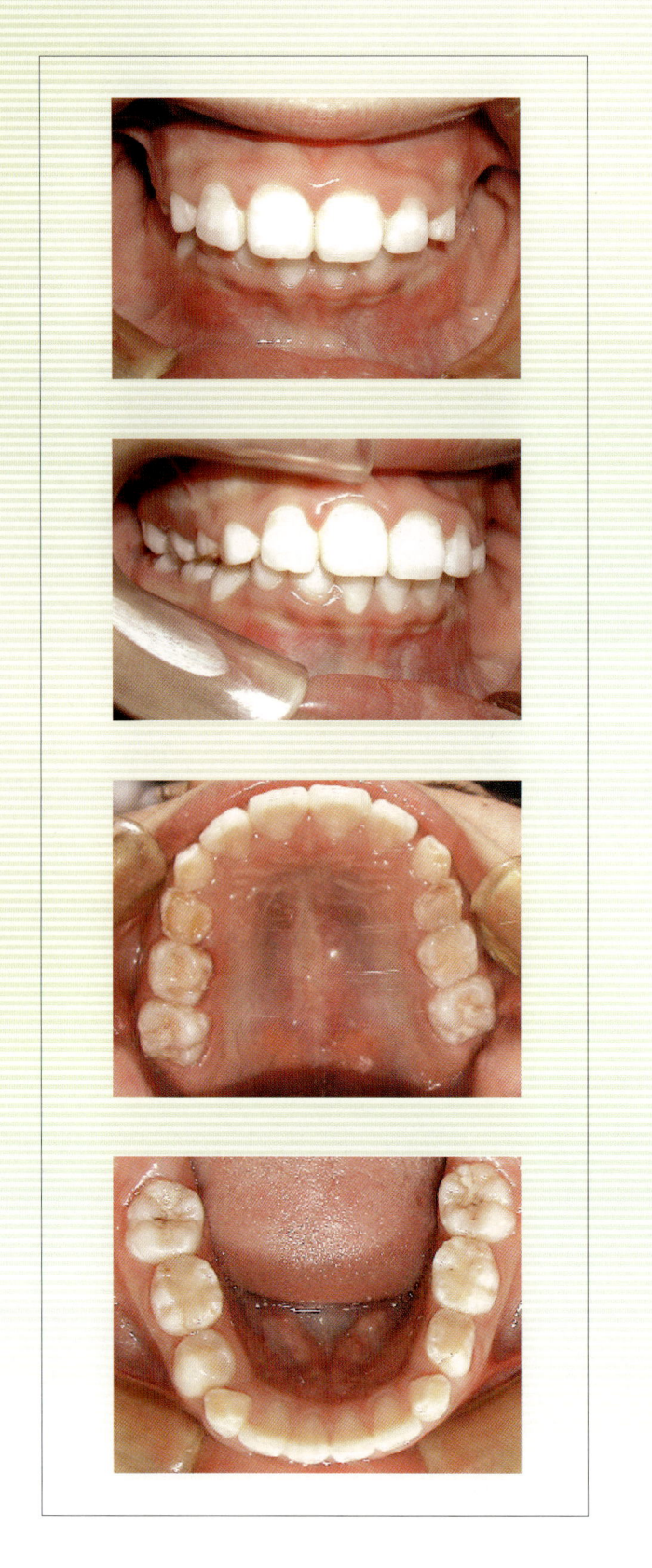

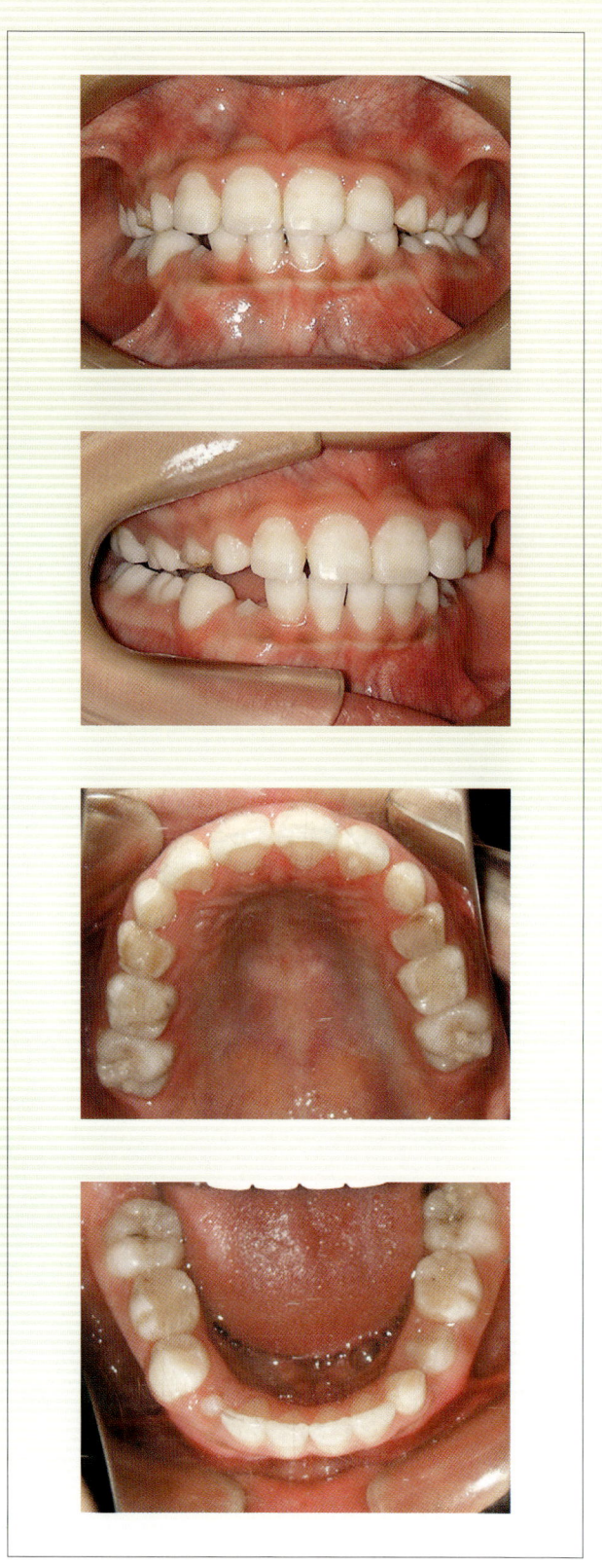

10歳1か月：保定装置調整

11歳4か月：観察，咬合・筋機能とも良好

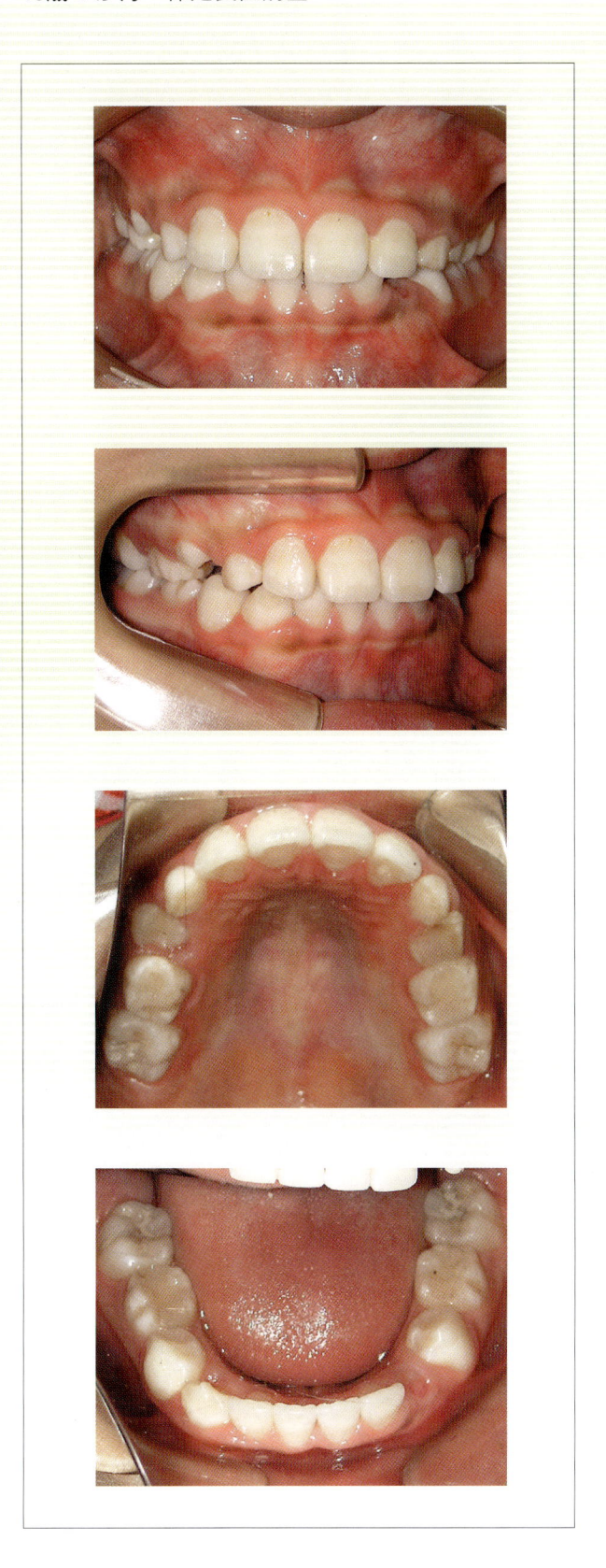

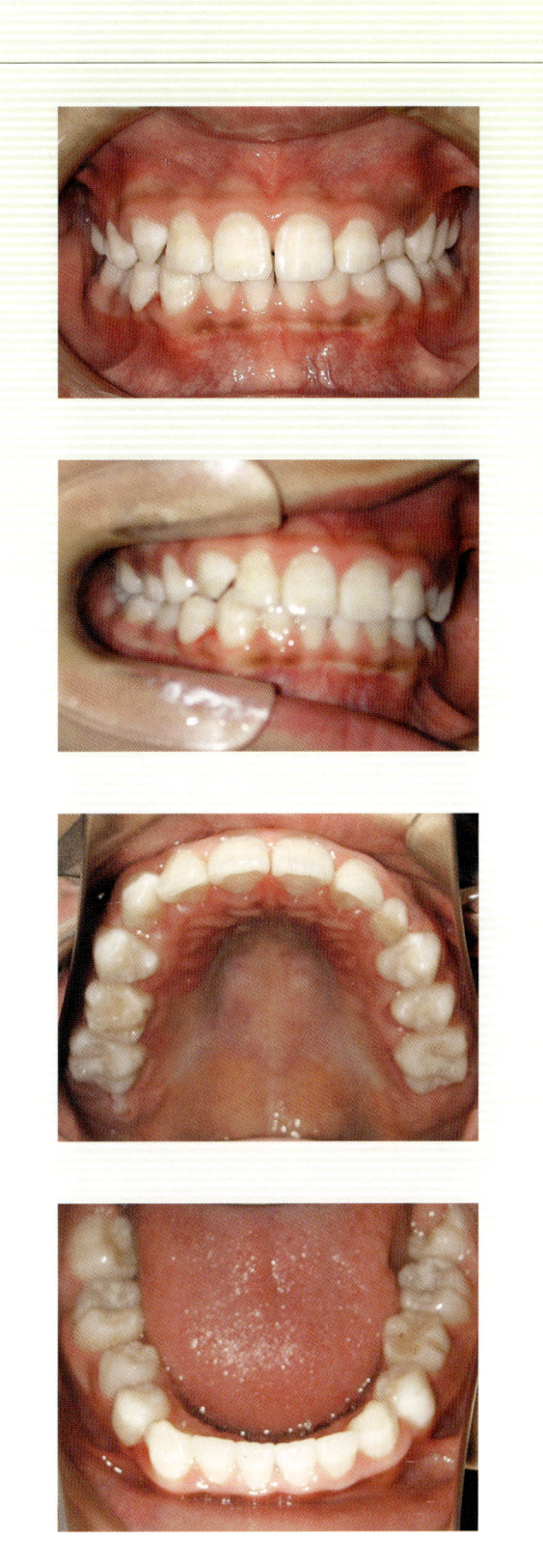

成長期の各種不正に対する分析と対処の仕方 | 85

2）顎骨の位置と発育の異常

症例2　S.62.4.8.生まれ（女子）

現症　【上顎前突】
①アレルギー性鼻炎
②スペースロス・叢生
③上下顎前方位
④上顎前突
⑤顎関節症

8歳3か月：診査

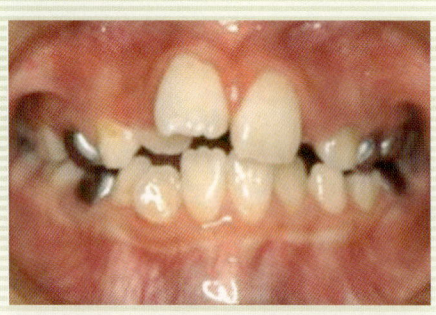

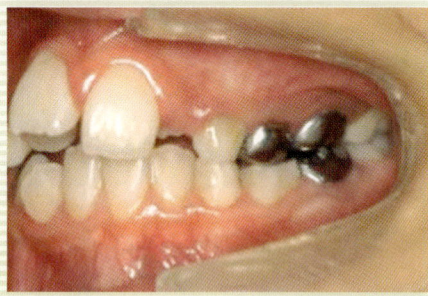

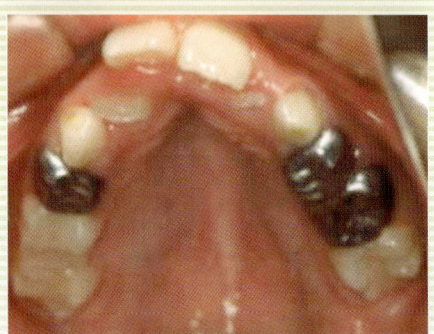

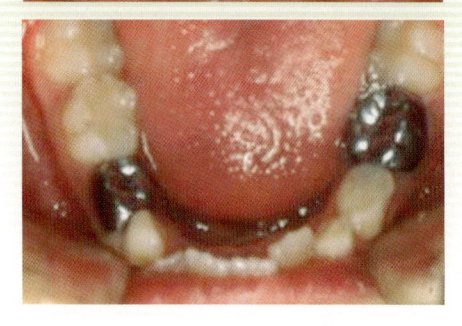

分析結果

　上下顎骨がともに前方へ位置しており，成長に伴い前方への突出がさらに大きくなることが予想される．上顎の歯軸も前傾しており，叢生も大きく今後さらに原因が除去されなければ不正が悪化されることが予想される．対策としては鼻や食習慣や姿勢を改善し，そのことに影響を受けている筋機能のバランスに時間をかけて，歯列と一緒に正常に機能できるように改善していくことである．

解決方法
①鼻疾患の改善，口呼吸から鼻呼吸
② MFT
③歯列弓の側方拡大
④ 3̲ の牽引
⑤ワイヤー矯正（1段階，2段階矯正）
⑥上顎智歯（第二大臼歯）？抜歯，下顎智歯抜歯

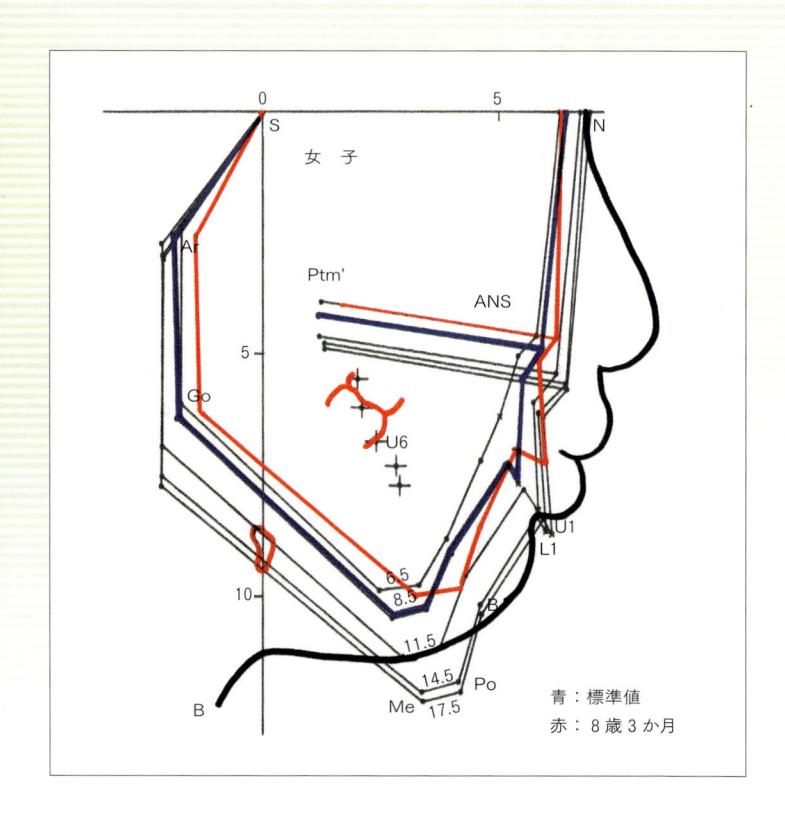

青：標準値
赤：8歳3か月

86　PART II

◎診療の流れ

緑：標準値
青：8歳3か月
赤：9歳4か月

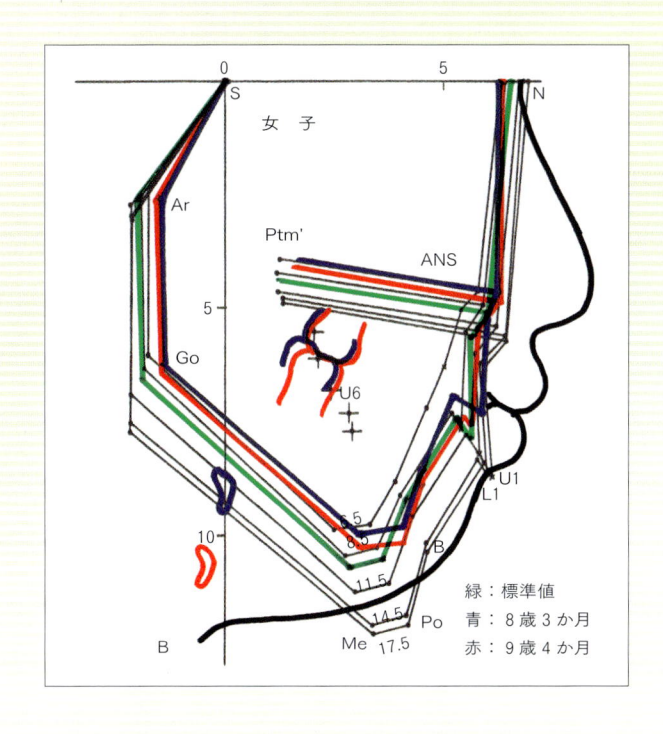

8歳4か月：1段階矯正治療開始　　**8歳4か月**：1週間後　　**9歳5か月**：保定装置装着

成長期の各種不正に対する分析と対処の仕方 | 87

◎診療の流れ

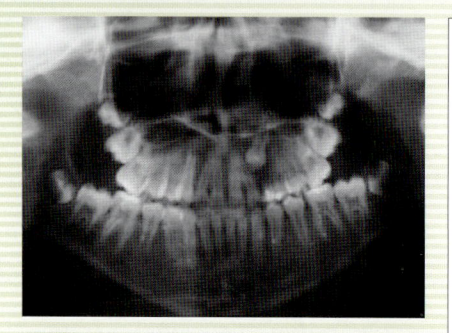

11歳4か月：右側の顎にクリック音あり．パノラマエックス線写真より左の犬歯牽引または開窓手術の必要があることを説明

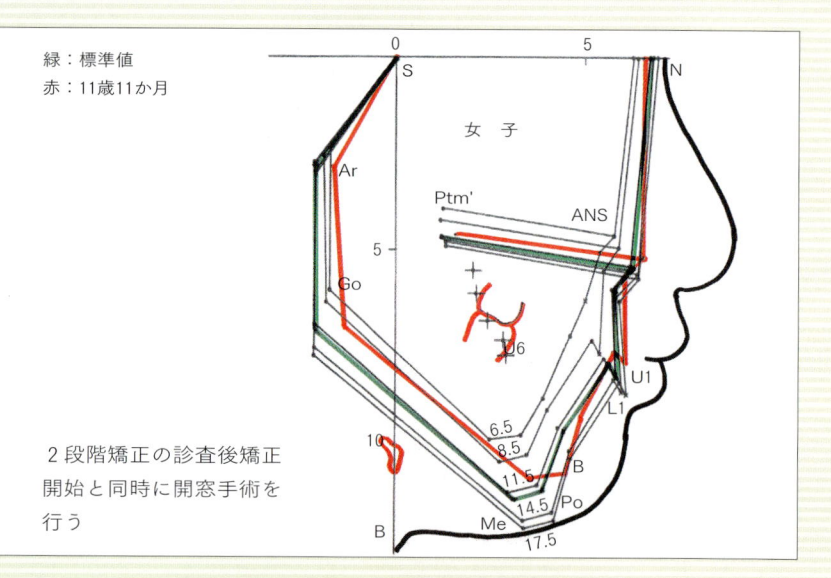

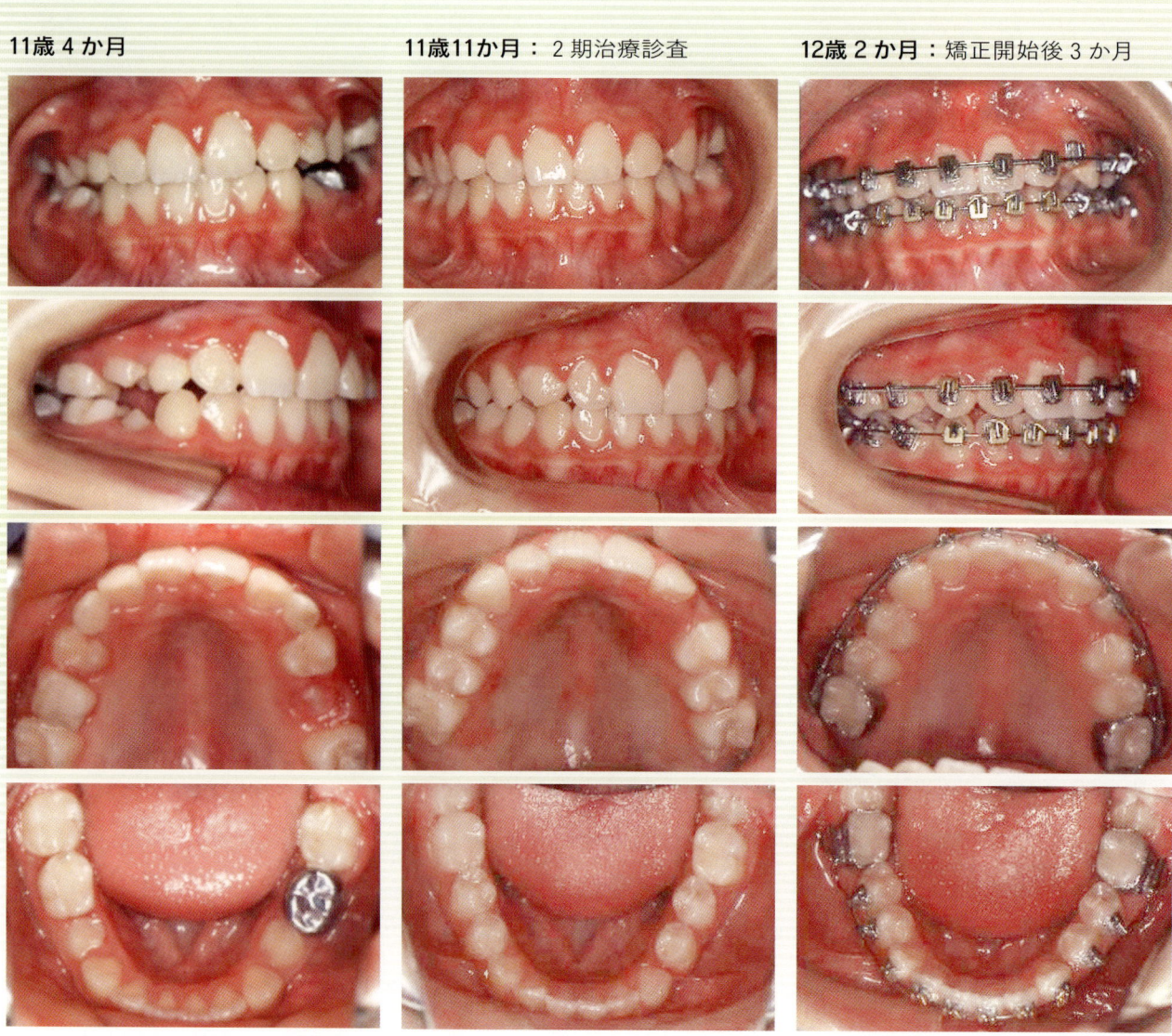

緑：標準値
赤：11歳11か月

女子

2段階矯正の診査後矯正開始と同時に開窓手術を行う

11歳4か月

11歳11か月：2期治療診査

12歳2か月：矯正開始後3か月

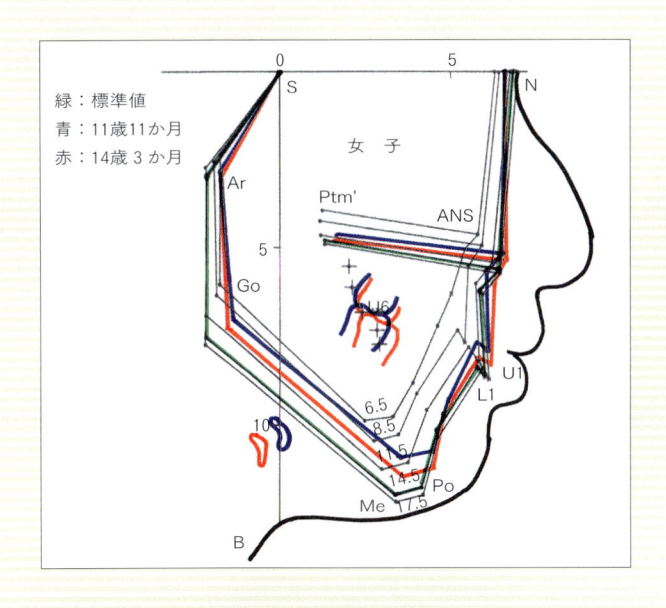

・16歳10か月（保定装置除去12か月後）の時点で咬合の数値が正常値におさまっているが，顎が下のほうに下がってきている．姿勢に注意すること

緑：標準値
青：11歳11か月
赤：14歳3か月

14歳0か月：角ワイヤー作製　　**14歳11か月：装置除去**　　**16歳10か月**

成長期の各種不正に対する分析と対処の仕方　　89

2）顎骨の位置と発育の異常

症例3　H.8.1.6.生まれ（女子）

現症 【上顎前突】
① 叢生
② 上顎歯列弓のゆがみ
③ 上顎前歯前傾
④ 正中線不一致
⑤ スピーカーブが強い
⑥ 上下臼歯圧下
⑦ オトガイ筋緊張
⑧ 上下口唇突出
⑨ 異常嚥下癖
⑩ つめ咬み
⑪ 発音が聞き取りにくい

9歳10か月：診査，資料採取

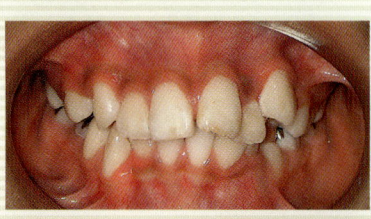

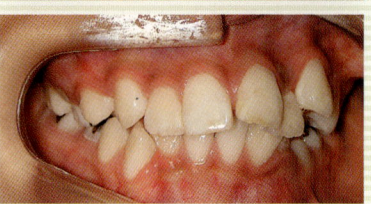

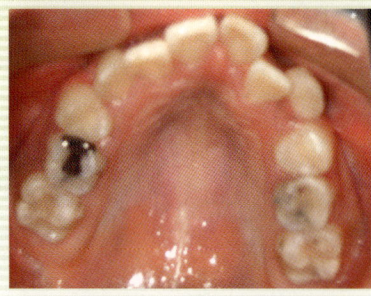

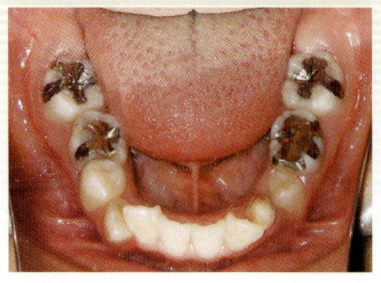

※他医院へ先月まで通院していた．「歯並びが気になる」ことを相談したが矯正の必要はないといわれた．友人の紹介で来院した．

分析結果

　上顎骨はやや前方へ位置し，反時計回りの回転，下顎は顎関節の後方に位置しており，後方回転をしている．このことから今後さらなる上顎の前突と開咬や叢生を引き起こすことが考えられるため，1期治療をできるだけ早く行ったほうがよいと思われる．正中線のずれと歯列のゆがみがあるため，姿勢や食習慣の日常的な改善も必要となる．第一大臼歯の萌出が悪く装置がうまく装着されないため，少しの期間咬合を挙上して萌出を待ち，筋肉の調整を図り，舌癖などによる今後のトラブルを解消する努力が必要．

解決方法

① 咬合挙上を行い，第一大臼歯の萌出を促す
② 姿勢の改善
③ MFTを行い，口唇や舌の改善を並行して行う
④ 習癖の改善
⑤ ワイヤーによる歯列弓の改善

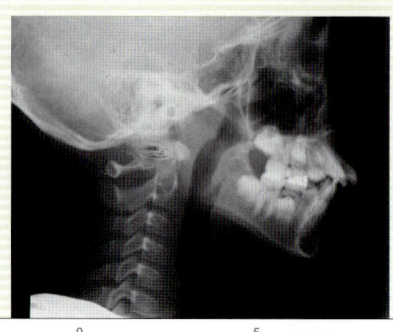

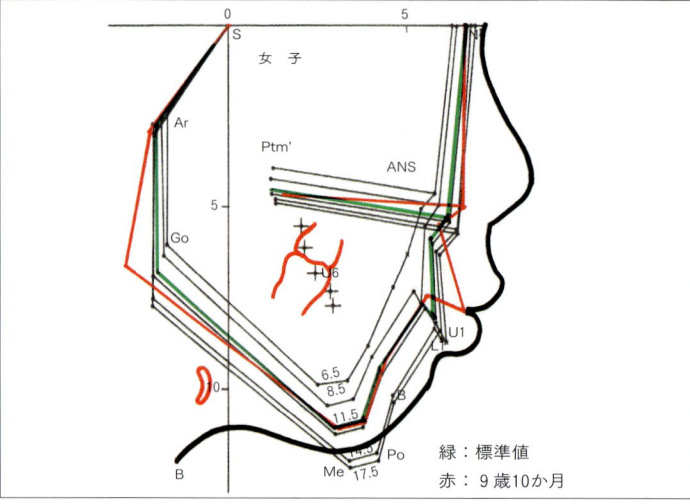

緑：標準値
赤：9歳10か月

◎診療の流れ

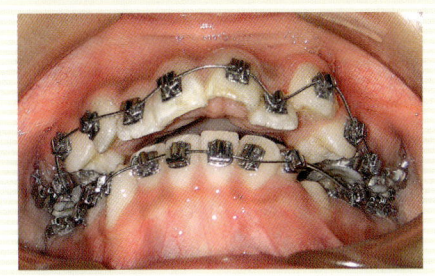

・1期治療開始，$\overline{E|E}$ にレジンアップ

< MFT 開始 >（⇒ p.186〜190参照）
・舌尖伸ばし
・スポット
・吸い上げ

9歳9か月　　9歳10か月　　9歳11か月：上顎メインアーチ作製

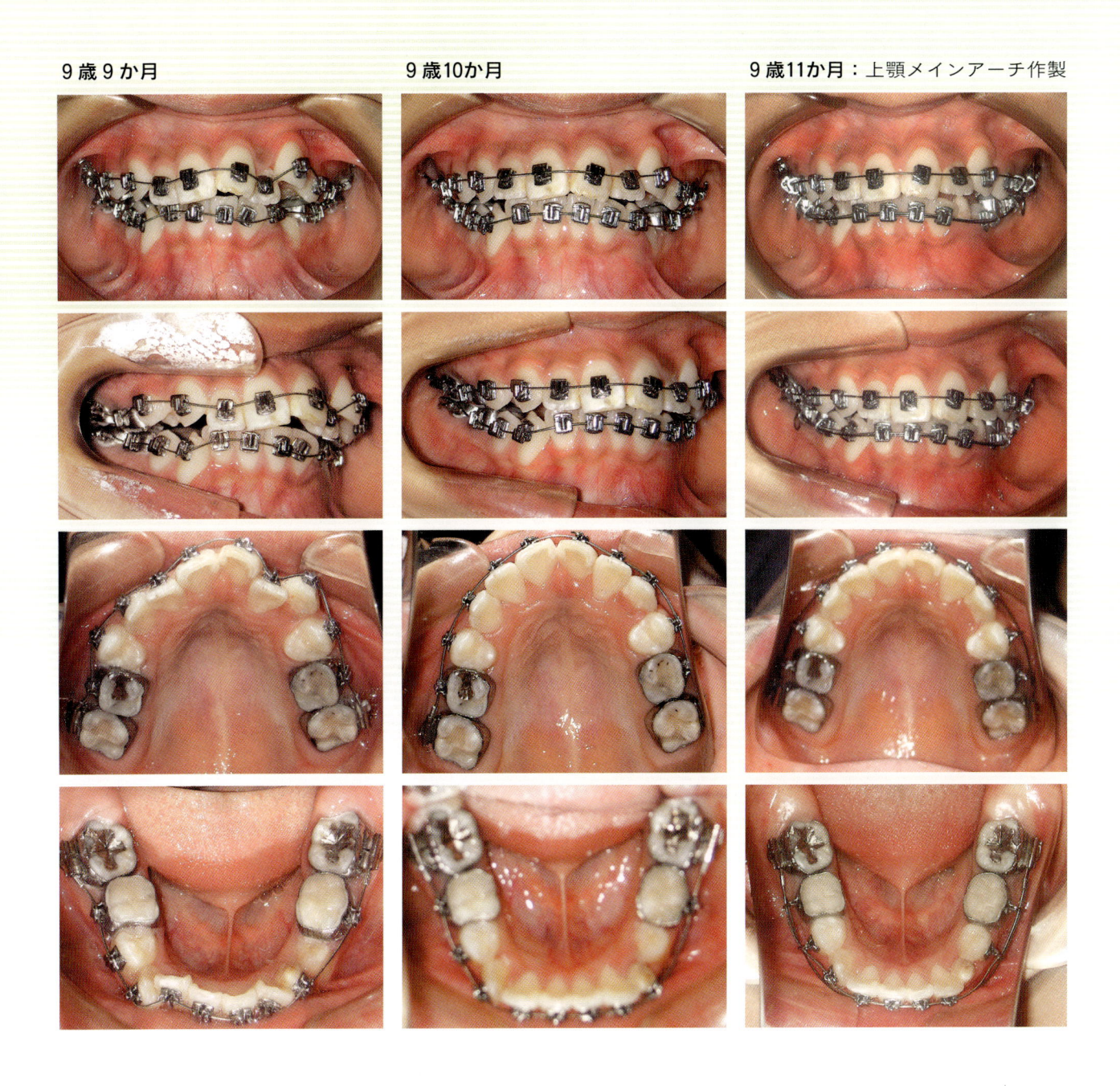

成長期の各種不正に対する分析と対処の仕方

◎診療の流れ

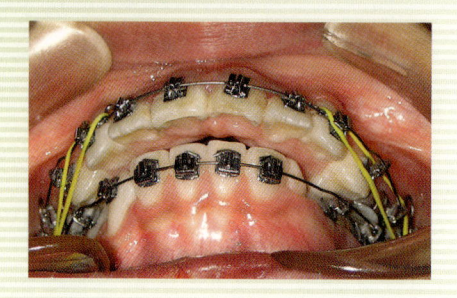

<MFT確認>（⇒ p.186〜190参照）
- 舌尖伸ばし
- スポット
- 吸い上げ
- 新たに上唇伸ばし
- オトガイ空気入れ

10歳0か月：側方に拡大調整，2級ゴム60g（3日に1回交換）

10歳2か月：ワイヤー調整，左下乳犬歯抜歯

10歳5か月：ワイヤー調整，左下スプリング挿入

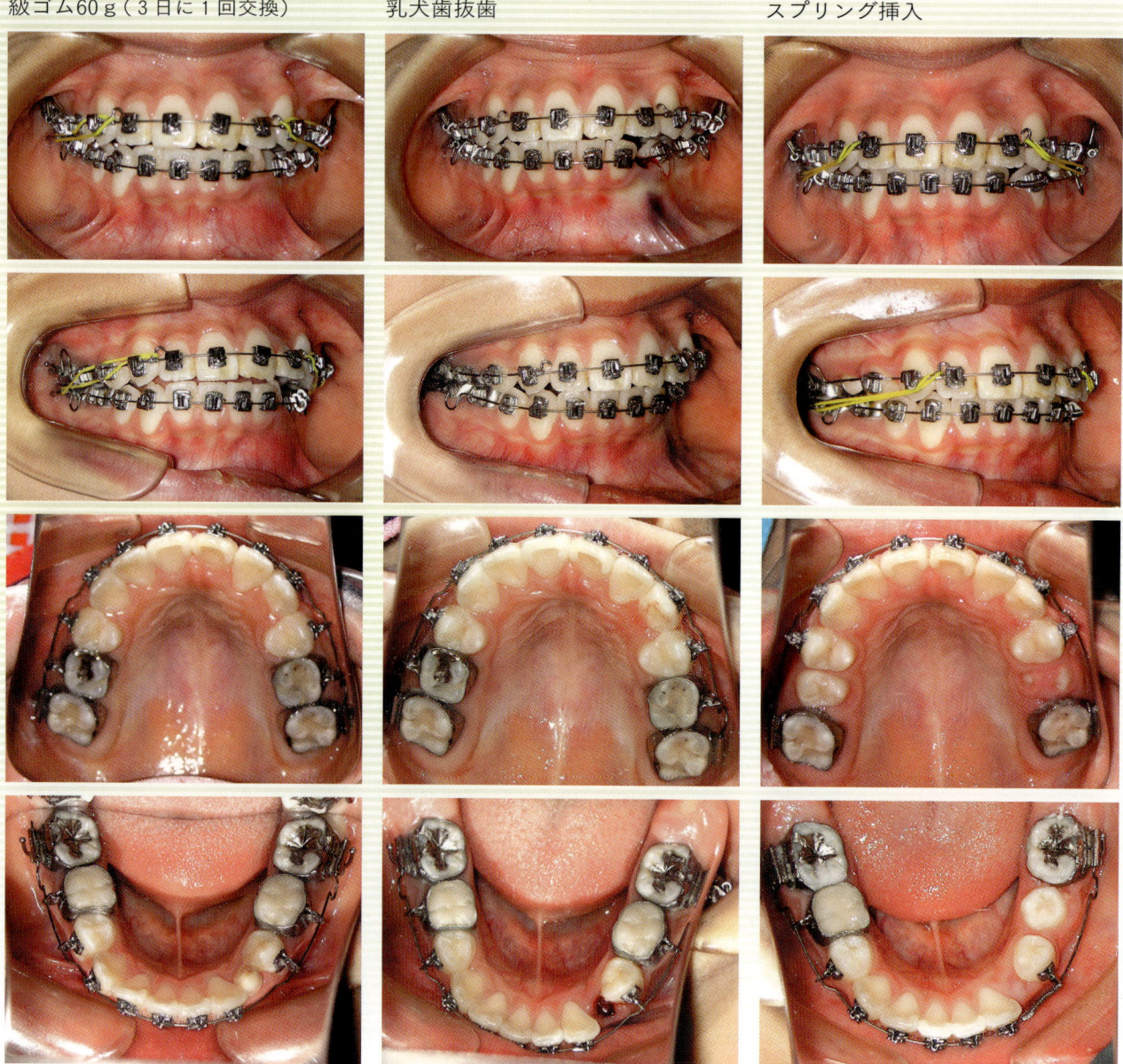

- 資料採取，前方・側方への拡大量の再検討，スペース状況，MFT効果の確認
- 上下顎：ワイヤー調整，側方拡大，第一大臼歯の近心にオフセット

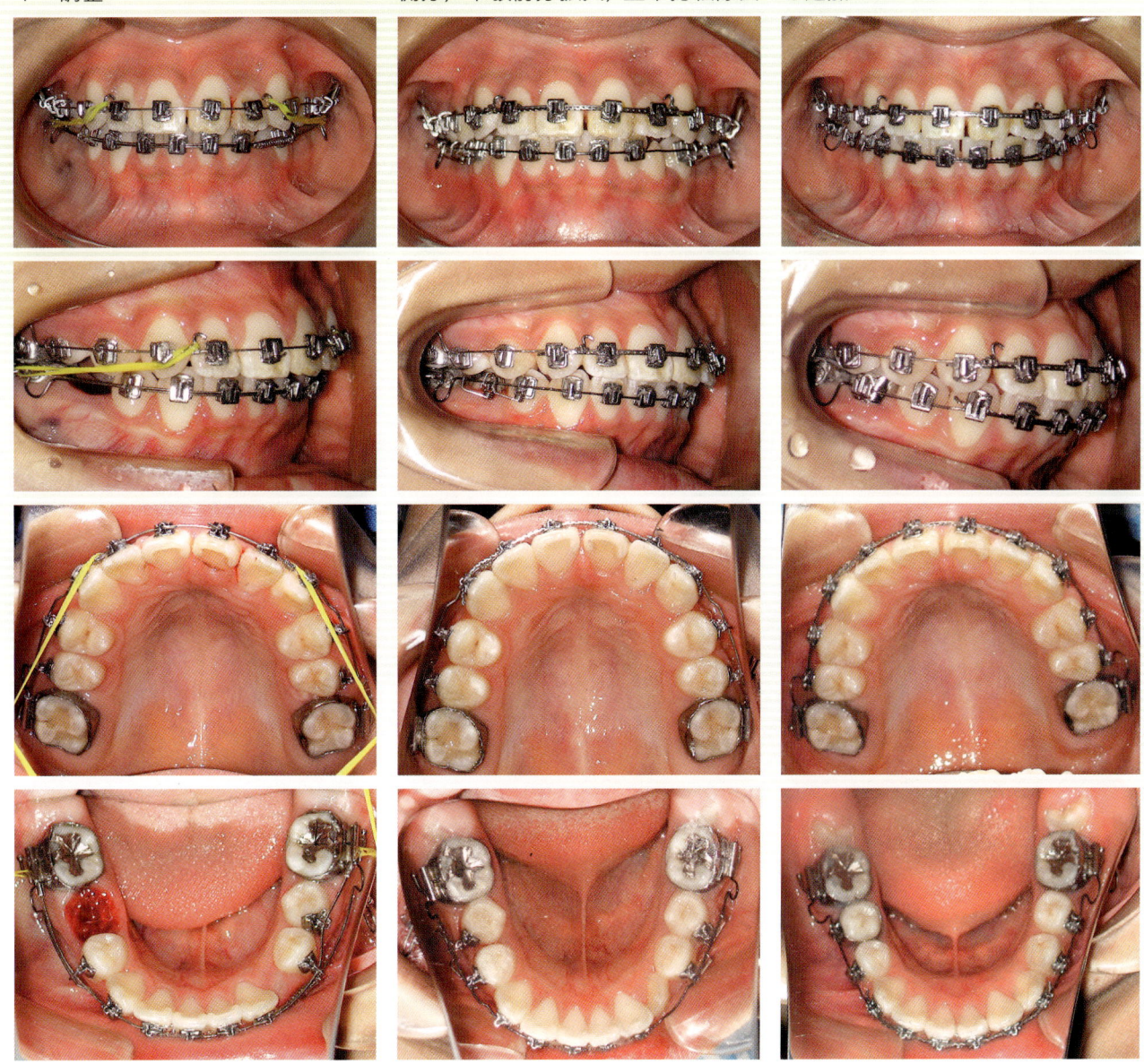

10歳6か月：E̅|抜歯，その後ワイヤー調整

10歳8か月：ワイヤー調整，上顎側方，下顎前方拡大，上下捻転除去

11歳1か月：舌小帯を伸ばす練習を追加

◎診療の流れ

- 11歳2か月の時点で、舌小帯の伸びが悪いので手術をしたほうがよいことを伝える．半年間様子をみて、また資料採りすることを伝える

11歳2か月：上下ワイヤー調整，上下横に広げた．$\frac{3}{3}\frac{|}{|}\frac{3}{3}$にコントロールバー

11歳2か月：6日後舌小帯手術．患者からの申し出があり話し合いの結果，小帯を切除することになる

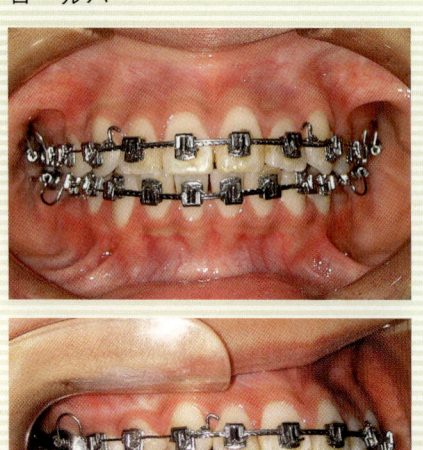

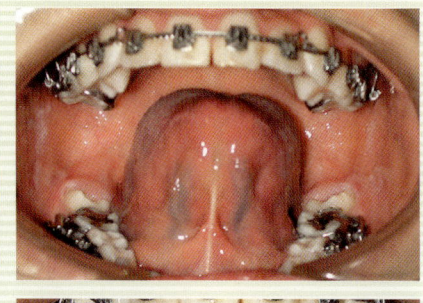

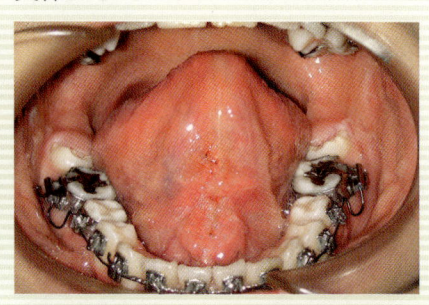

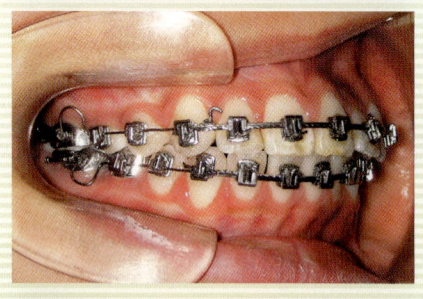

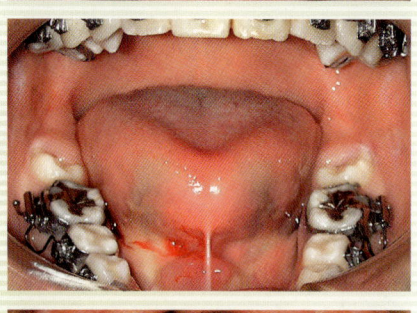

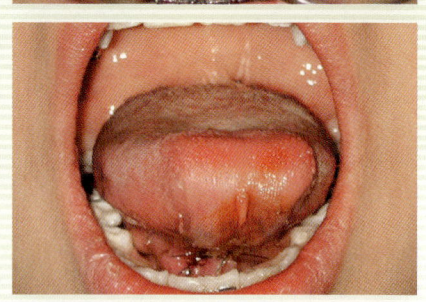

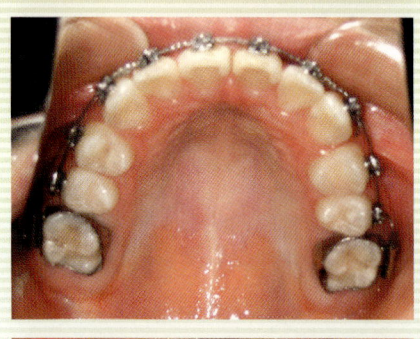

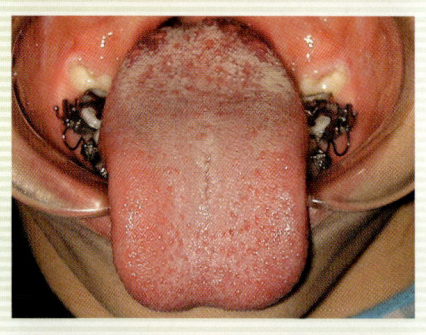

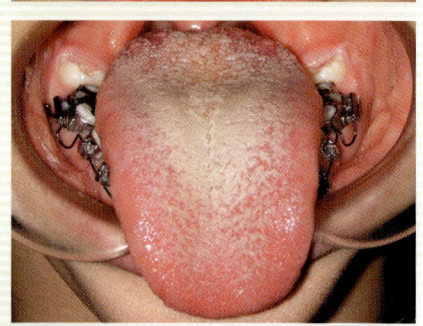

11歳3か月：6日後抜糸．翌日からMFTを開始する．スポット，舌尖伸ばし

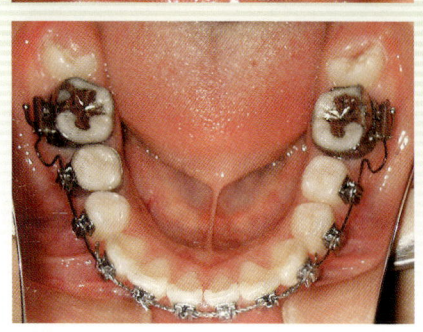

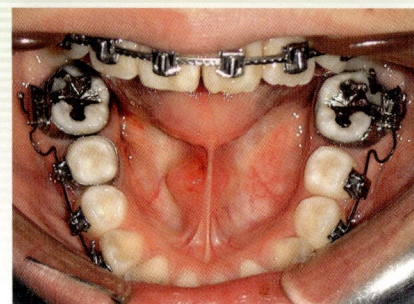

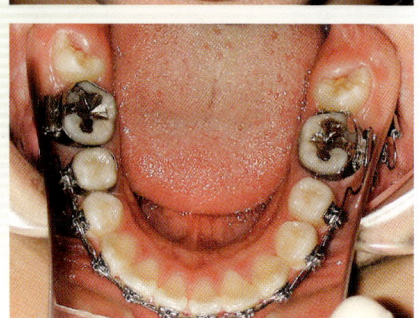

11歳10か月：ワイヤー調整，321|123，近心スプリング，3|3のみ力を入れる

12歳1か月：ワイヤー調整，543|345，近心スプリング

12歳3か月：ワイヤー作製，上下ツイステッドアーチワイヤー，5 5|5 5，8の字結紮

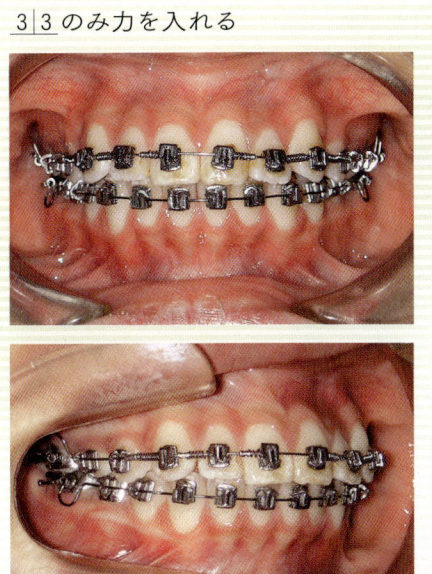

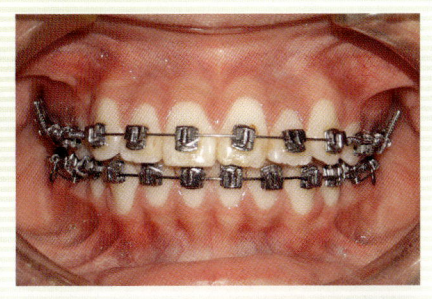

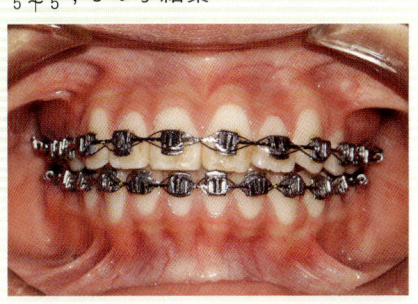

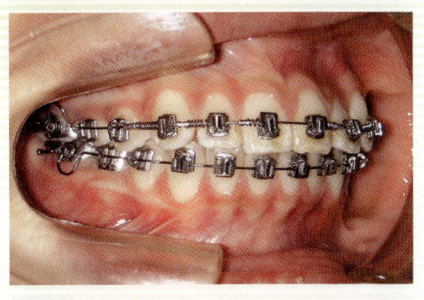

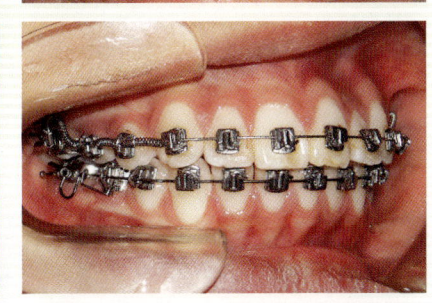

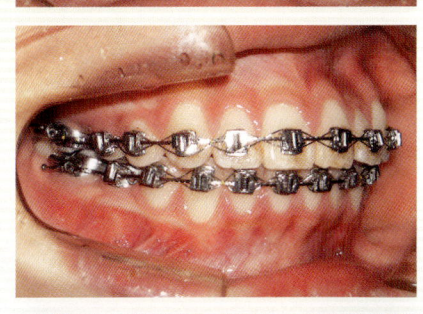

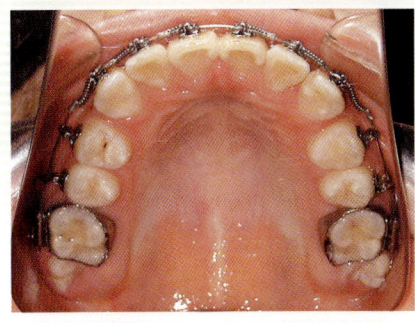

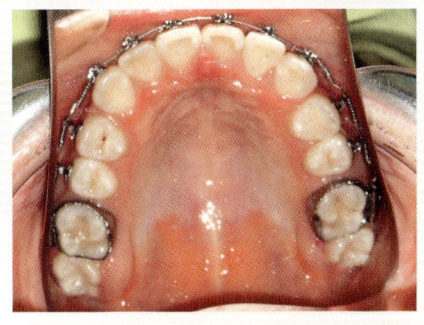

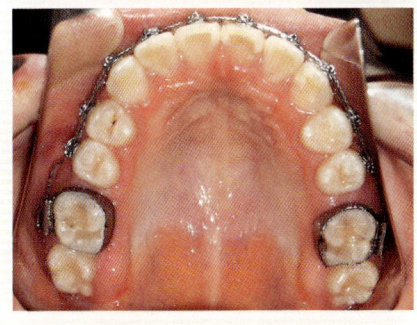

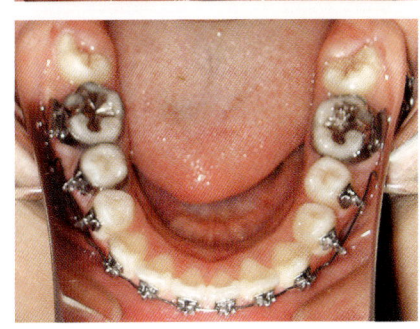

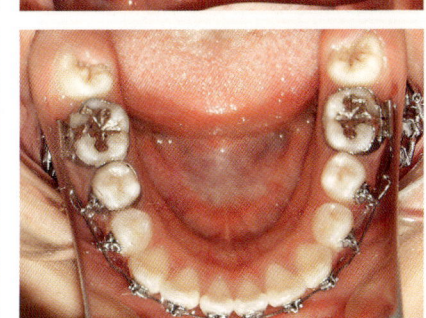

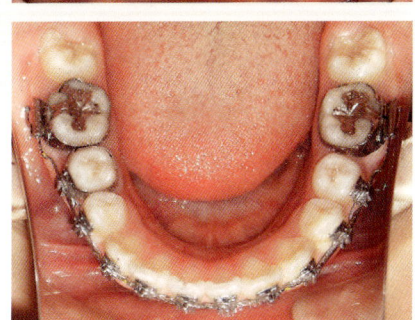

◎診療の流れ

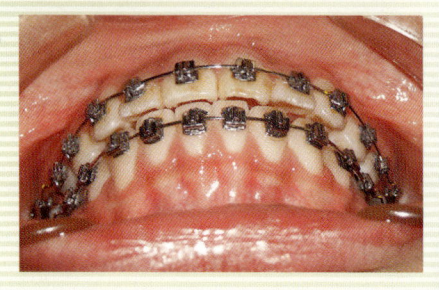

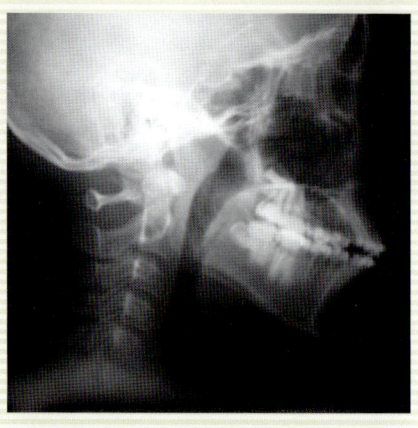

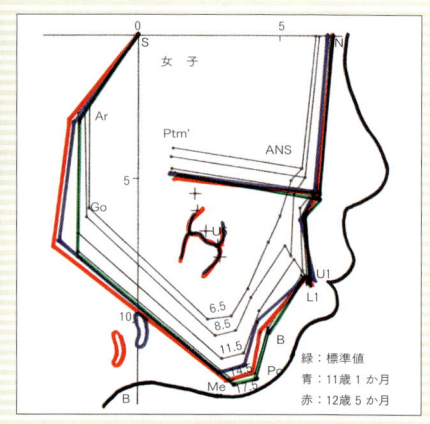

12歳4か月：ワイヤー作製，上下リボンアーチワイヤー作製

12歳5か月：ワイヤー調整，2期治療へ移行するかどうかの資料採り

12歳6か月：2段階目に移行，7|7 バンドトライ，7|7 ブラケット

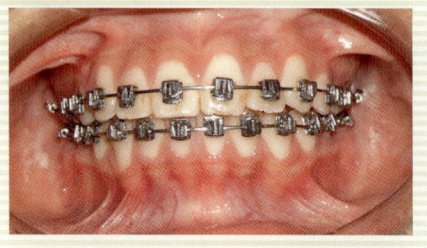

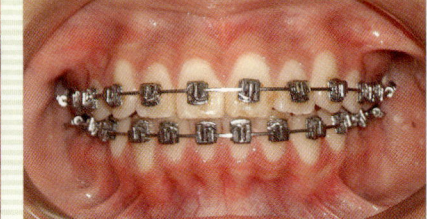

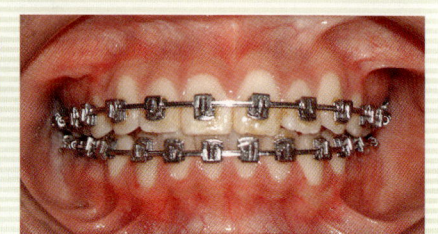

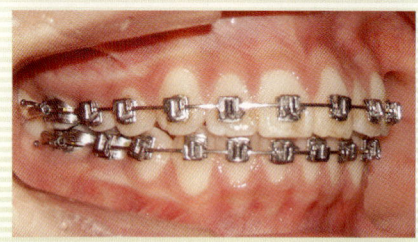

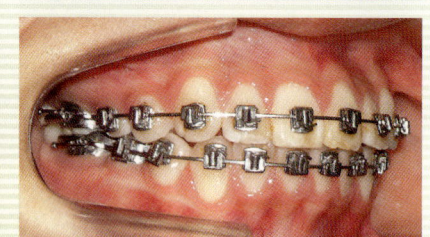

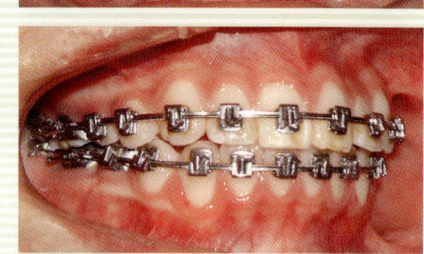

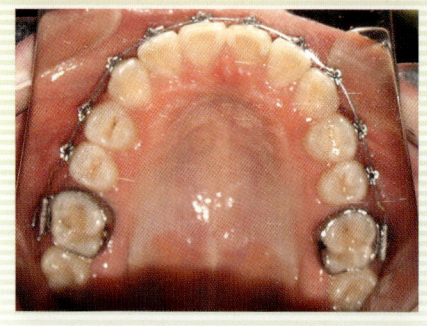

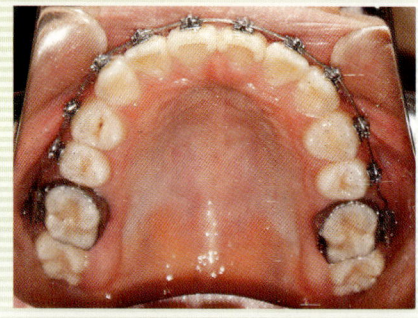

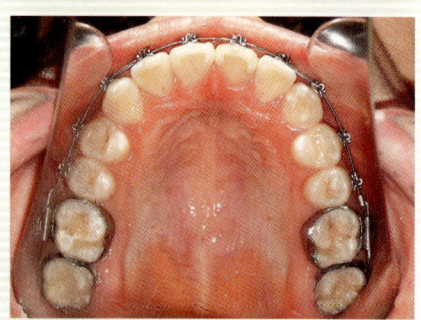

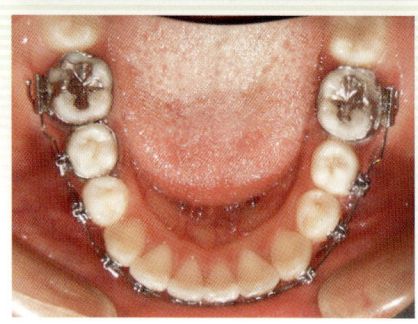

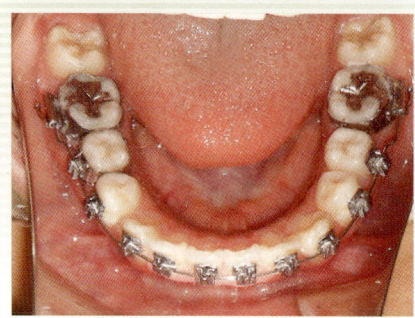

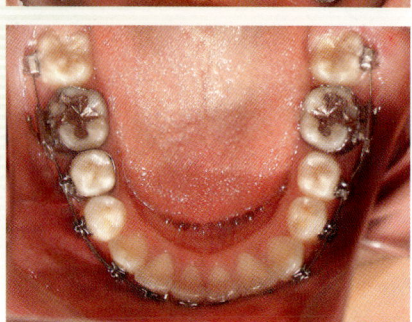

96　PART II

12歳8か月：ワイヤー作製，プレーンアーチワイヤー016

12歳9か月：ワイヤー作製，上下ツイステッドアーチワイヤー

12歳10か月：ワイヤー作製，上下リボンアーチワイヤー

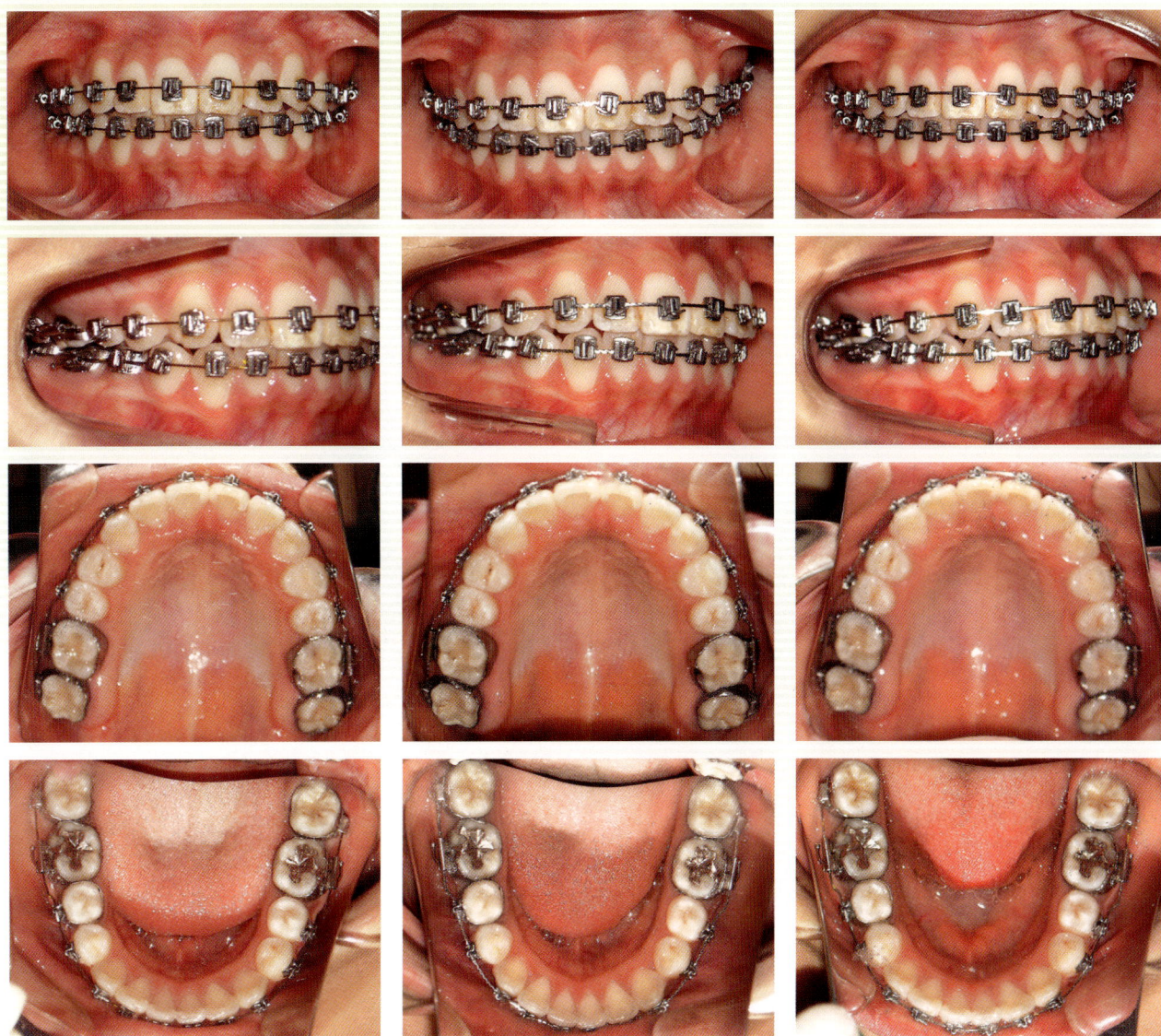

◎診療の流れ

- ワイヤー調整，リボンアーチワイヤー，$\frac{6}{6}\frac{6}{5}\frac{6}{6}$ ダイレクトに変更

12歳11か月　　　　　13歳 0 か月　　　　　13歳 2 か月：保定装置装着

13歳2か月

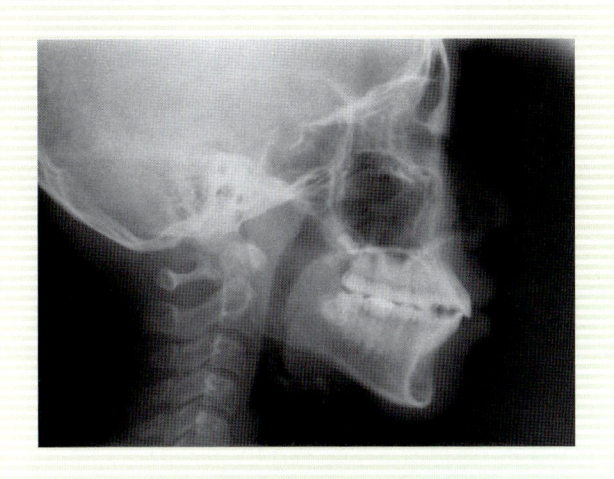

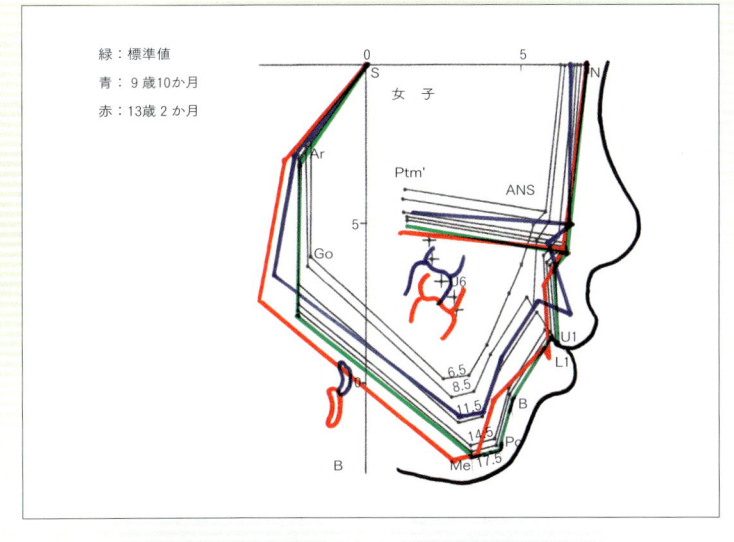

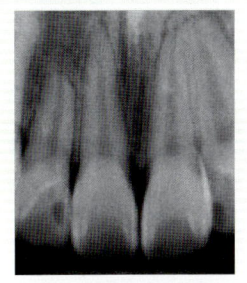

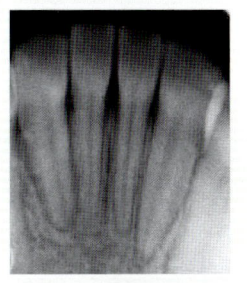

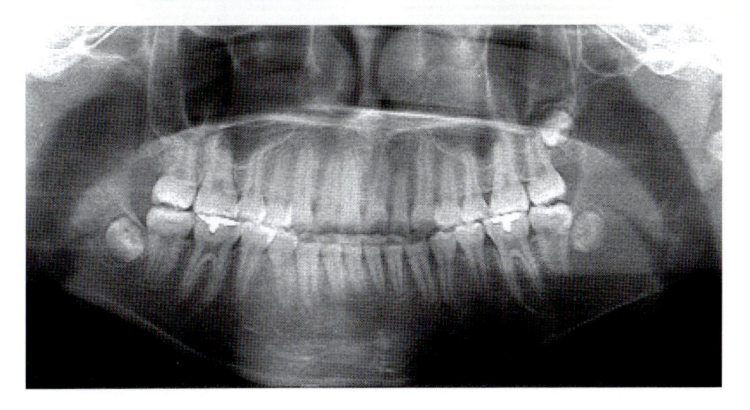

- 13歳2か月の時点で開口障害もなく，見た目のバランスも悪くないため，本人の希望によりワイヤー除去となったが，今後の状態で後戻りがみられた場合には再度矯正治療を行うことを条件に保定となった．MFTと智歯の状態もみる必要があることを十分説明して定期的な管理に来院してもらう

14歳1か月

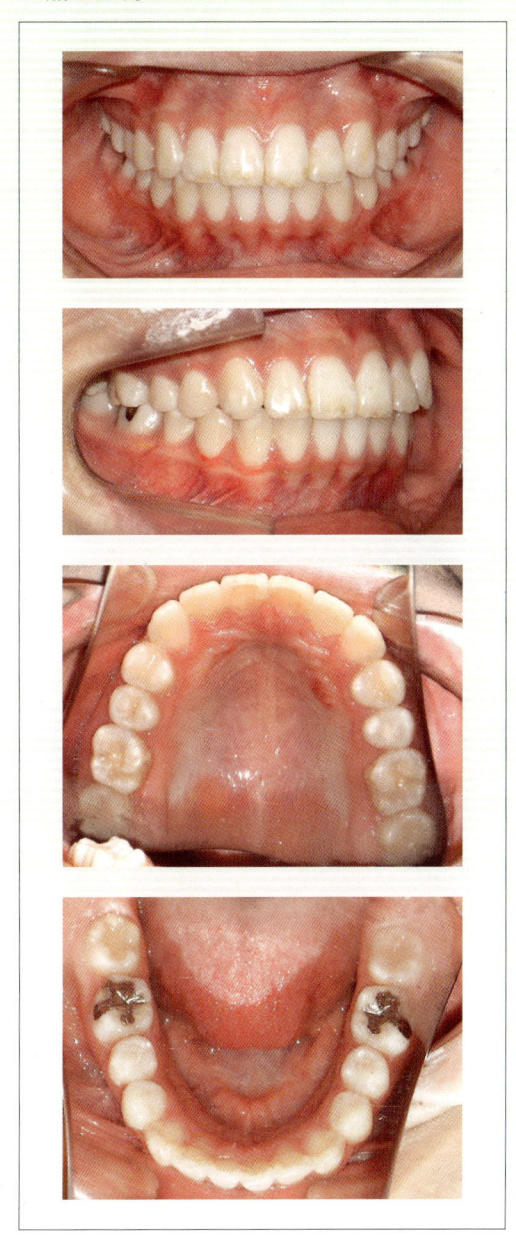

2）顎骨の位置と発育の異常

症例4　H.9.9.8.生まれ（女子）

※舌小帯が短い（以前に切除，日時は不明）

現症　【上顎前突】
① 上顎前突
② 正中離開
③ 下顎コの字歯列
④ 舌小帯異常
⑤ 異常嚥下癖
⑥ 弄舌癖
⑦ 指しゃぶり

7歳8か月：診査

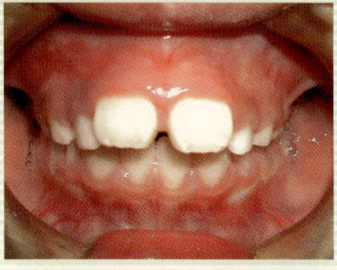

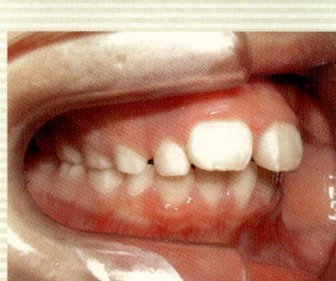

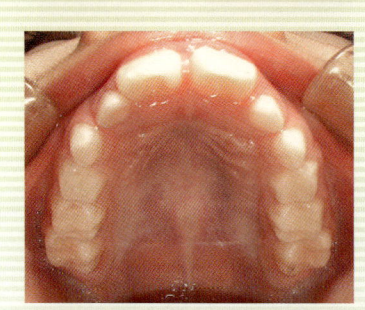

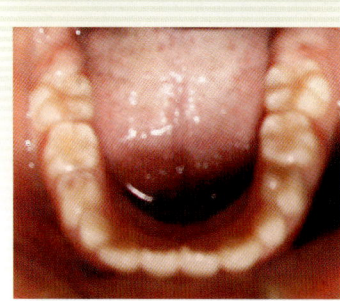

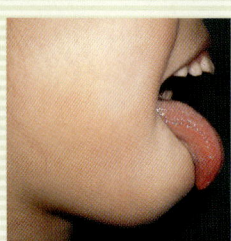

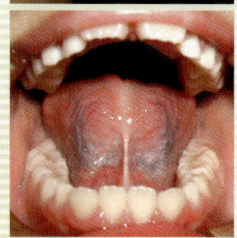

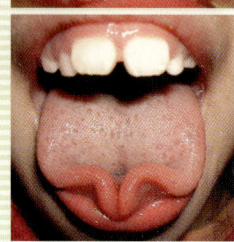

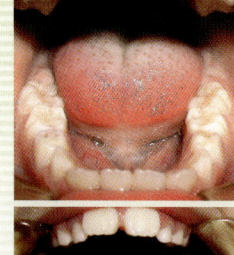

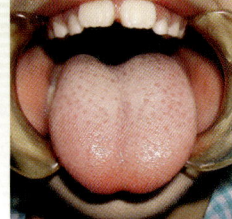

分析結果

　上下顎骨ともに高位に位置し，第一大臼歯の萌出が悪い．咬合力やオトガイ筋が強く，舌癖の存在や舌小帯が短い．筋機能に問題が多く出ているため，咬合を挙上し，第一大臼歯の萌出を促す．舌房を広げ舌の動きを自由にし，正しい嚥下ができるようにする．食習慣や姿勢の改善など日常生活習慣を直しながら，ワイヤー矯正の時期を待つ．6か月経過後に再診査が必要．

解決方法

① 習癖の除去　② 食習慣や姿勢の改善
③ 口唇の改善　④ 舌位・舌筋・舌癖の改善
⑤ ワイヤーによる歯列弓の改善

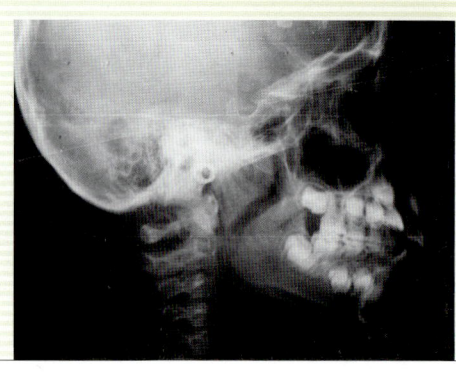

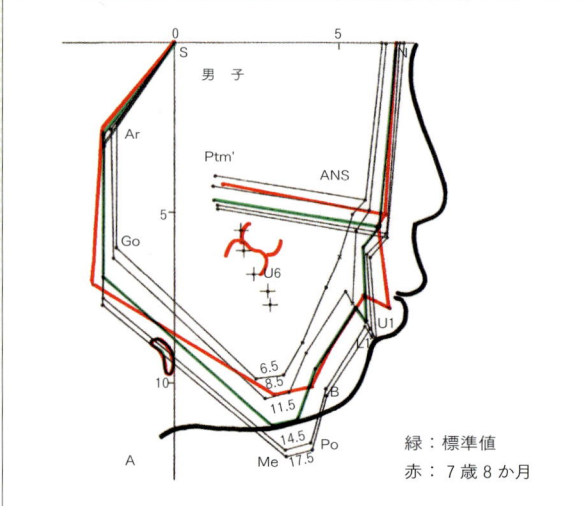

緑：標準値
赤：7歳8か月

◎診療の流れ

< MFT 開始 >（⇒ p.186～190参照）
・舌尖伸ばし
・オトガイ空気入れ
・吸い上げ

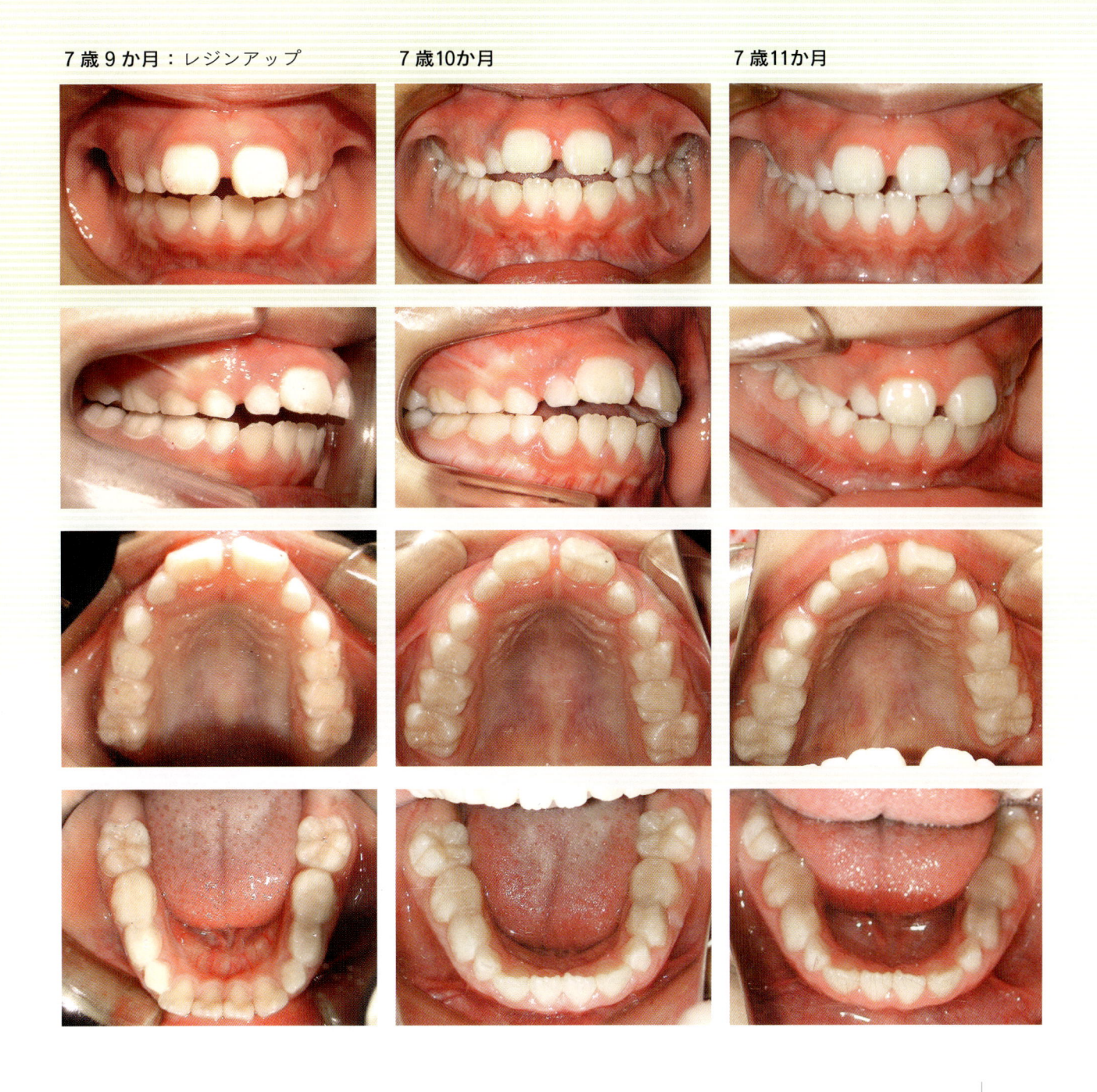

7歳9か月：レジンアップ　　7歳10か月　　7歳11か月

◎診療の流れ

再診査後の治療計画

①上下歯軸の改善
②舌突出癖の改善
③小帯のストレッチ
④オトガイ筋の緊張の除去
⑤嚥下の改善
⑥レジンキャップの除去
⑦ワイヤーによる1段階矯正開始

8歳6か月：矯正再診査．トレーニングはやっていなかった．筋肉の調整だけでは改善しないので，再診査を行い今後の計画を立てる

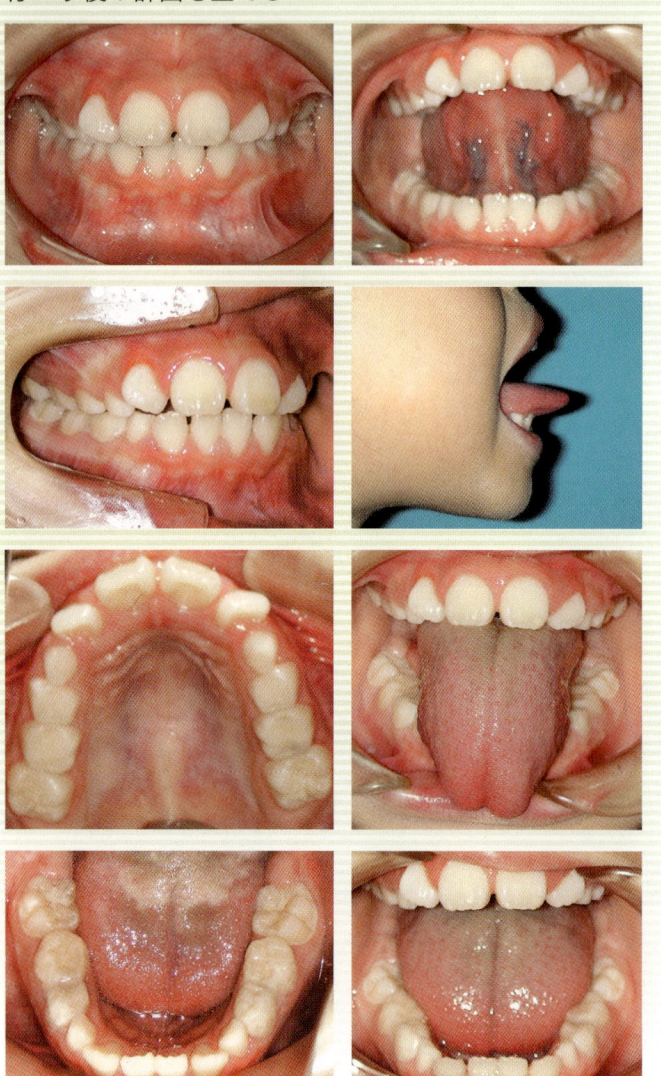

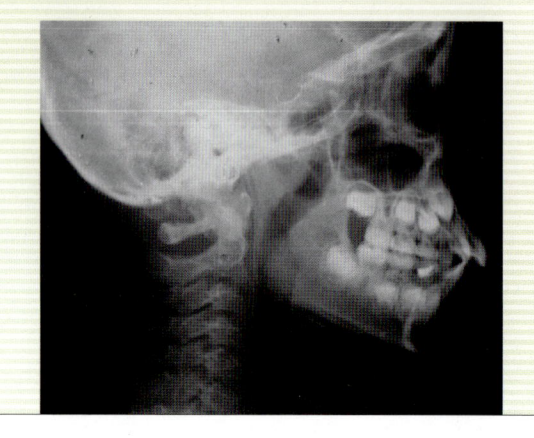

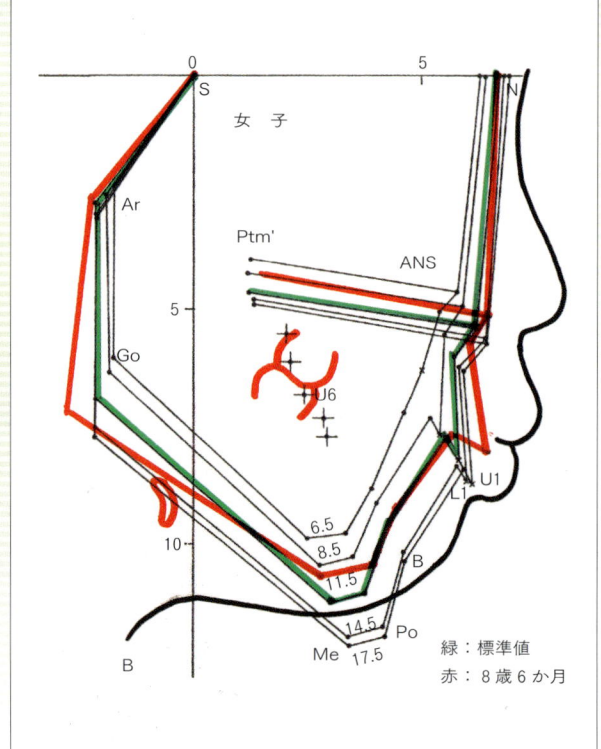

緑：標準値
赤：8歳6か月

102　PART II

＜MFT確認＞（p.186〜190参照）
- 舌尖⇒口が開かない
- スポット⇒ふるえる
- 吸い上げ⇒挙がらない
- 上唇⇒できている
- オトガイ⇒全く空気が入らない

8歳8か月：1段階矯正開始　　8歳9か月：ワイヤー調整，MFT確認　　9歳5か月：ワイヤー調整，Ⅱ級ゴム（60g），3日に1回交換

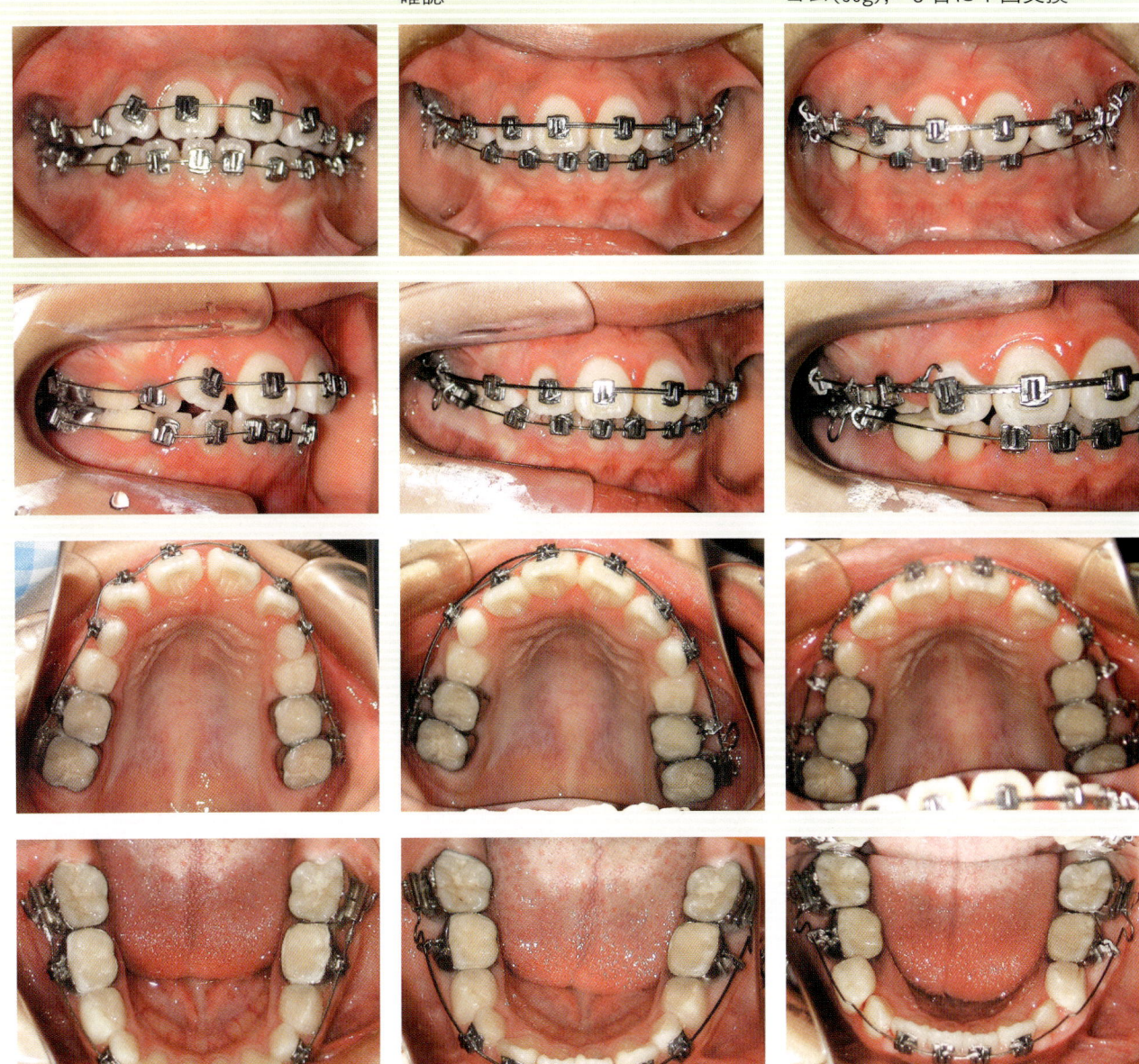

成長期の各種不正に対する分析と対処の仕方　　103

◎診療の流れ

- 9歳10か月でワイヤー調整，$\underline{2|2}$ コントロールバー，$\overline{4\,3|3\,4}$ ブラケット装着，II級ゴム（60g），3日に1回交換

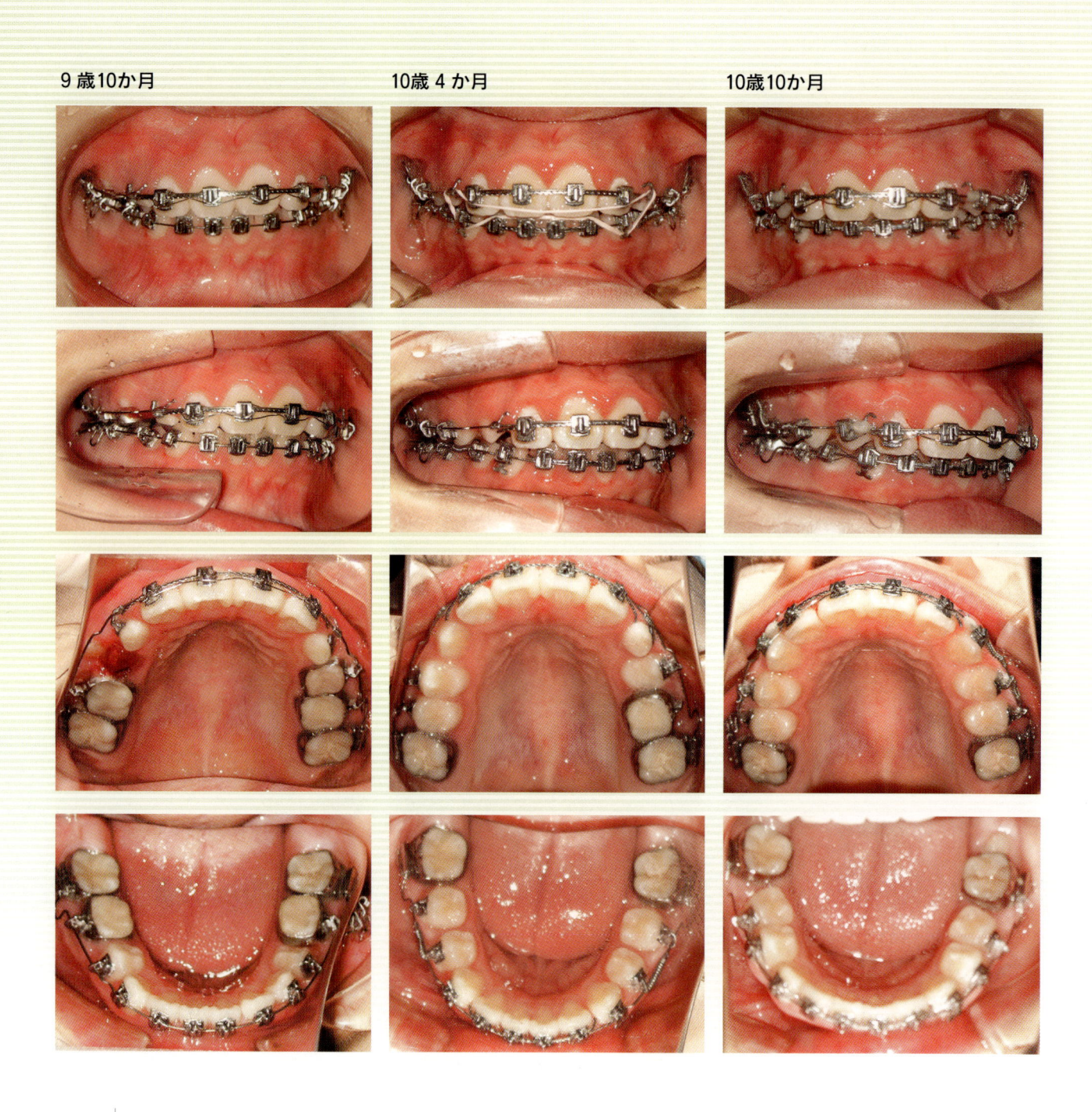

9歳10か月　　　　　10歳4か月　　　　　10歳10か月

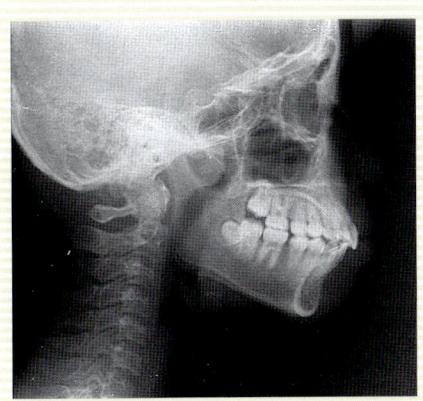

11歳4か月　　　　　　　11歳11か月　　　　　　　12歳4か月

成長期の各種不正に対する分析と対処の仕方

2）顎骨の位置と発育の異常

症例5　H.11.12.13. 生まれ（女子）

現症 【反対咬合】
①上顎4前歯反対咬合
②スピーカーブ
③第一大臼歯萌出遅延
④上下顎コの字歯列
⑤下顎歯列に空隙あり
⑥舌小帯異常

8歳8か月：診査

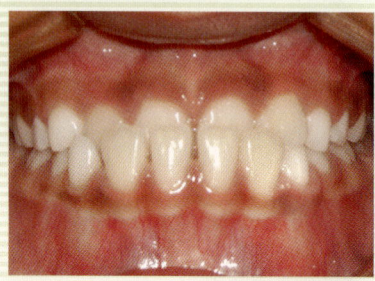

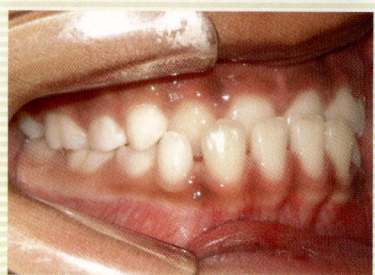

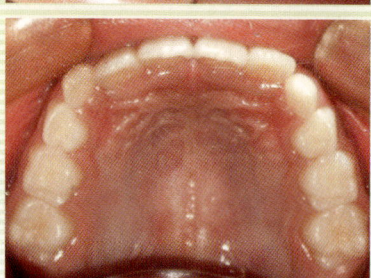

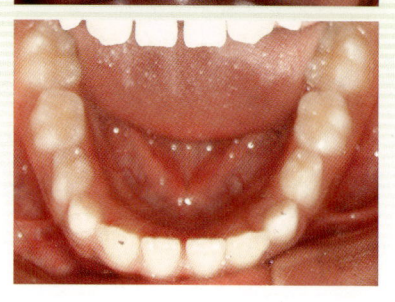

分析結果

　下顎骨の過成長と下顎角が小さいことで，下顎の抑制が必要である．スピーカーブと第一大臼歯の萌出スペースがないため，咬合挙上を行いながら被蓋改善を図る．舌の挙上が悪く反対咬合性の嚥下を行っているため，それらの改善に日常生活習慣とMFTが必要である．1期治療を開始する．

解決方法

①レジンキャップで咬合挙上と第一大臼歯の萌出を促す
②チンキャップで被蓋改善
③MFTを行い，小帯のストレッチや嚥下の改善を図る
④1段階矯正を開始する

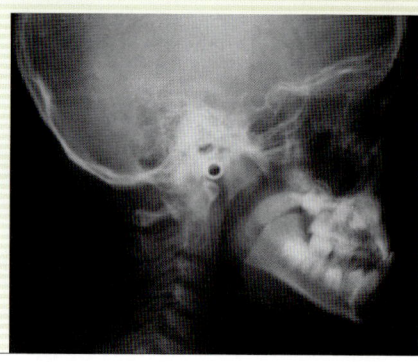

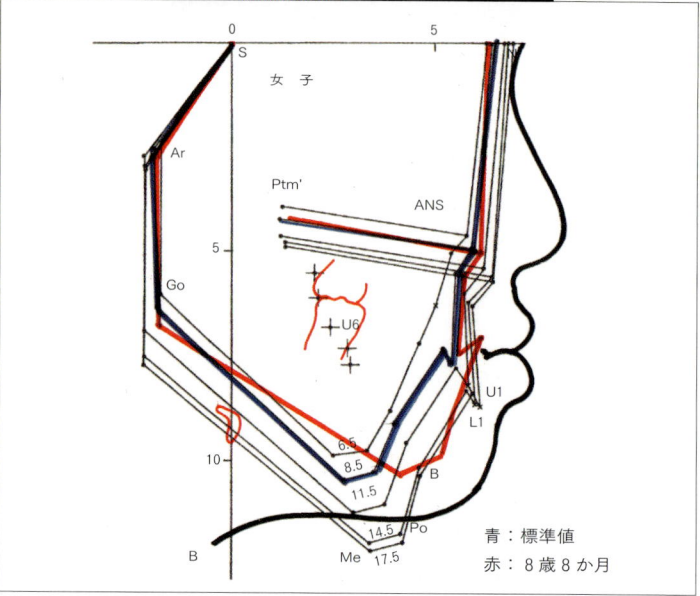

青：標準値
赤：8歳8か月

◎診療の流れ

8歳8か月：1期治療開始，レジンキャップ装着

8歳8か月：第一大臼歯が萌出してきた

8歳9か月：被蓋改善

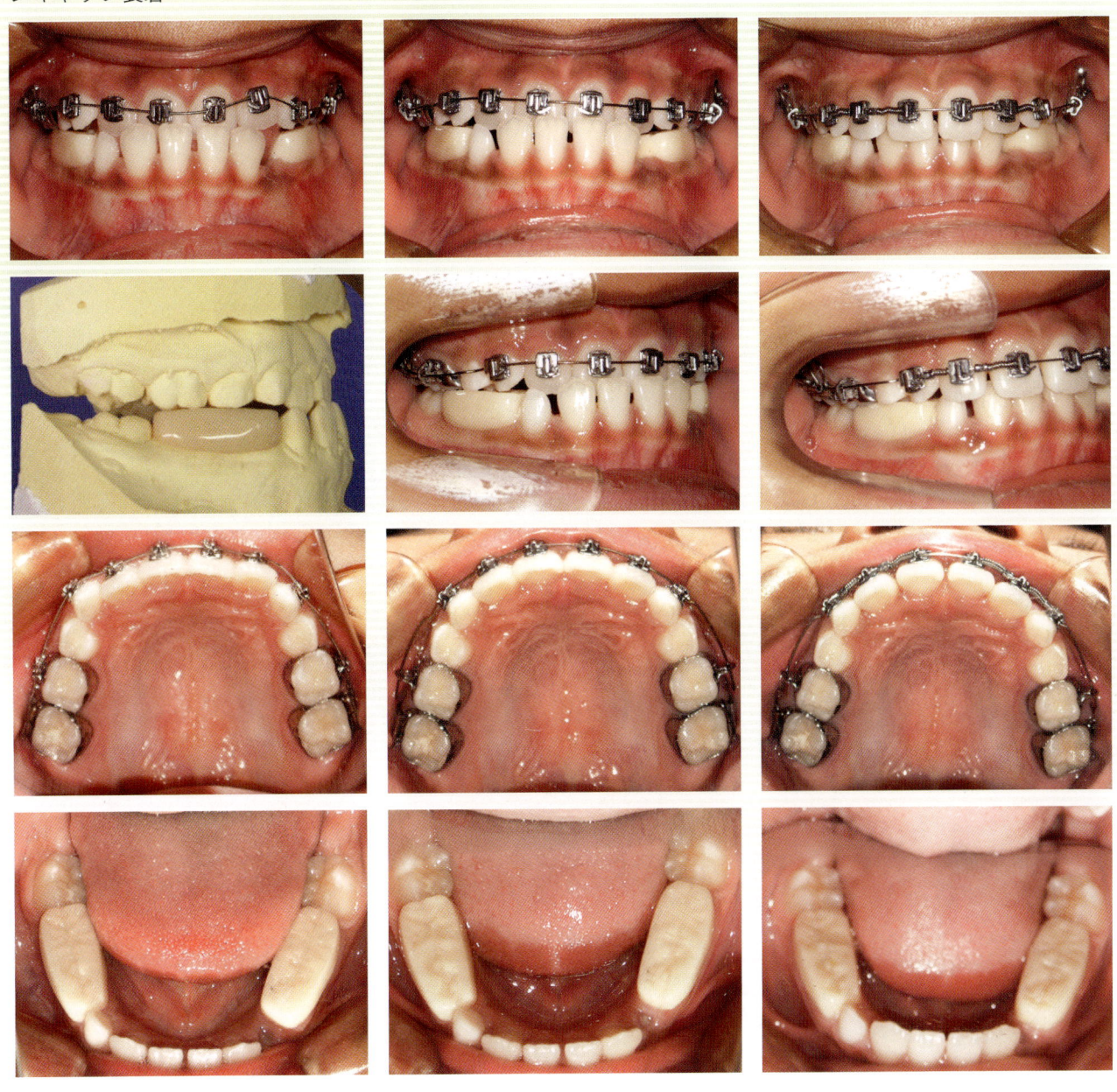

◎診療の流れ

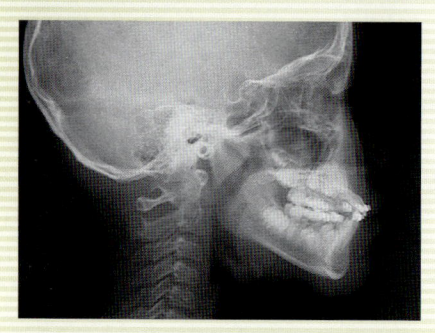

9歳0か月：除去できるかどうかの診査

緑：標準値
青：8歳8か月
赤：9歳0か月

女子

8歳11か月：咬み合わせが浅くなったので下顎ワイヤー矯正開始

9歳0か月

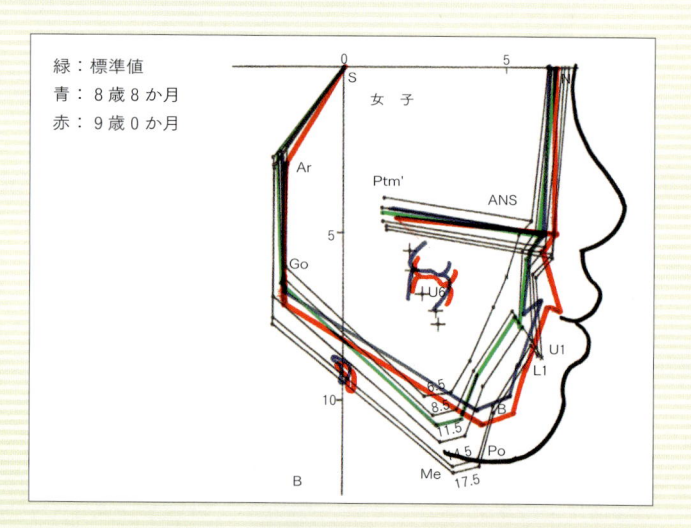

9歳2か月：保定装置装着

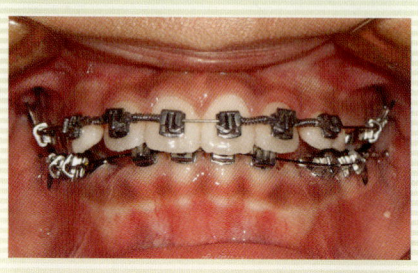

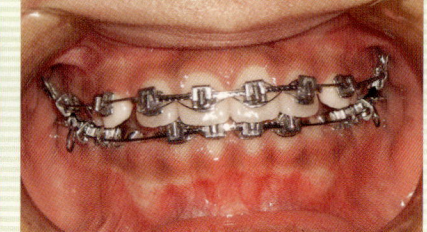

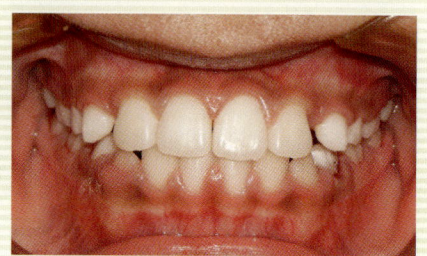

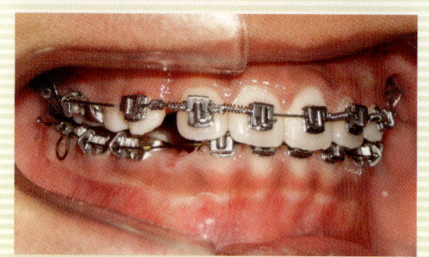

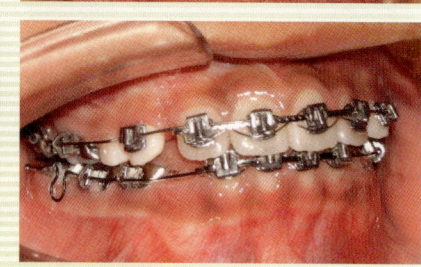

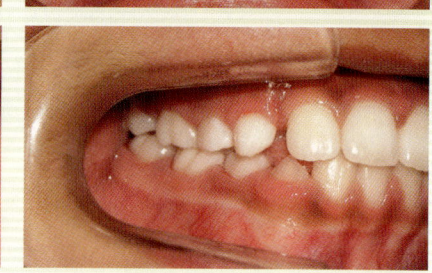

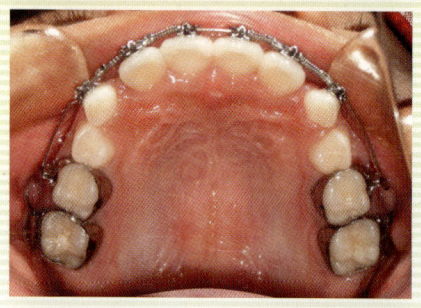

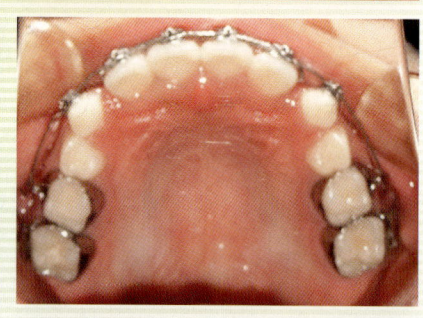

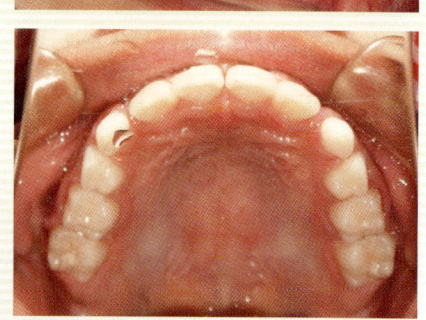

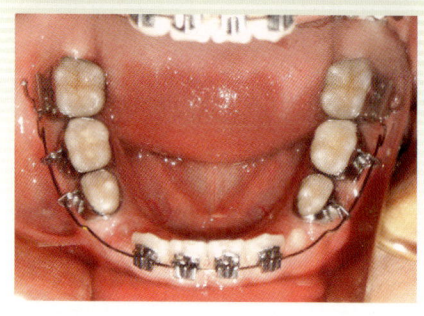

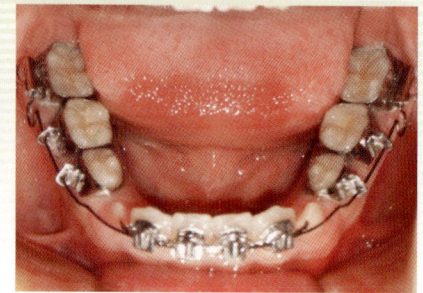

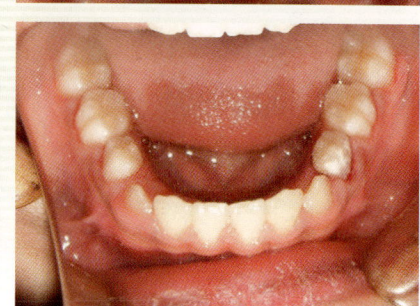

PART II

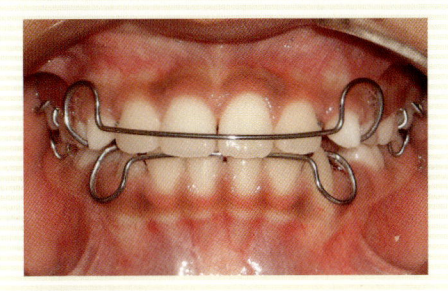

9歳3か月

・9歳9か月の時点で咬み合わせが浅くなり正中線のずれも認められるが，いずれも永久歯交換期による一時的な舌癖が原因と判断した．MFTの効果が現れてきたので，一時暫間固定を除去し，チンキャップを続行し，咬合の観察を継続することとした

9歳3か月：保定1か月後

9歳5か月：暫間固定に変更

9歳9か月：暫間固定除去

成長期の各種不正に対する分析と対処の仕方 | 109

2）顎骨の位置と発育の異常

症例6　H.15.7.30. 生まれ（女子）

現症　【反対咬合】
① 4前歯反対咬合
② スピーカーブ
③ 上顎コの字歯列
④ 下顎前歯離開
⑤ 咬耗なし
⑥ 姿勢が悪い

分析結果
　上下ともに現在顎の成長は悪くない．下顎骨が前方へ回転して反対になっている．顎を突き出すような姿勢がみられ，頸椎もかなり湾曲している．このままにしておくと永久歯萌出時にはかなり悪化すると思われる．

解決方法
① レジンキャップにより咬合挙上
② チンキャップにより下顎の後退
③ 姿勢の改善
④ MFTにより咬合力や舌筋の強化
⑤ 咬合改善後，再診査を行い今後の計画を立てる

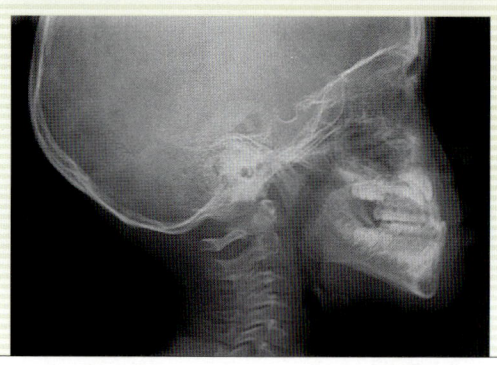

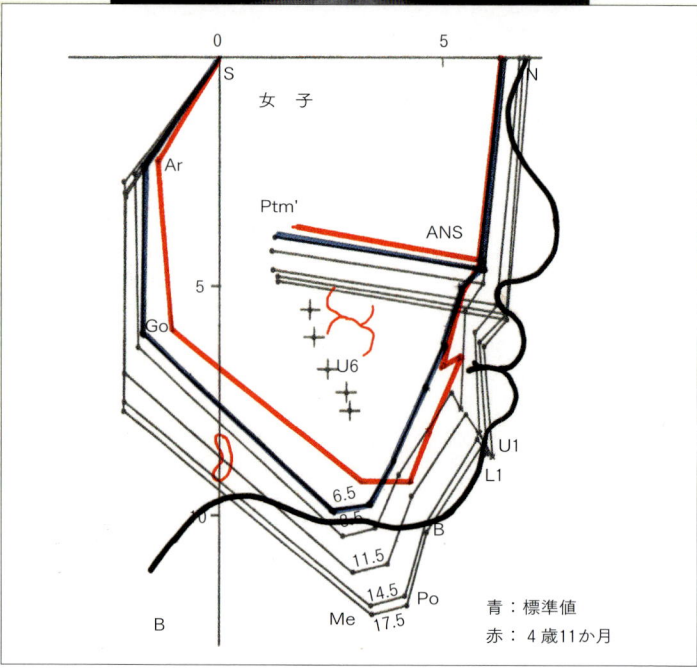

4歳11か月：診査

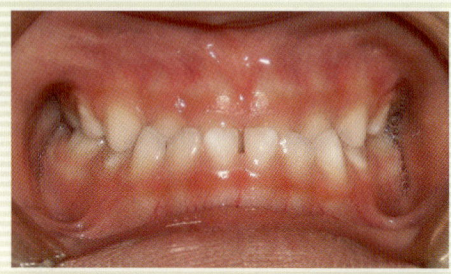

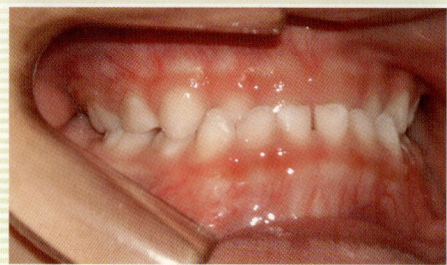

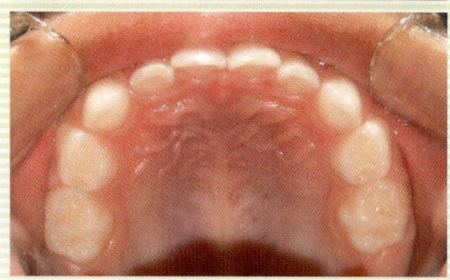

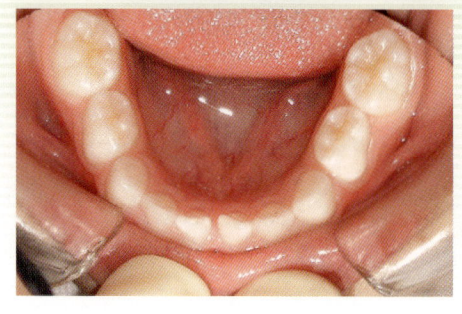

青：標準値
赤：4歳11か月

110　PART II

◎診療の流れ

緑：標準値
青：4歳11か月
赤：5歳7か月

- 何度も自分でレジンキャップをはずすので被蓋の改善が遅れる

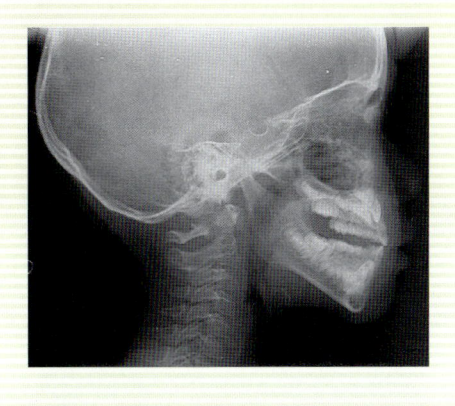

5歳0か月：1期治療開始．レジンキャップ，チンキャップ装着

5歳5か月：レジンキャップ，チンキャップ装着6か月後

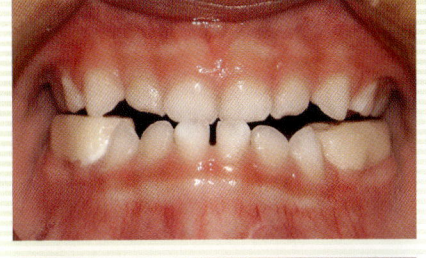

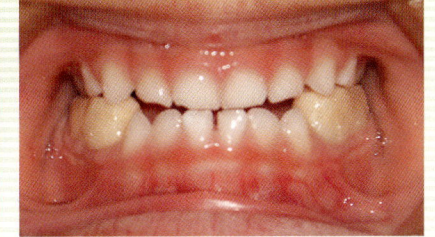

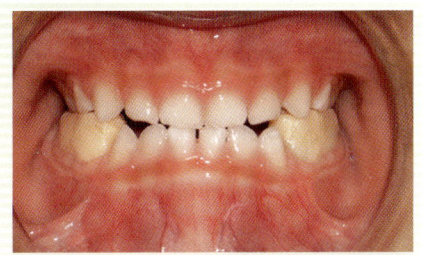

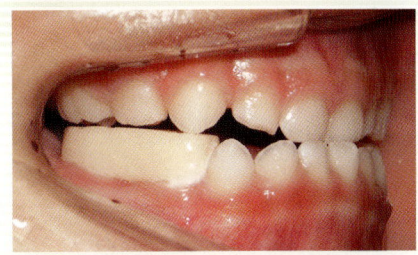

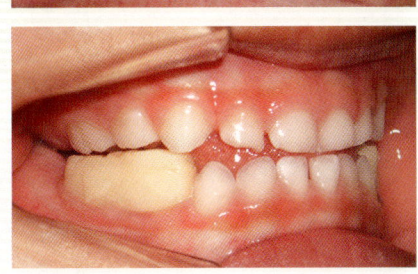

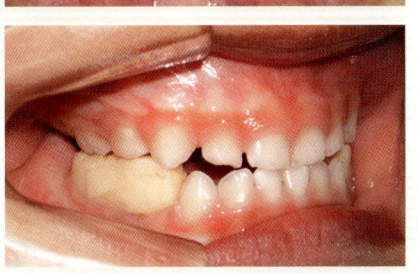

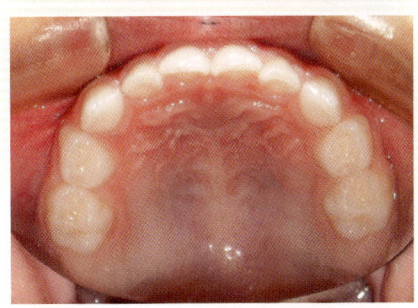

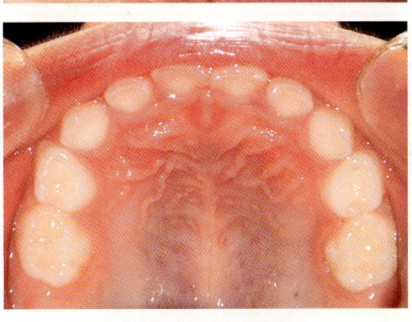

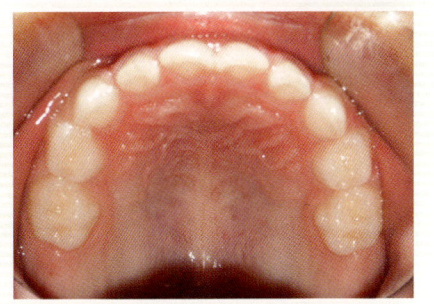

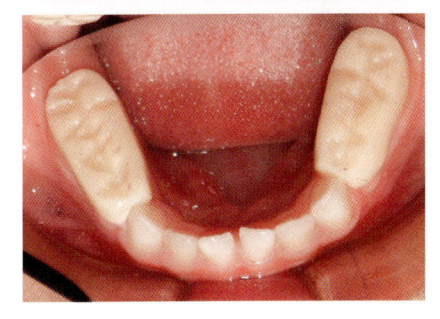

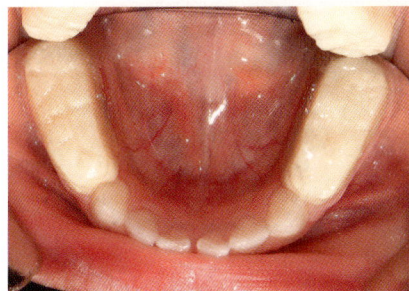

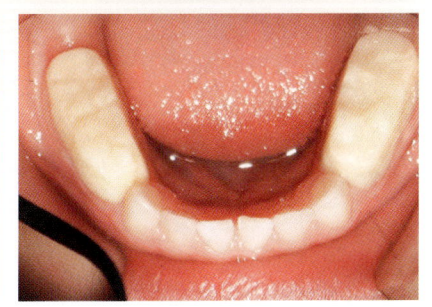

5歳7か月：資料採取の結果，次回からレジンキャップを少しずつ削合し調整

成長期の各種不正に対する分析と対処の仕方

◎診療の流れ

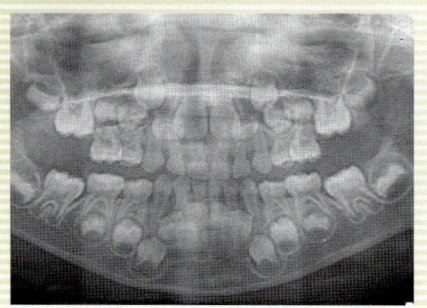

- 永久歯胚の位置確認
- レジンキャップをはずして1mm以下のスペースであればそのまま，2mm以上であればレジンキャップの削合，その間であれば症状に応じてレジンアップを行う
- 2mm以上スペースがあるため，削除量が1mm以上にならないように削合または再作製

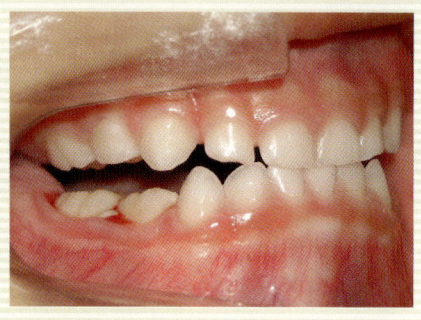

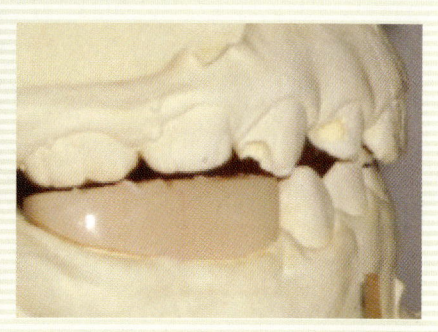

5歳8か月：被蓋が出てきたので，削合の量を決め，咬み込ませるために削合を行う

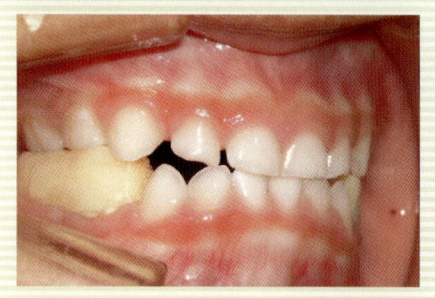

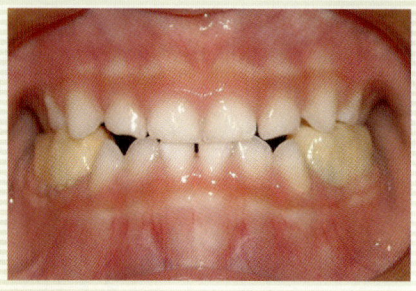

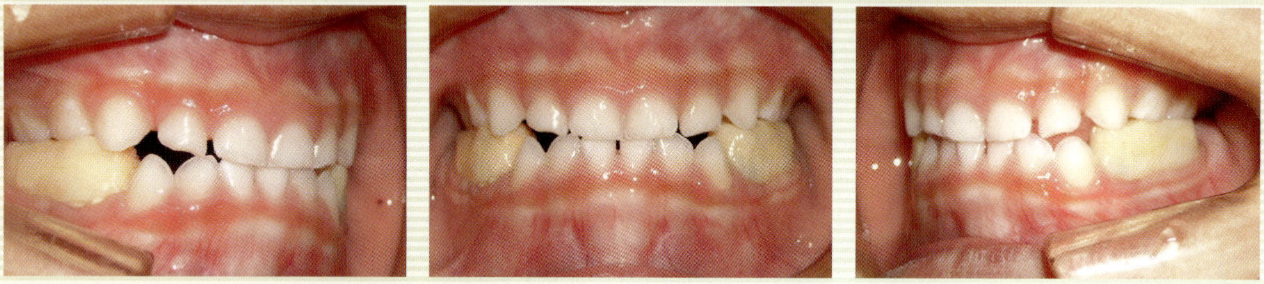

↓ 削合

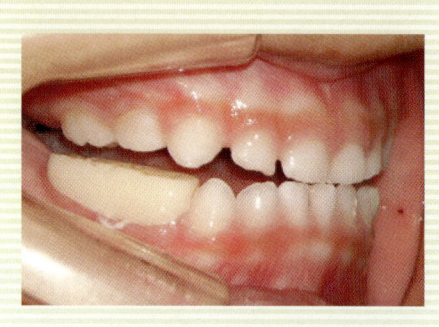

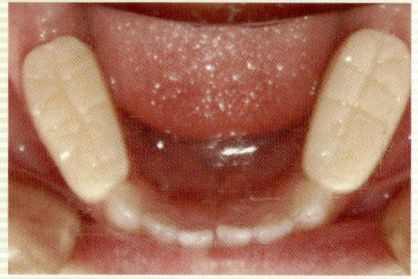

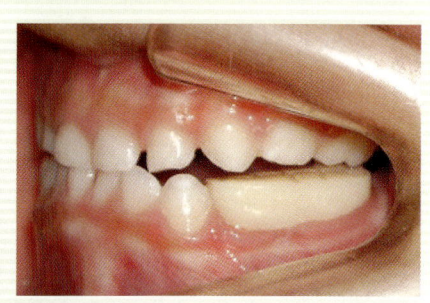

↓ 咬み込む練習

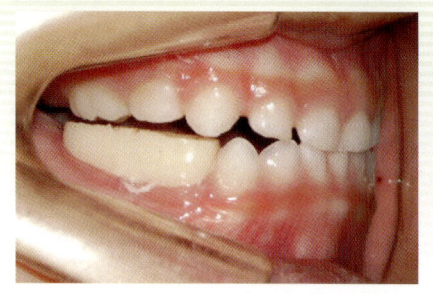

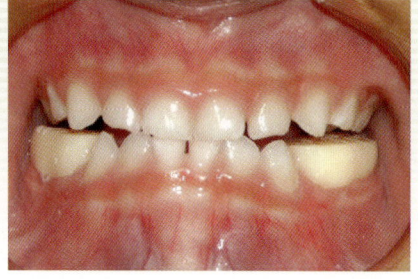

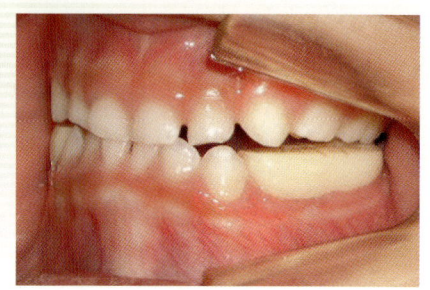

112　PART II

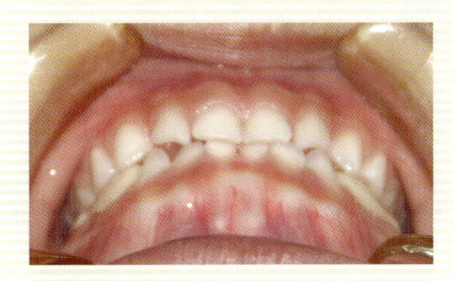

6歳0か月

・6歳1か月時にレジンキャップを除去．3日前にご飯を食べているときにはずれたとのこと．除去の時期だと判断した

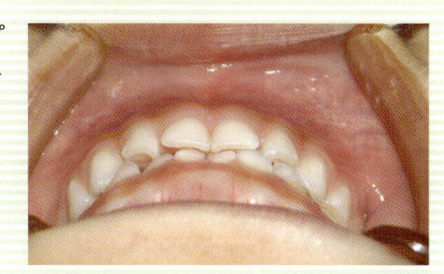

6歳2か月

6歳0か月：かなり咬み込みがうまくなり，下顎が安定してきた

6歳1か月：レジンキャップ除去

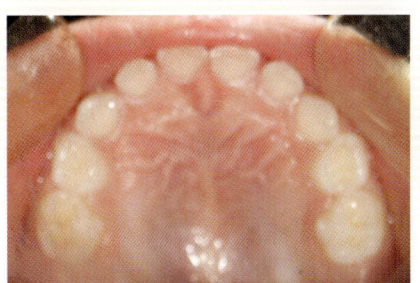

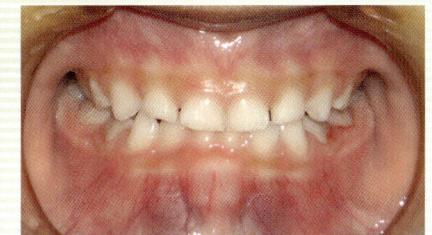

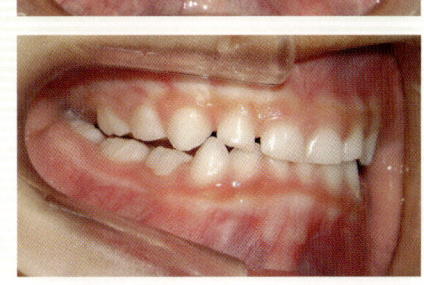

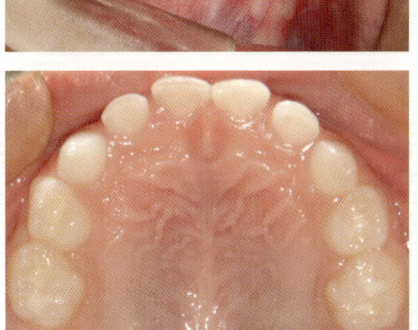

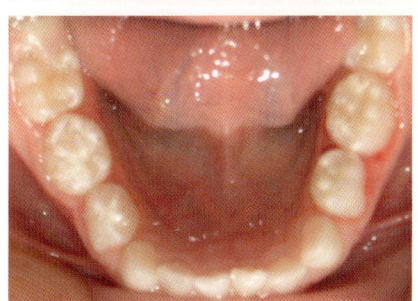

6歳2か月：レジンキャップ除去1か月後の観察

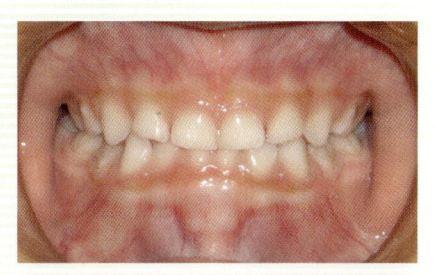

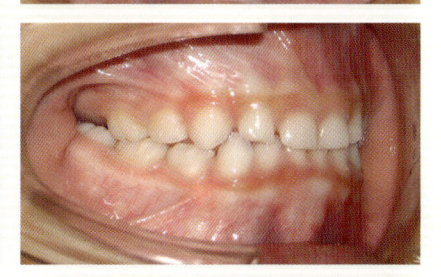

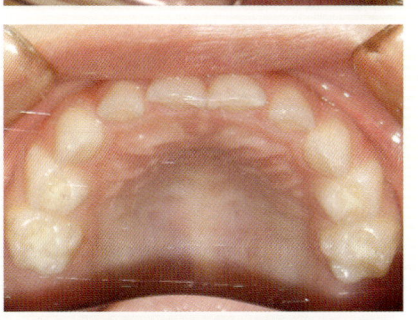

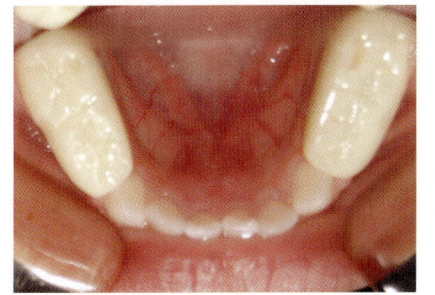

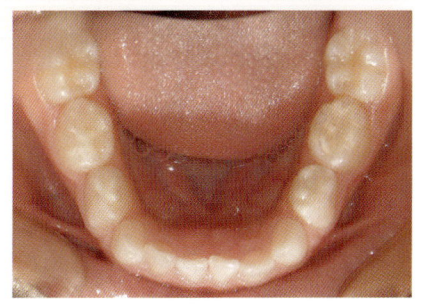

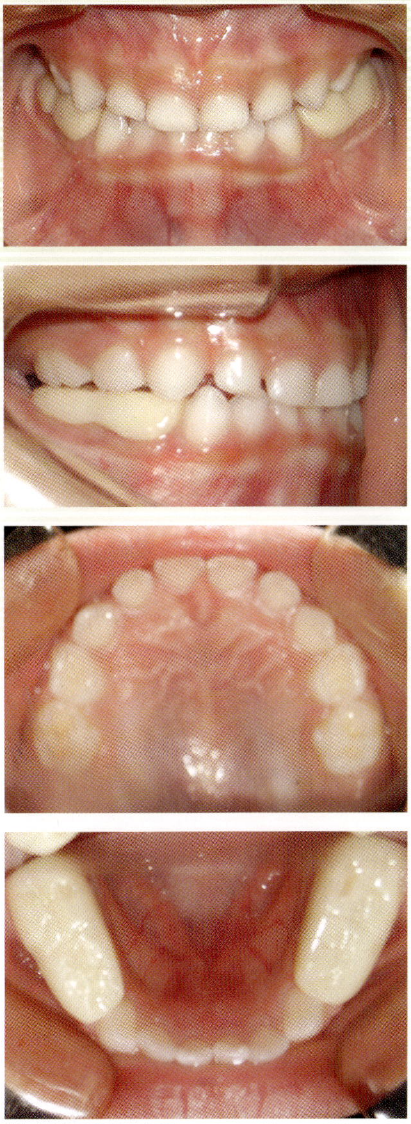

成長期の各種不正に対する分析と対処の仕方 | 113

◎診療の流れ

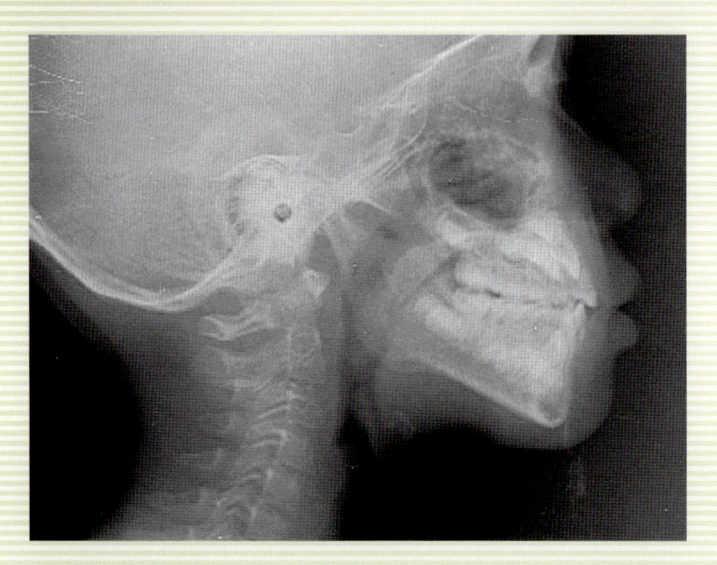

6歳5か月：観察

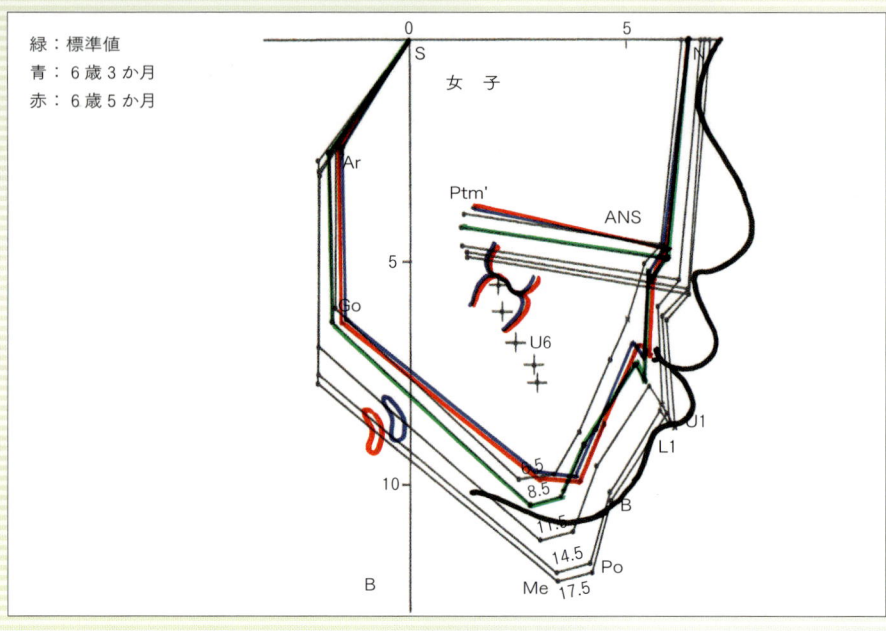

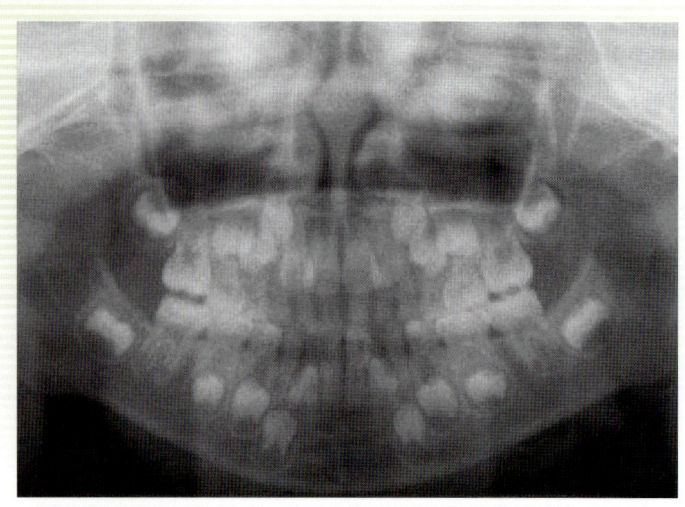

緑：標準値
青：6歳3か月
赤：6歳5か月

女子

114　PART II

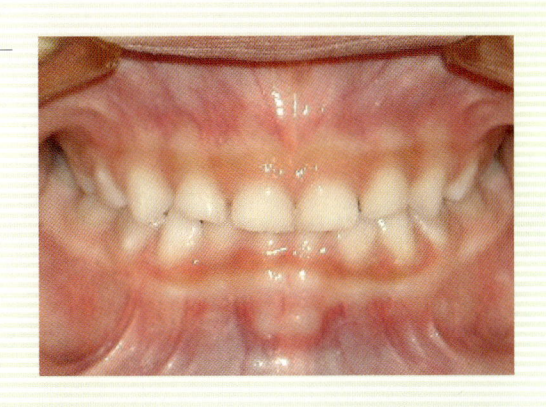

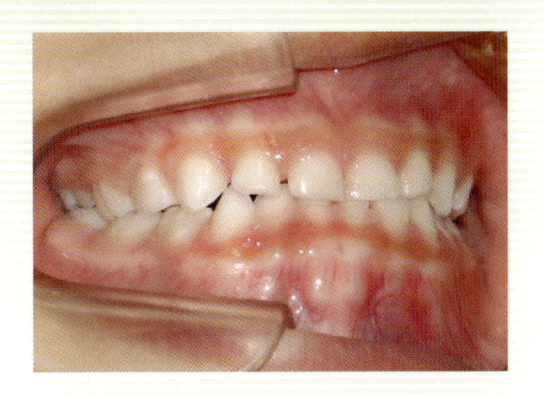

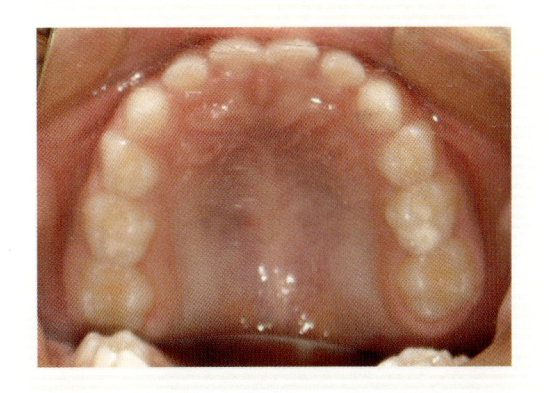

＜経過＞
　被蓋は良好に改善しているが，筋機能の改善が思ったより進まないため，歯列弓がバランスよく広がっていないのがわかる．
　舌尖の伸びも悪く，前歯部交換期まで改善させるつもりでいたが，1」が捻転を起こし萌出が始まってしまった．
　今後，MFTの強化と日常生活習慣の定期的な管理・観察を行っていく．

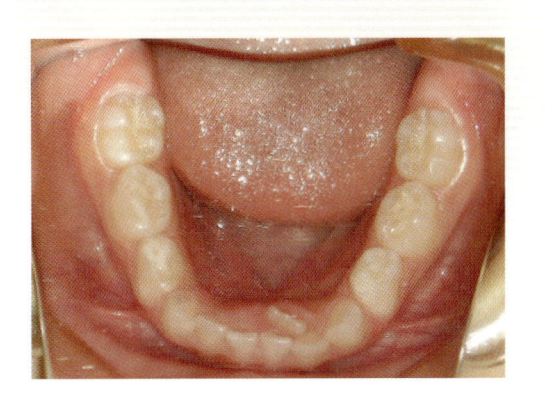

2）顎骨の位置と発育の異常

症例7　H.11.1.12. 生まれ（男子）

現症　【反対咬合】

① D̄|D̄, E|E の反対咬合
② 咬み合わせが深い
③ 咬耗が強い
④ 上顎第一大臼歯未萌出
⑤ 下顎第一大臼歯半萌出
⑥ スピーカーブあり

6歳4か月：診査

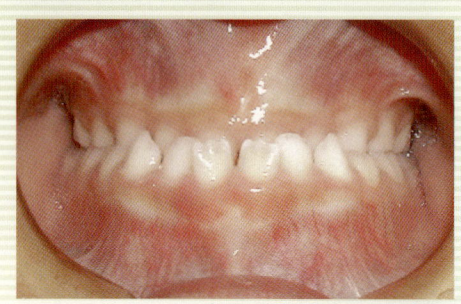

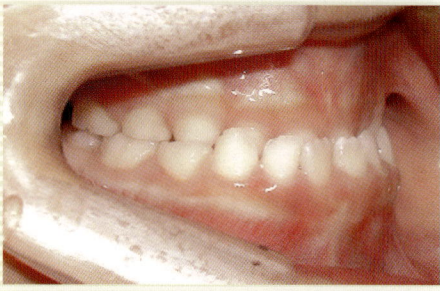

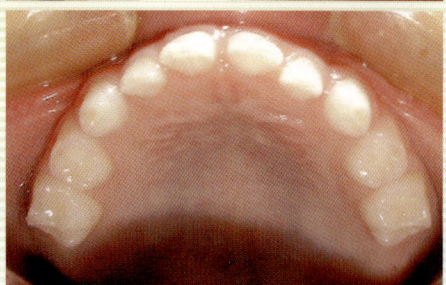

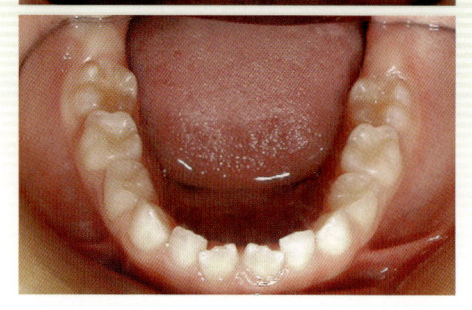

分析結果

　上顎の成長に異常はみられないが，前方高位に位置している．下顎には過成長がみられ，前方へ回転して大きな反対咬合になっている．姿勢が悪く，顎を突き出すような動作がみられ，口唇も下顎の突出が目立つ．頸椎もかなり湾曲しているため，このまま放置しておくと，上顎永久前歯萌出時にはかなり悪化すると思われる．

解決方法

① レジンキャップによる咬合挙上
② チンキャップによる下顎の後退
③ 姿勢と日常生活習慣の改善
④ MFTにより口唇や舌，咀嚼や嚥下を改善
⑤ 4前歯萌出後再診査を行い1段階矯正開始

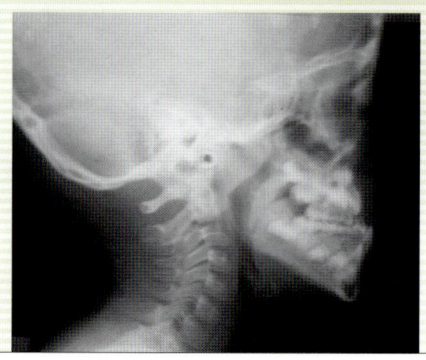

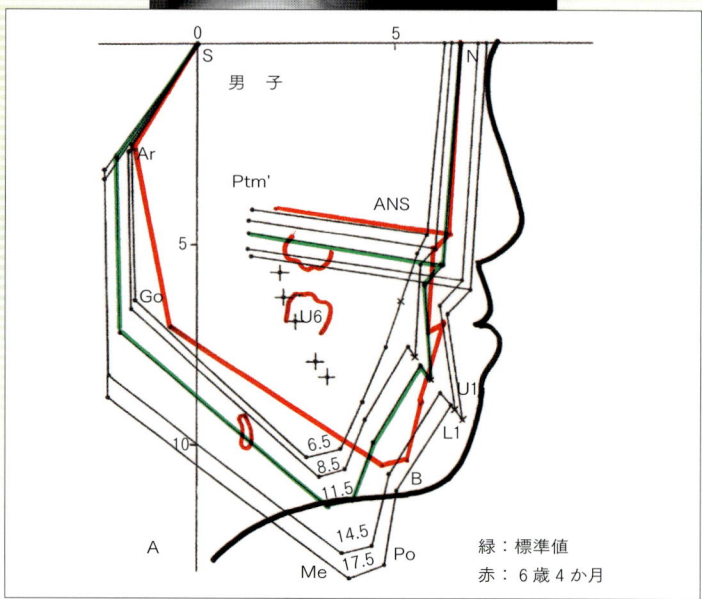

緑：標準値
赤：6歳4か月

◎診療の流れ

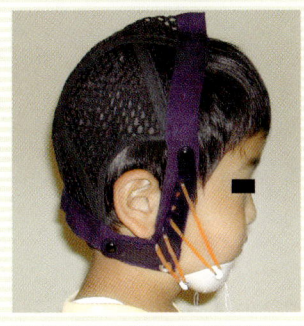

6歳5か月：1期治療開始．チンキャップ開始(550g)，ポッピング，舌尖伸ばしの練習を本人と母親へ指導，ED|DE のレジンアップ

緑：標準値
青：6歳4か月
赤：8歳0か月
男子

6歳5か月：1週間後，チンキャップ調整

6歳11か月：チンキャップ調整．嚥下時，舌の突出に注意，MFT

7歳11か月：2+2 が萌出．矯正再診査，分析結果報告．ワイヤー矯正については姿勢などの改善を図り，6か月後に再診査・検討する

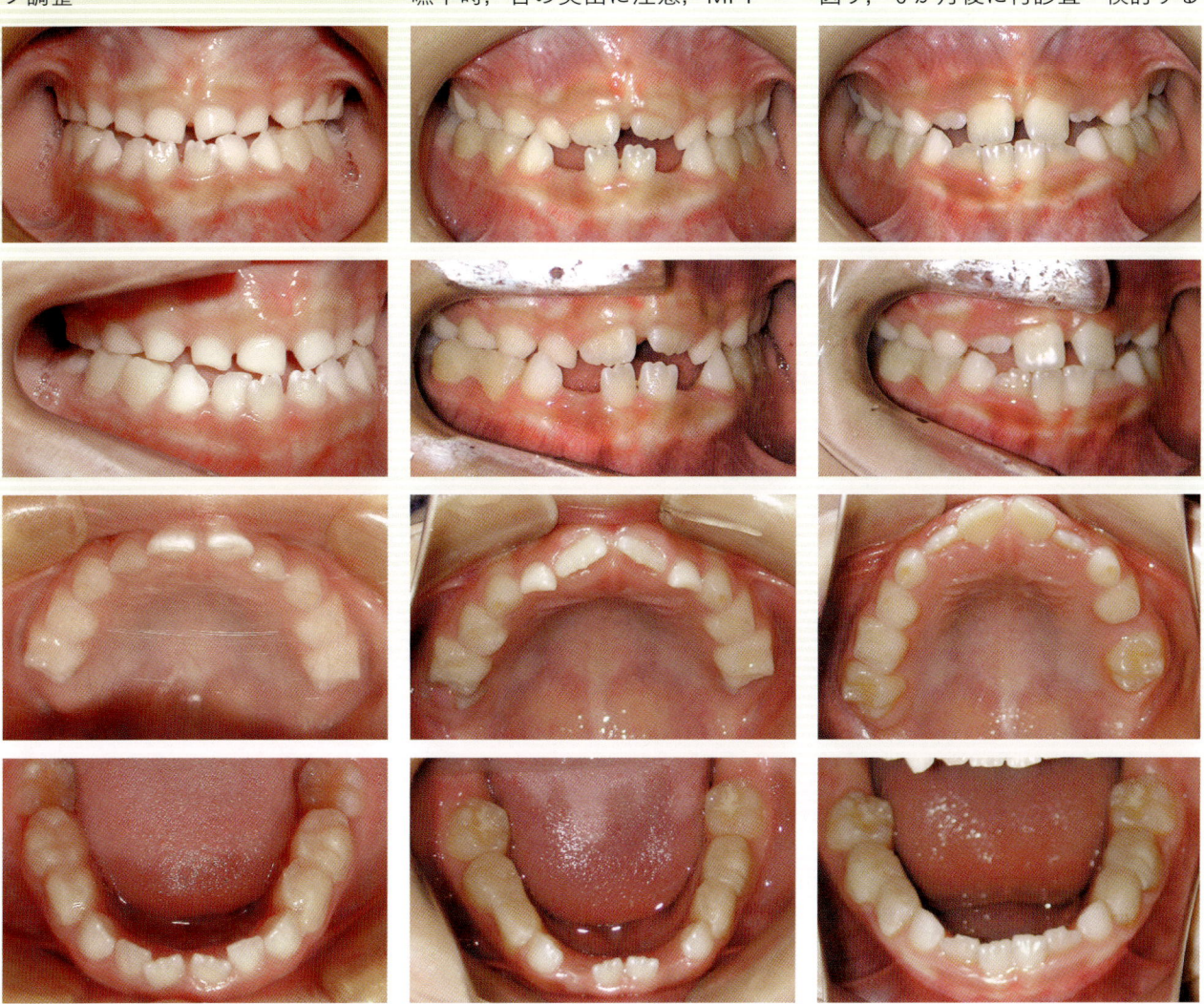

成長期の各種不正に対する分析と対処の仕方

◎診療の流れ

- 8歳4か月の時点で，1か月ほど前からチンキャップをしていなかった．そのころから母親がつめ咬みに気づいた．

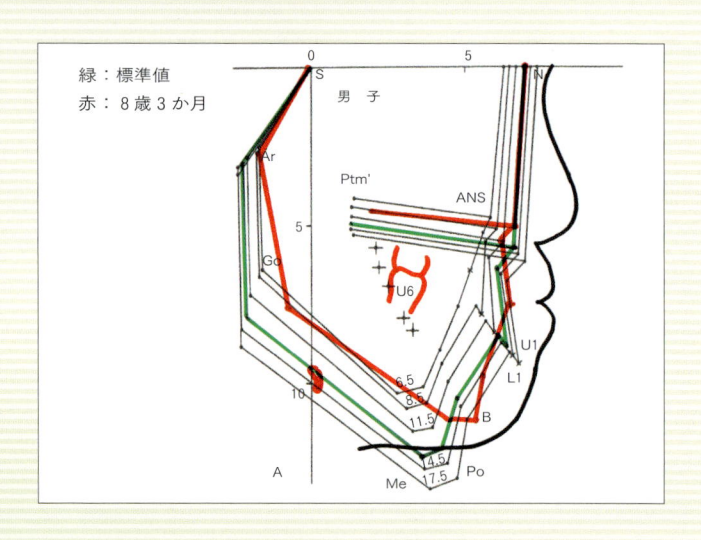

8歳4か月：つめ咬みがあると矯正ができないことを説明

8歳5か月：1段階矯正開始

8歳6か月：スペースを閉じながら前方拡大

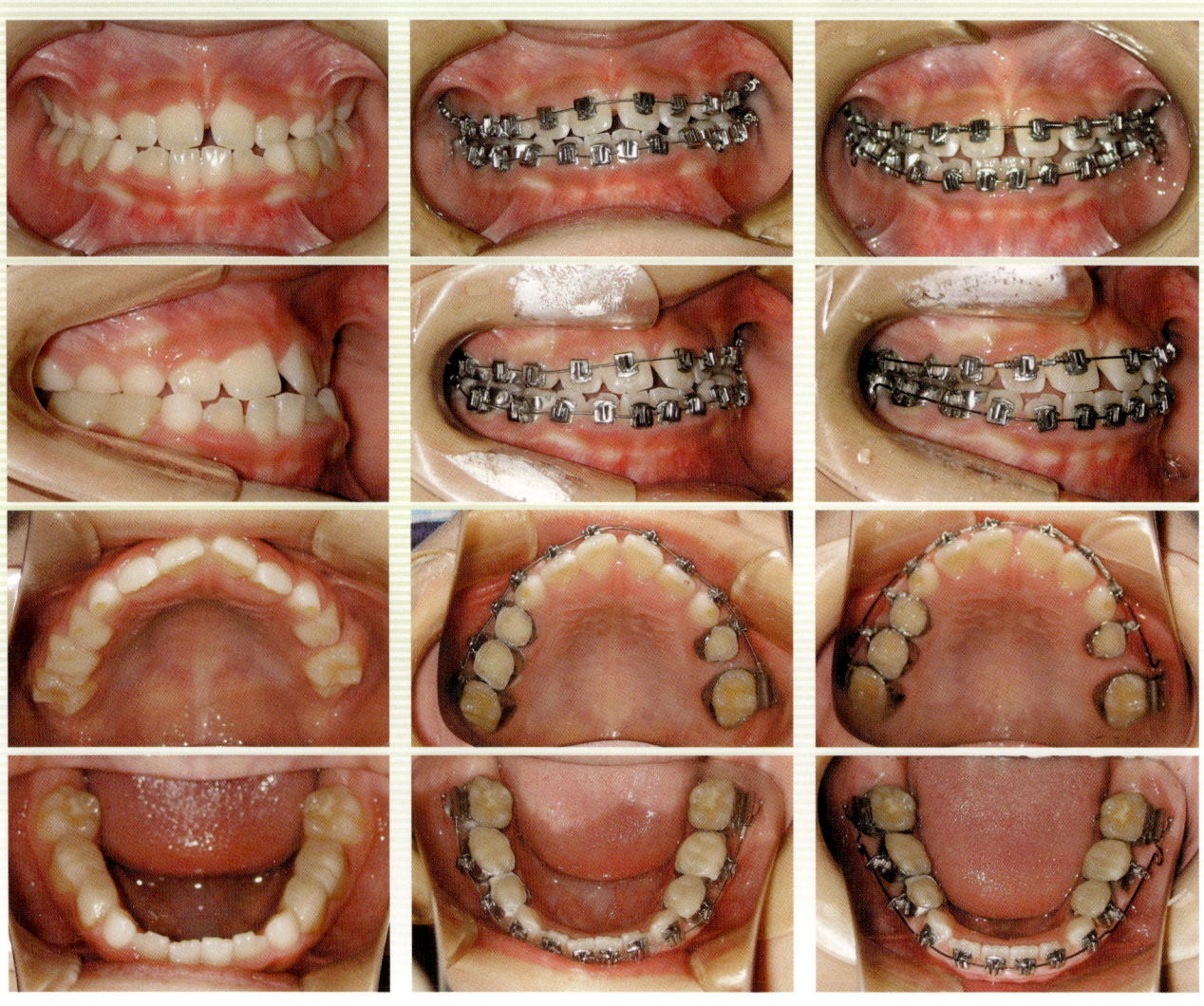

118　PART II

・8歳10か月の時点で，チンキャップ，MFTをやっておらず，母親も心配していた．MFTの強化を図る

8歳7か月：1段階矯正開始2か月後

8歳8か月：上顎前方へ拡大．1←2←スプリングを少し強めた

8歳10か月：非協的で変化はなかった

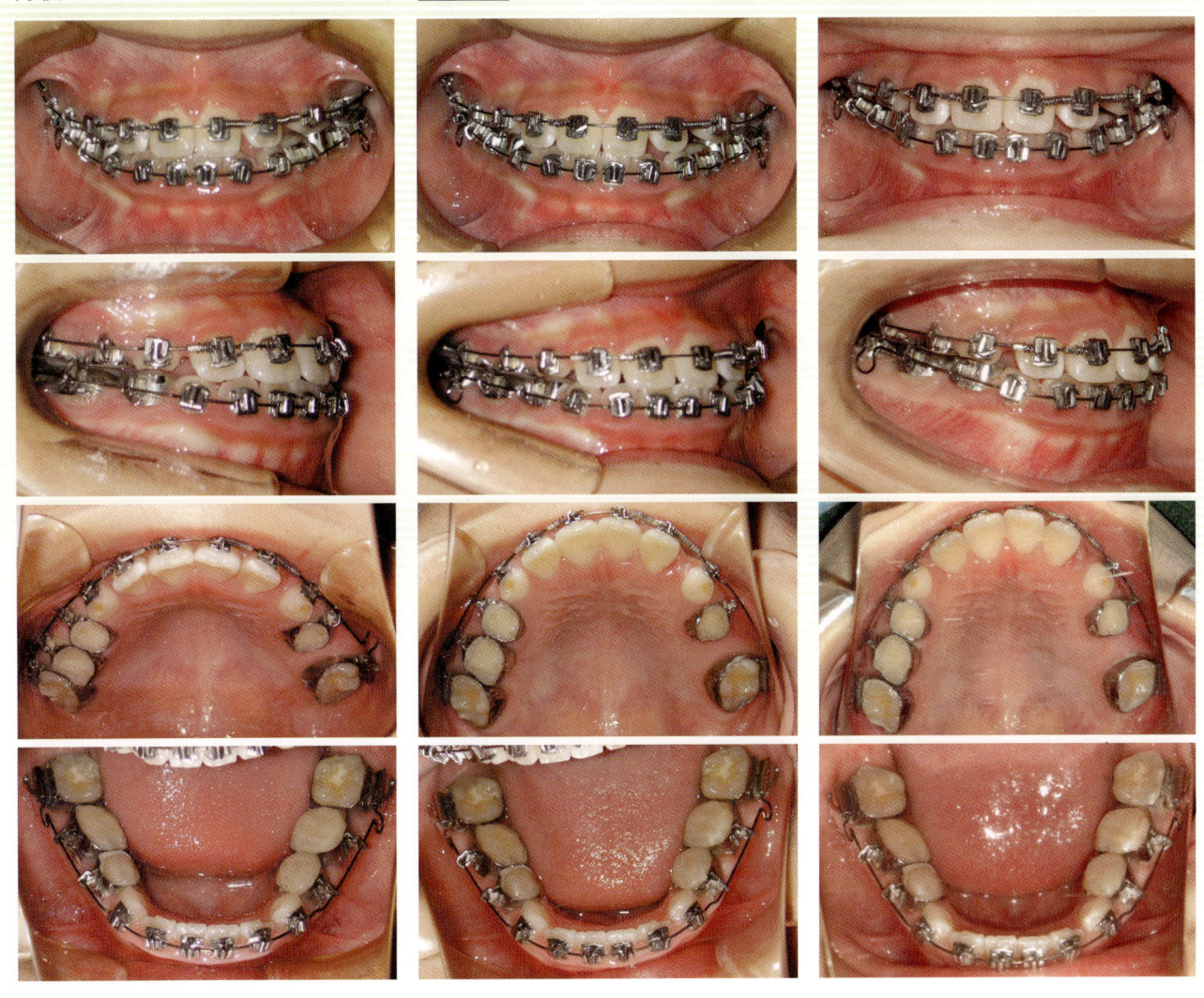

成長期の各種不正に対する分析と対処の仕方

◎診療の流れ

8歳11か月：筋機能のバランスが良くなり歯軸も整直してきた

9歳2か月：今後乳歯の交換が進むため1段階の拡大はここまで．ワイヤーを除去しMFTを行いながら2期治療まで定期的に管理する

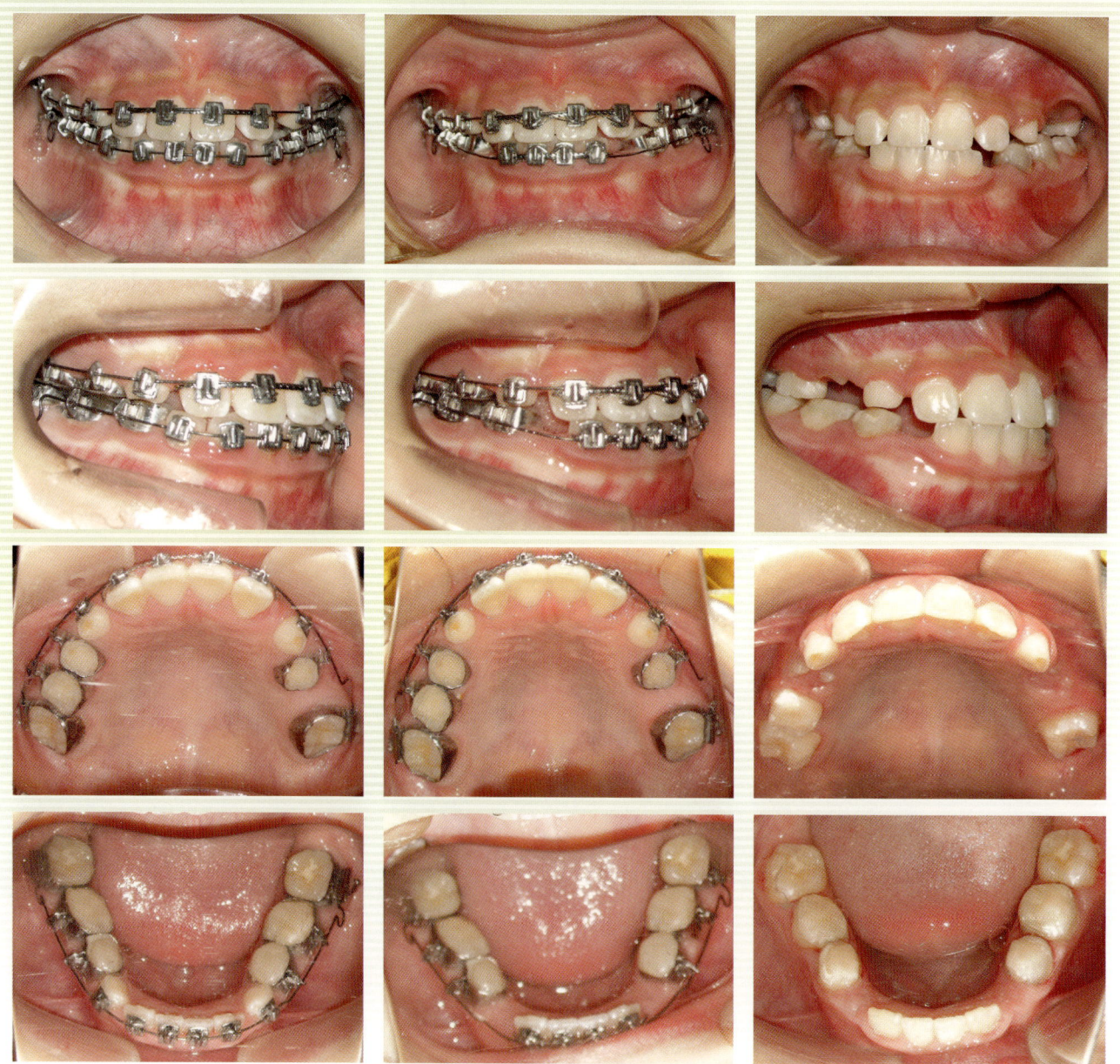

9歳4か月：保定装置装着，チンキャップ続行

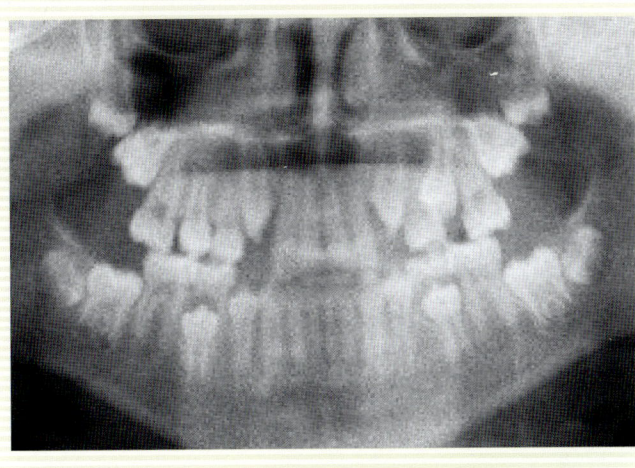

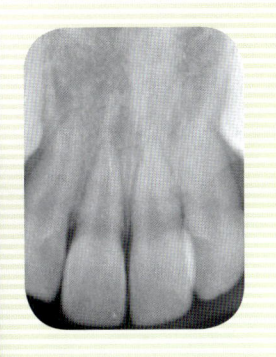

- 9歳5か月時で⌊3の萌出は順調．姿勢の注意とトレーニングの確認をしたがどちらも関心なし．チンキャップをやっていないので注意

10歳1か月：

- チンキャップ調整
- MFT強化
- $\frac{2\mid 2}{2\mid 2}$ リガチャー固定
- 姿勢に注意していなければ後戻りと正中ずれの原因となることを説明

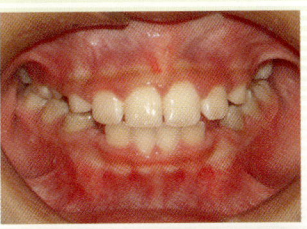

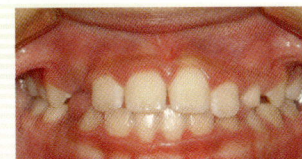

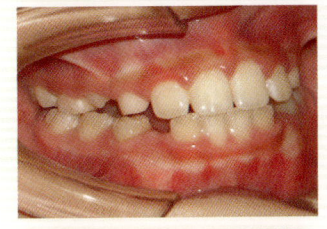

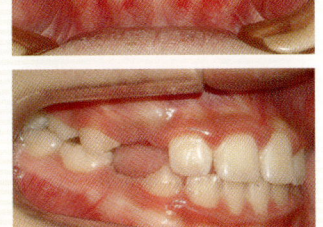

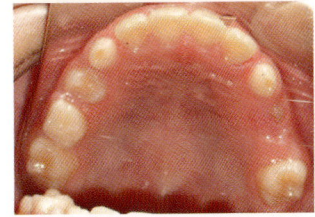

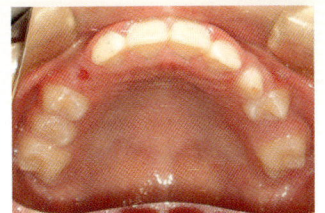

9歳5か月　　10歳0か月

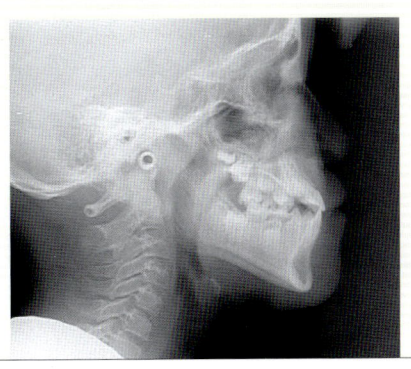

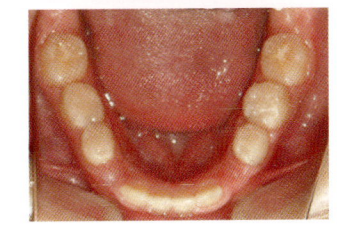

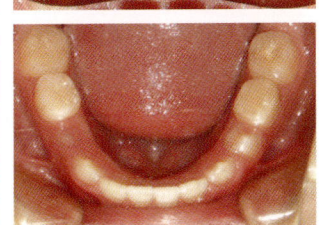

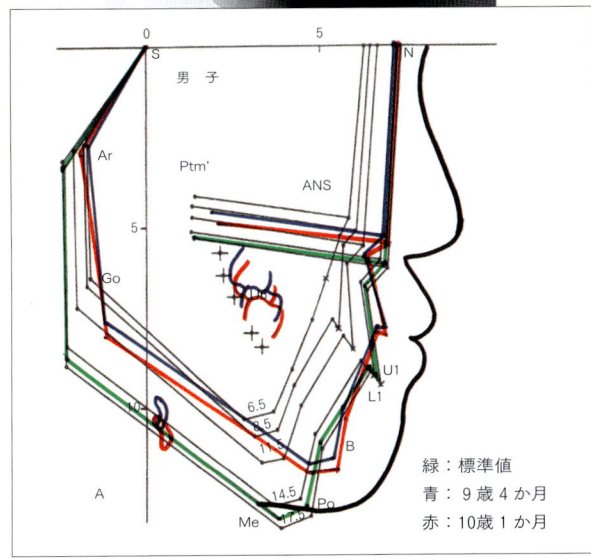

緑：標準値
青：9歳4か月
赤：10歳1か月

成長期の各種不正に対する分析と対処の仕方

2）顎骨の位置と発育の異常

症例8　H.12.9.21. 生まれ（男子）

現症　【反対咬合】
① $\frac{C|C}{C|C}$ 反対咬合
② 下顎第一大臼歯の萌出遅延
③ 下顎スピーカーブ
④ 前歯の咬み合わせが深い
⑤ 咬耗が強い

7歳8か月：診査

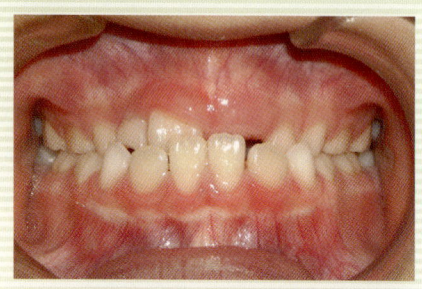

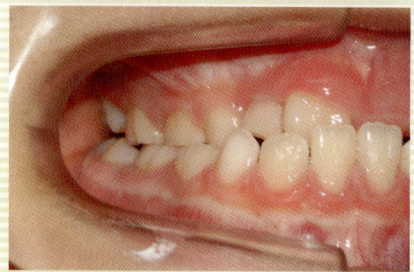

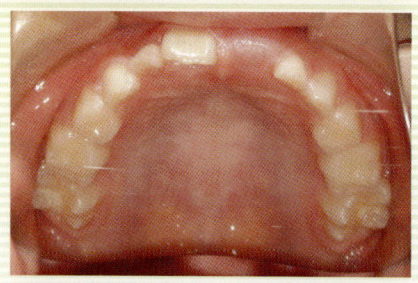

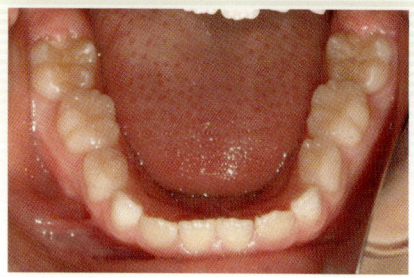

分析結果

　セファロより上顎骨がかなり高位にあり，後方に位置していて時計回りの回転をしていることがわかった．下顎骨自体は顎関節の前方位で高位にあり，スピーカーブが強い．咬み合わせが深いので，今後前方への成長が抑制され，咬合力も強く第一大臼歯の萌出を押さえ込み，咬み合わせも反対のまま下顎が前方へ突き出ていくと考えられる．

解決方法

① レジンキャップによる咬合の挙上を行う
② 姿勢を直し日常生活習慣の改善
③ MFTを行い筋肉のバランスを改善
④ 被害の改善または上顎4前歯萌出後再診査

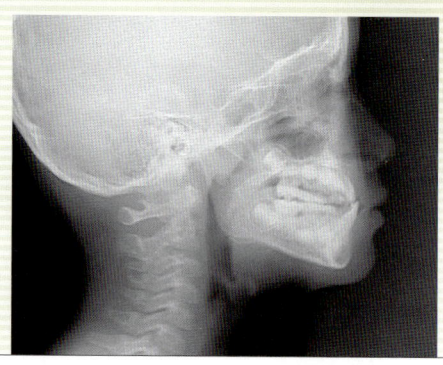

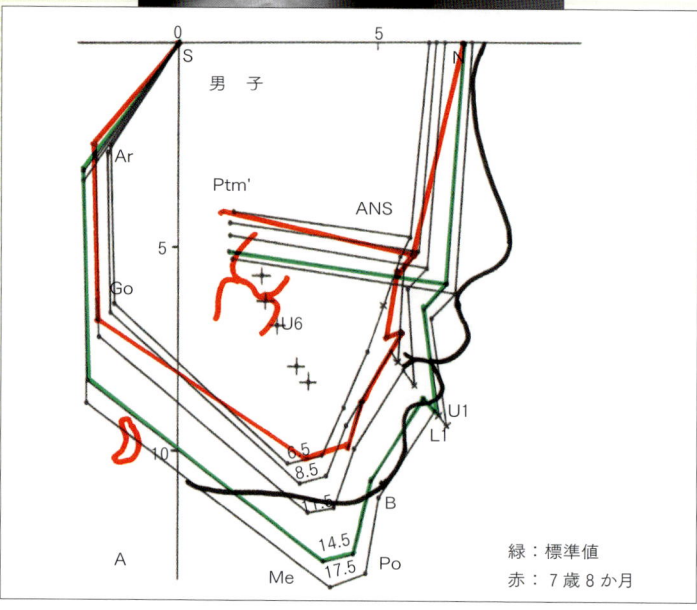

緑：標準値
赤：7歳8か月

◎診療の流れ

7歳10か月：右下レジンキャップ脱離，下顎舌側リガチャーも脱離したため，唇側のリガチャーも追加，被蓋改善まで $\overline{2\!+\!2}$ を固定

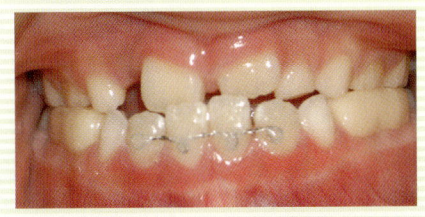

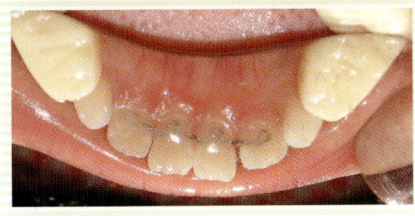

7歳9か月：レジンキャップ装着　　**7歳10か月：1か月後**　　**7歳10か月**

成長期の各種不正に対する分析と対処の仕方

◎診療の流れ

8歳0か月：根のでき方がおかしいので指押し中止

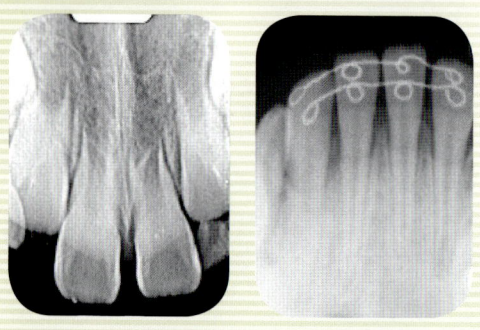

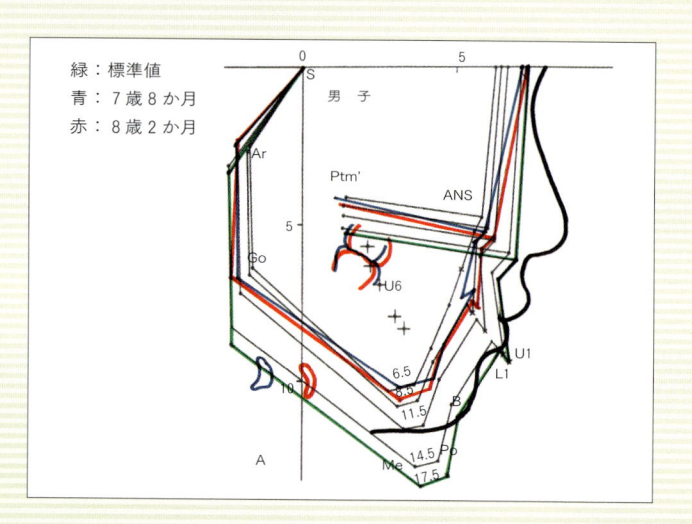

緑：標準値
青：7歳8か月
赤：8歳2か月

男子

7歳11か月：レジンキャップ観察　　**8歳0か月**：レジンキャップ調整　　**8歳2か月**：咬合観察，MFT

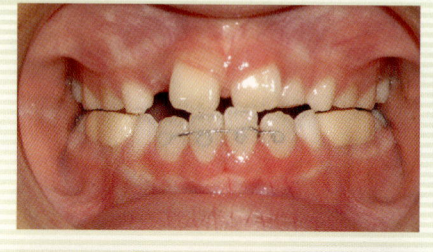

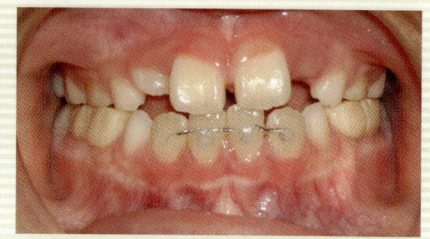

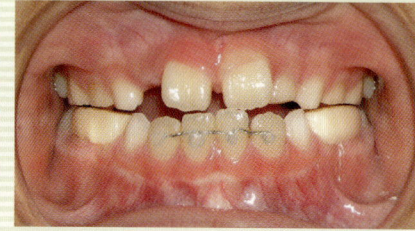

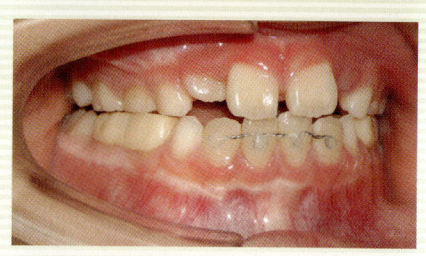

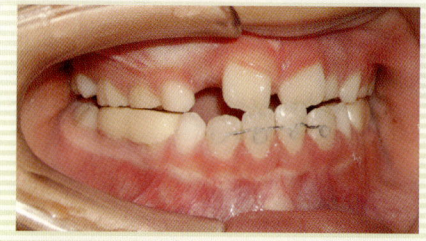

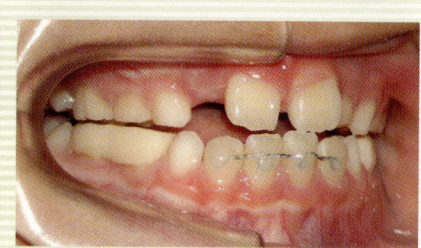

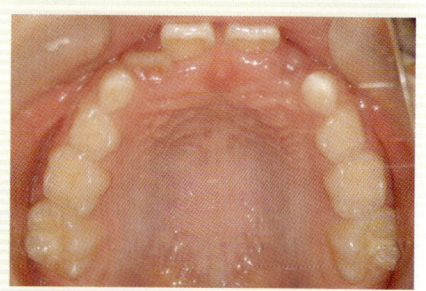

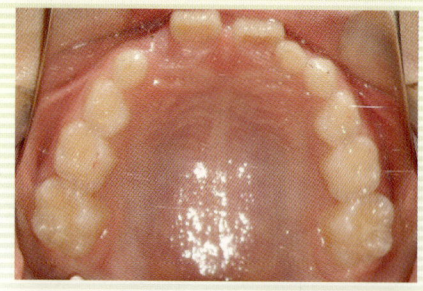

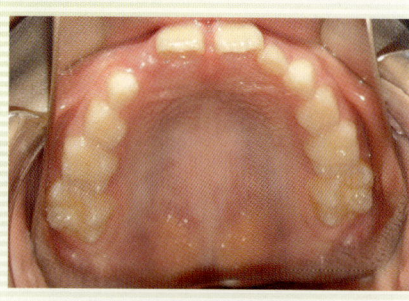

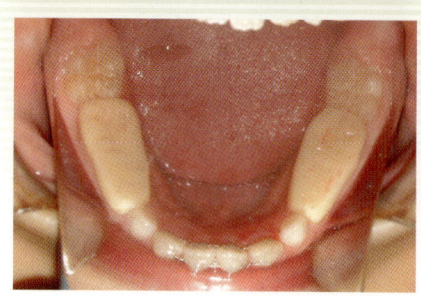

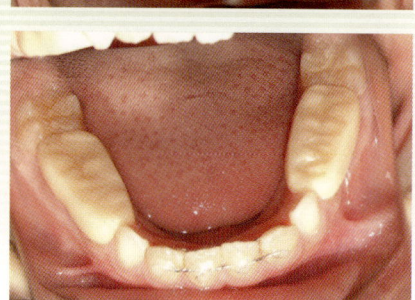

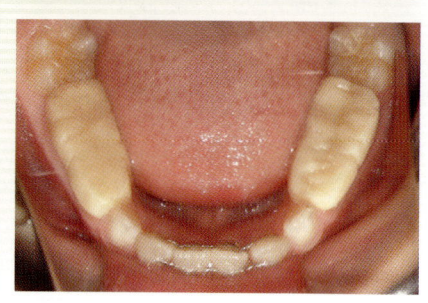

124　PART II

- 8歳9か月時にレジンキャップをはずしてスペースを確認．1mmぐらいのスペースなのでそのまま左右のレジンキャップを除去

8歳4か月：被蓋改善　　8歳9か月：$\overline{DE}$ 1週間前に破損　　8歳9か月

◎診療の流れ

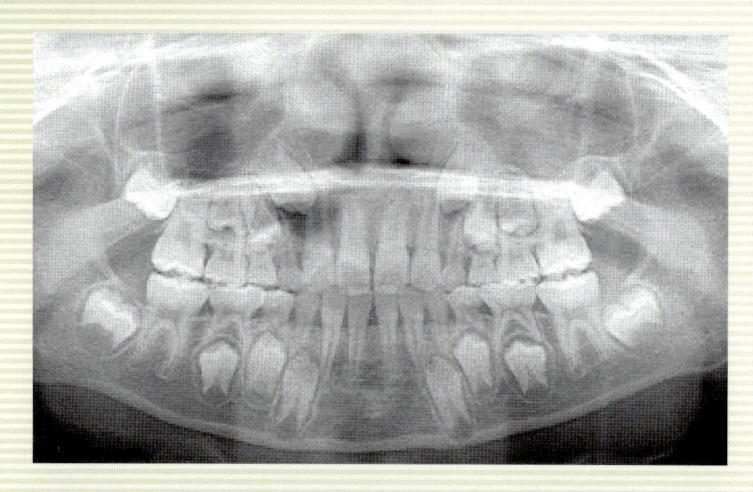

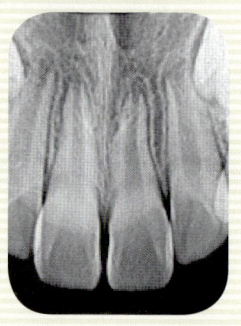

途中打撲もあり心配していたが，前歯の歯根は正常に伸びてきていると思われる

9歳0か月：固定除去．姿勢に注意　　9歳4か月

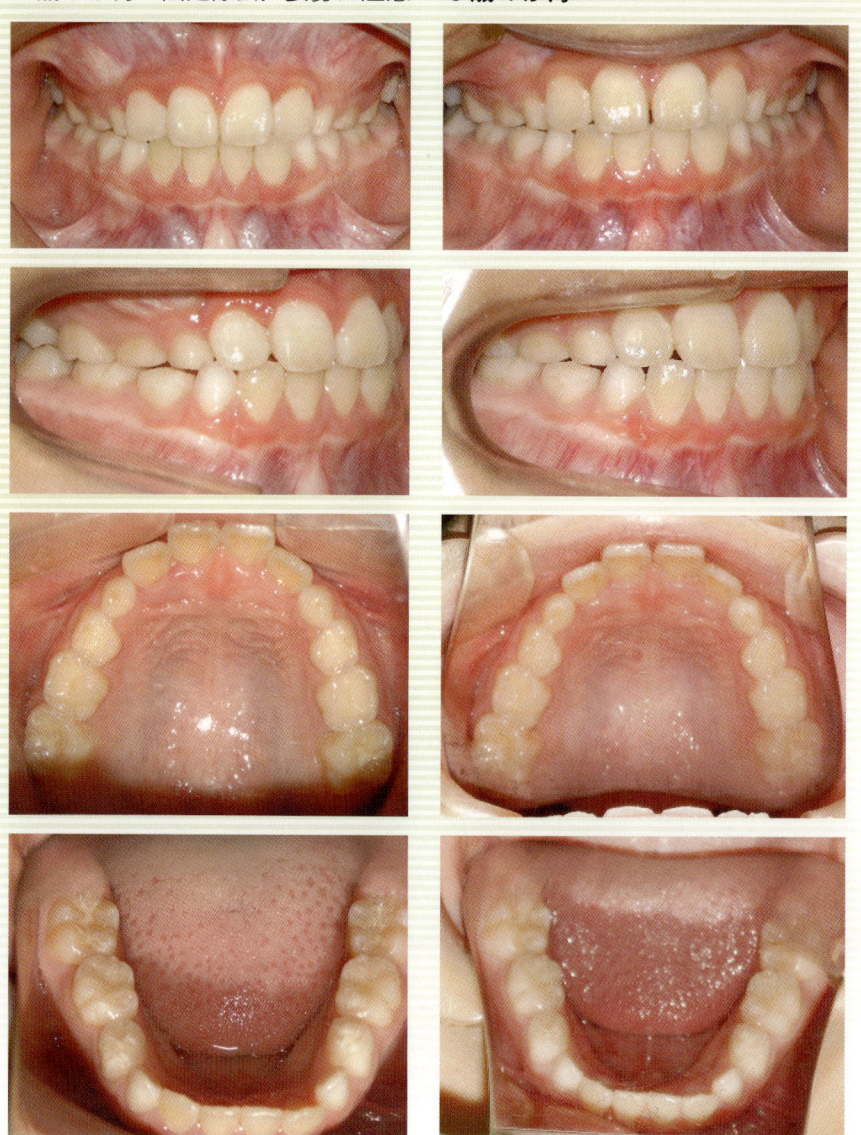

9歳5か月：MFT再開始

- 上唇小帯伸ばし
- 下唇小帯伸ばし
- 舌小帯伸ばし

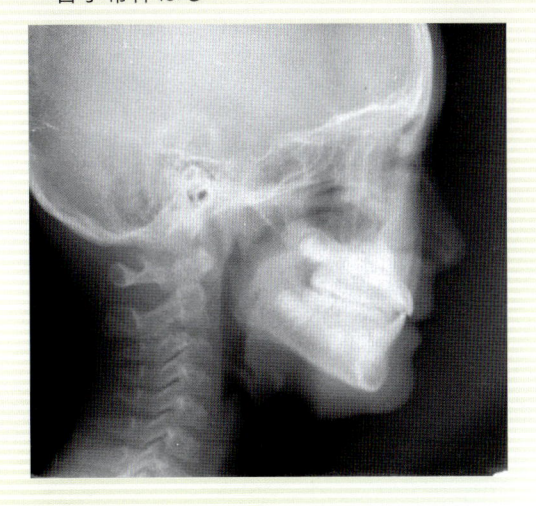

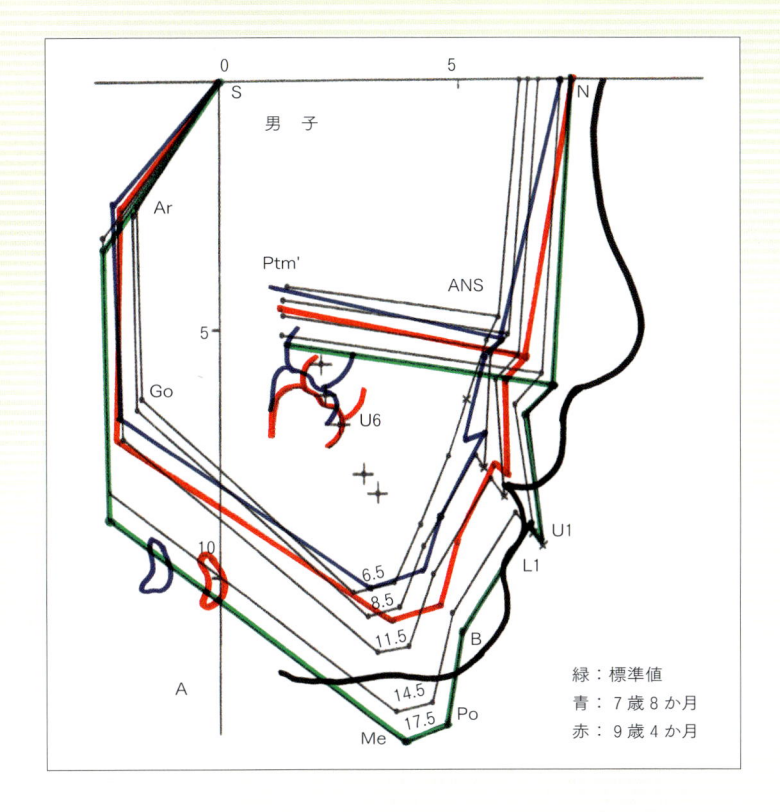

緑：標準値
青：7歳8か月
赤：9歳4か月

＜経過＞

　当初の計画が順調に進んでいると思われるが，依然として上顎骨の前方成長，下顎骨の位置が予定したところまで到達していない．第一大臼歯の萌出も十分とはいえない．

　このままMFTだけで経過を観察してもよいかどうかの診査を行った結果，1段階矯正を開始することとなった．

3）歯列周長と歯列弓形態の異常

症例 1　S.58.7.12. 生まれ（男子）

現症 【叢生】
①上顎前歯唇側傾斜
②永久歯萌出余地不足
③叢生
④上下顎歯列弓のゆがみ
⑤舌位後方

11歳6か月：診査

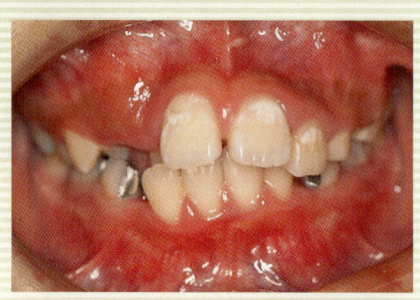

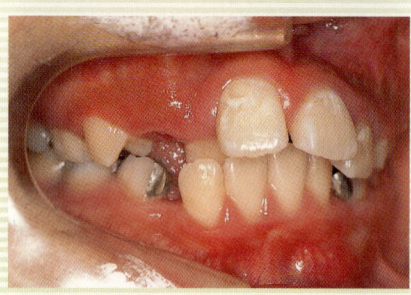

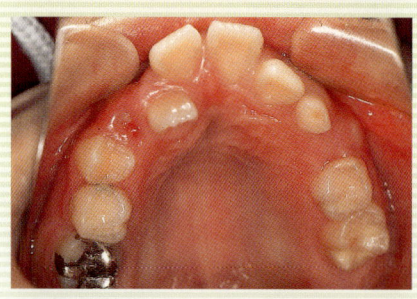

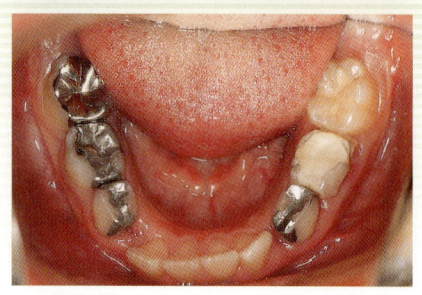

分析結果
　上下顎ともに顎の前後的な成長は悪くないが歯列弓の幅が広がっていないことがわかった．歯が大きくそれぞれの植立方向がバラバラなことから，食事の姿勢や食べ方が悪く，咀嚼や嚥下時に舌圧がバランスよく各歯牙にかかっていかないため，きれいな歯列になっていないのではないかと想像できる．歯並びと咬み合わせを治療するためにワイヤーが必要となるが，同時に日常生活習慣の改善や毎日の MFT も欠かすことができないと思われる．

解決方法
①ワイヤーによる歯列弓の拡大・改善
② MFT の実施
③日常生活習慣の改善

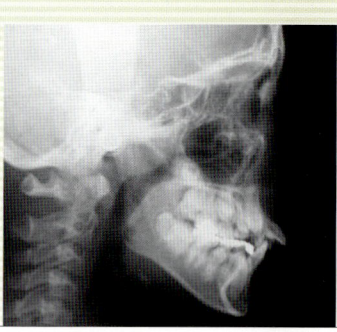

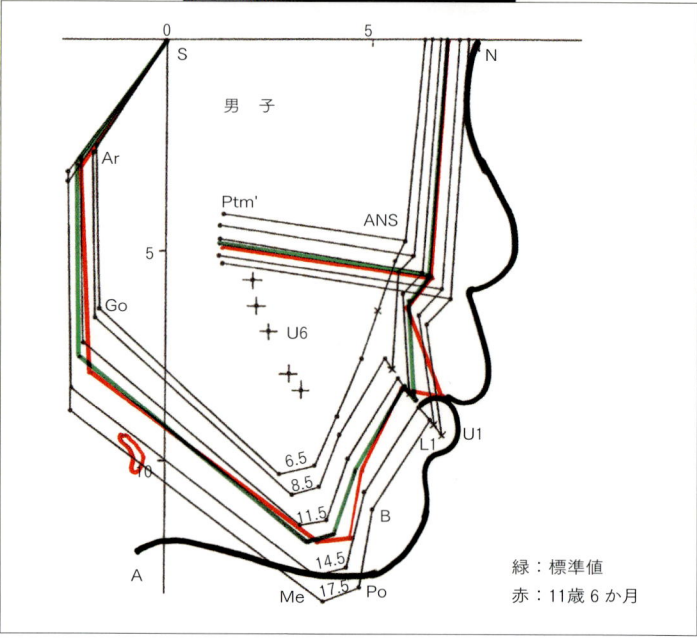

緑：標準値
赤：11歳6か月

128　PART II

◎診療の流れ

11歳7か月：1期治療開始

12歳3か月：開始後7か月，リボンアーチワイヤー作製

12歳4か月：保定装置装着1週間後

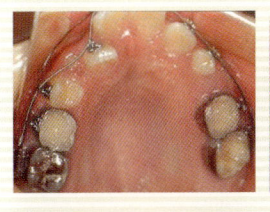

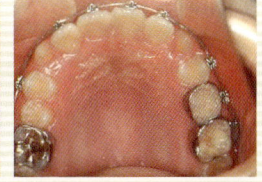

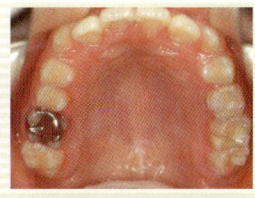

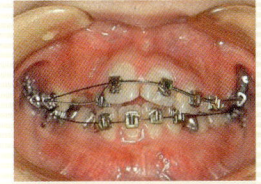

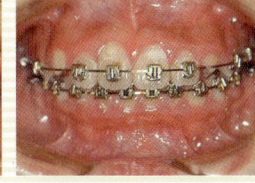

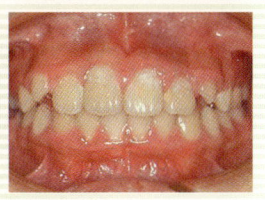

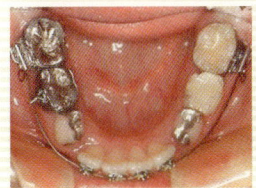

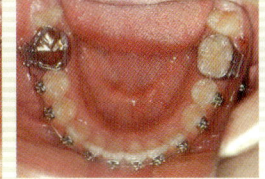

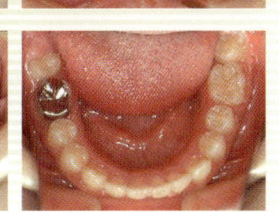

- 歯が前傾しているだけの上顎前突であれば，歯列周長を減少させないように，第二乳臼歯と第一大臼歯を固定源として，歯列弓の形態をワイヤーによりV字からU字に変化させる．

- 開始年齢が高い場合には，途中で萌出してくる永久歯を歯列の中に取り込んでいき，犬歯と第二大臼歯が萌出する前に1期治療を終了させる．

- 1期治療が前歯部だけでなく小臼歯にも及ぶ場合には，角ワイヤーを用いて1～2か月間全体の歯根をそろえる．

- 犬歯と第二大臼歯の今後の咬合を考えて，MFTを継続させながら，ワイヤー除去後定期健診を行う．

13歳3か月：再診査，2期治療開始

14歳9か月：保定装置装着

18歳8か月：ワイヤー除去後3年11か月

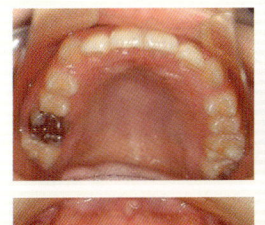

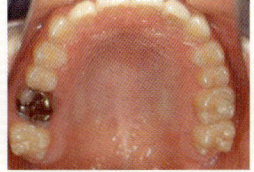

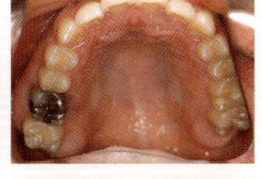

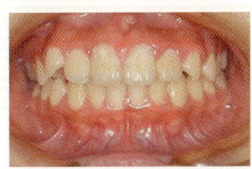

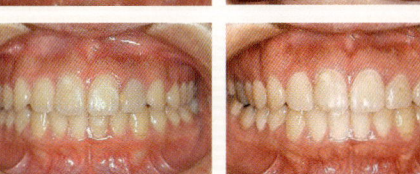

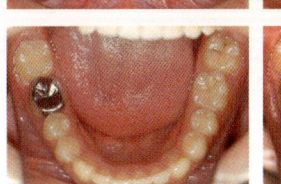

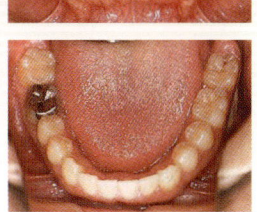

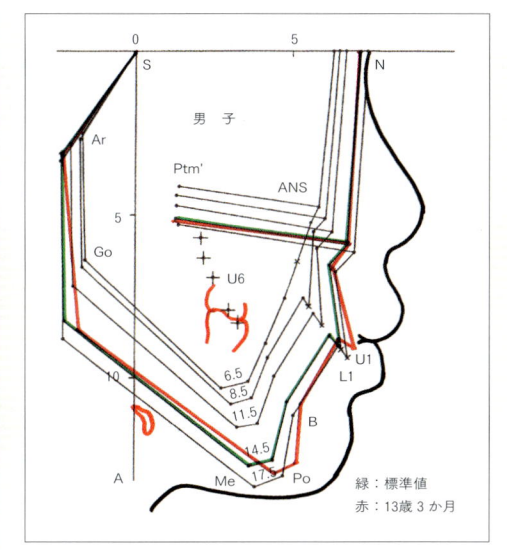

- 2期治療で歯列を拡大するときには，歯冠副径のばらつきに注意して行う．

- 大きな叢生が存在する口の中では，咬耗が均一ではなく，歯の幅もばらばらであることが多い．

- そのため後戻りをしにくくするためにも，歯列周長を確保するためにも，ストリッピングや研磨などで，形態修正を行うことが多い．

成長期の各種不正に対する分析と対処の仕方

3）歯列周長と歯列弓形態の異常

症例2　H.4.7.4.生まれ（男子）

現症　【叢生・狭窄歯列】
① スペースロス
② 叢生
③ 上下前突
④ $\overline{1|}$, $\overline{|2}$ 捻転歯
⑤ $\overline{1|}$ 萌出遅延

8歳6か月：診査

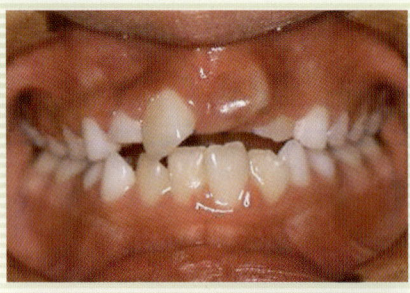

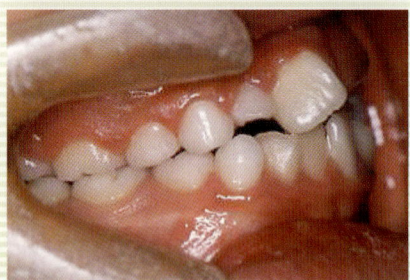

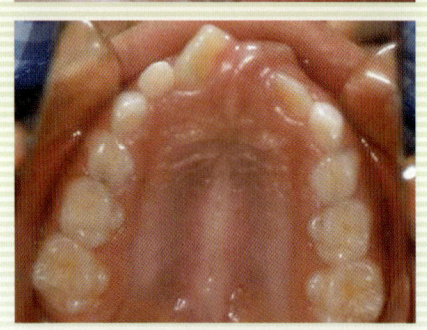

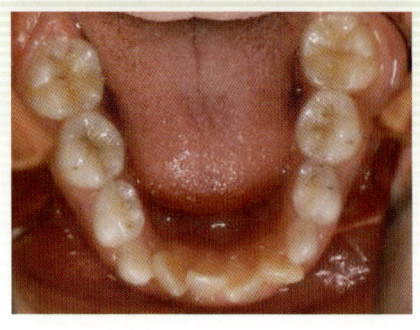

分析結果

　かなりやせており少食．日常生活習慣の改善が必要なことと，拡大の量が多くなると思われるので，早期からゆっくり時間をかけて MFT を行いながら，2段階の拡大が必要であることを説明した．

解決方法

① ワイヤーによる2段階の歯列弓の拡大が必要
② MFT による筋機能の改善
③ 日常生活習慣，食習慣の改善

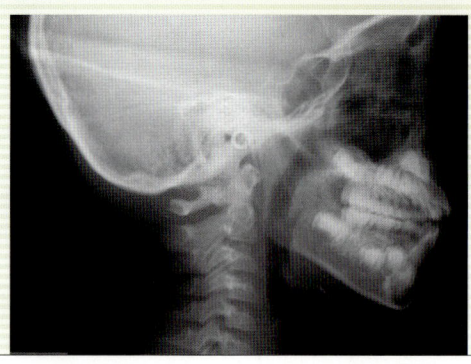

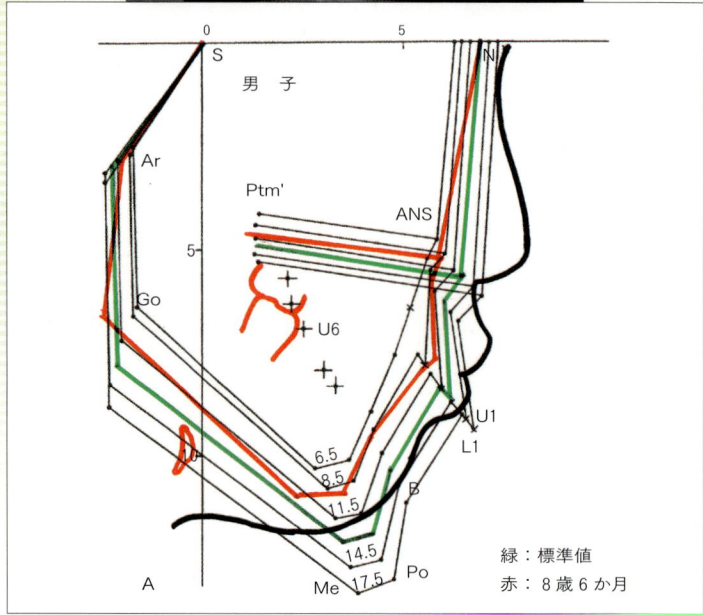

緑：標準値
赤：8歳6か月

130　PART II

◎診療の流れ

緑：標準値
青：8歳6か月
赤：9歳9か月

男子

8歳7か月：1段階矯正開始

9歳1か月：オメガループを付与したワイヤー作製，拡大開始

9歳9か月：保定装置装着

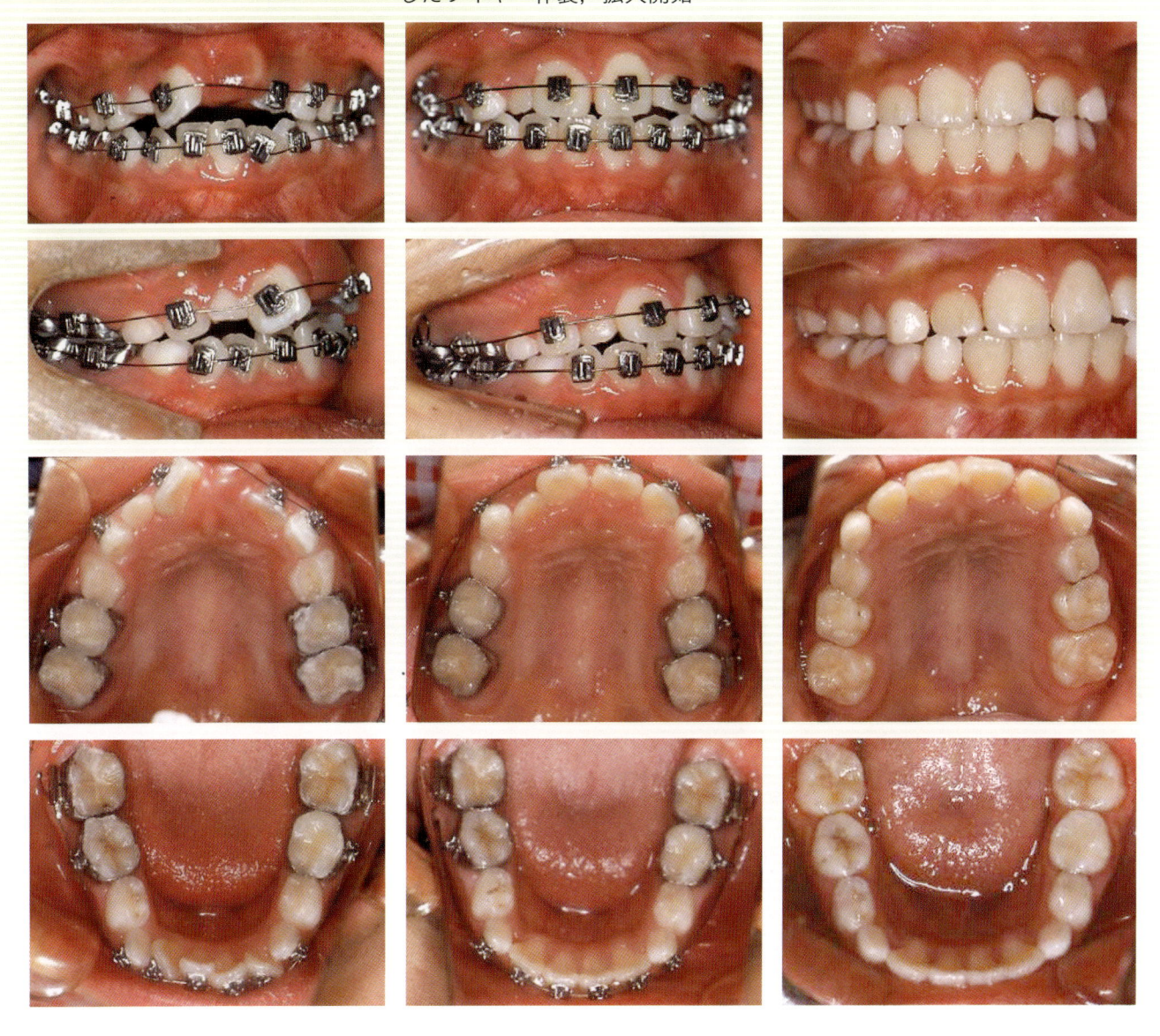

成長期の各種不正に対する分析と対処の仕方

◎診療の流れ

緑：標準値
青：12歳8か月
赤：14歳7か月

男子

14歳7か月：2段階目の再診査　　**14歳7か月：2段階矯正開始**　　**15歳1か月：ワイヤー調整**

132　PART II

- 上顎の前方成長と下顎の前方への回転がみられないのと筋機能が良くなっていないので，その後も来院して経過を観察している

緑：標準値
青：14歳7か月
赤：16歳1か月

15歳11か月： $\frac{6|6}{6|6}$　8の字結紮　　16歳1か月：上下保定装置装着　　16歳9か月：咬合と筋機能の観察

成長期の各種不正に対する分析と対処の仕方

3）歯列周長と歯列弓形態の異常

症例3　H.10.6.4.生まれ（女子）

現症　【叢生・反対咬合】
① スペースロス
② 叢生
③ 2|, |1 反対咬合
④ やや正中にズレがある
⑤ 歯列弓のゆがみ

8歳7か月：診査

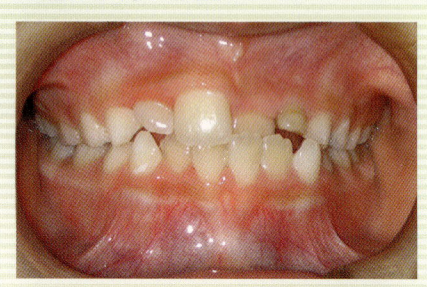

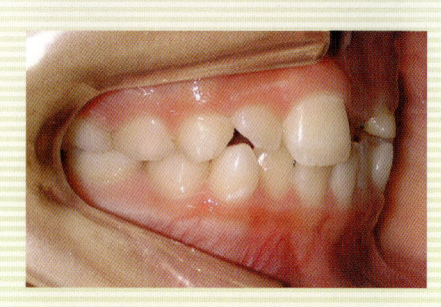

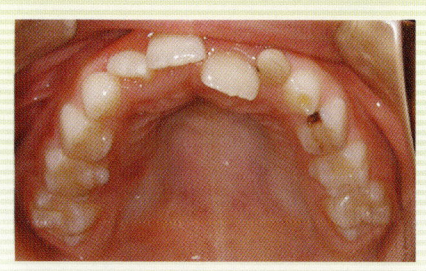

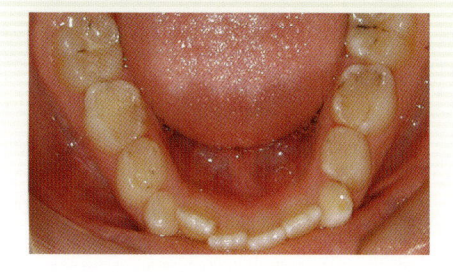

分析結果

|2 の根がまだできていないのと姿勢が悪いため，日常生活を改善しながら|2 の萌出を待ってから再診査を行い1期治療を開始する．ただし反対の咬み合わせが深いため，その間に対合する歯の動揺が起きる可能性がある．そのときは1期治療を開始する．また 5|が 4|の下に入り込んでいるのでこれからどのような動きをするかしばらくレントゲンを撮りながら対処の仕方を考える．

解決方法

① ワイヤーによる歯列弓の拡大
② MFTによる筋機能の改善
③ 日常生活習慣の改善
④ 歯胚の動きを見て必要なら牽引

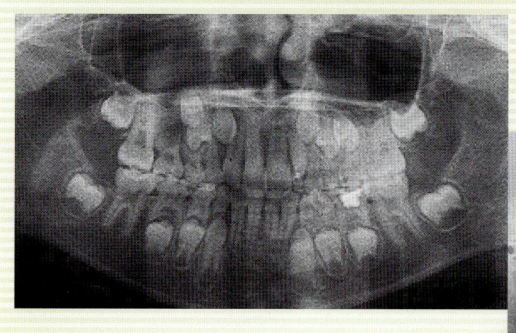

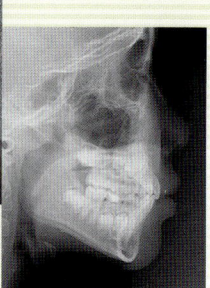

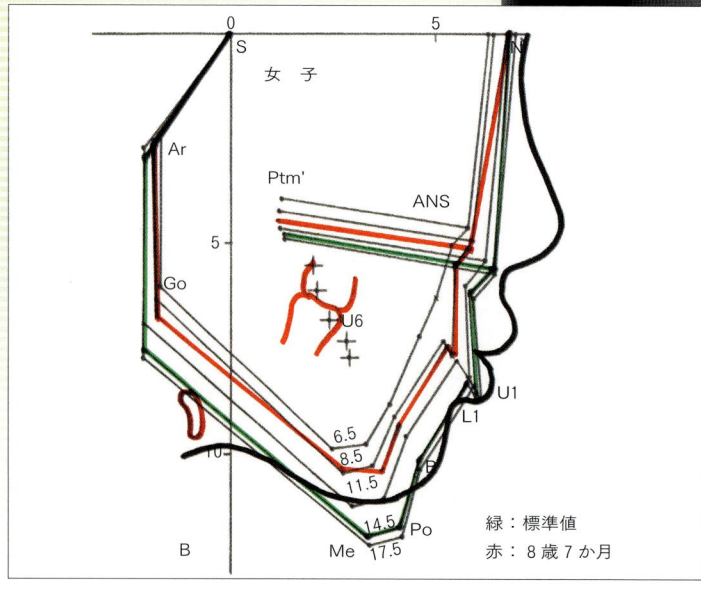

緑：標準値
赤：8歳7か月

134　PART II

◎診療の流れ

8歳10か月

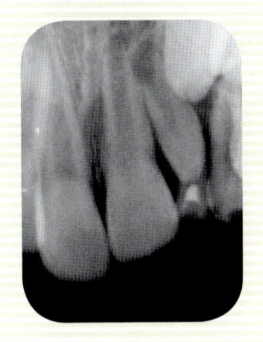

9歳0か月

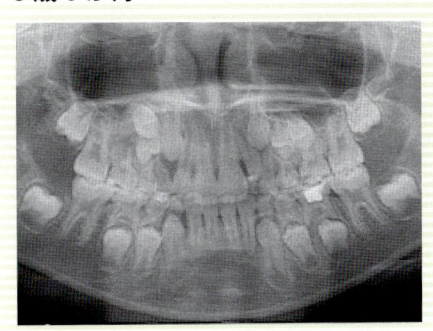

9歳0か月：定期健診，再診査．2̲は萌出していないが，口蓋側に出そうなので再診査を行う

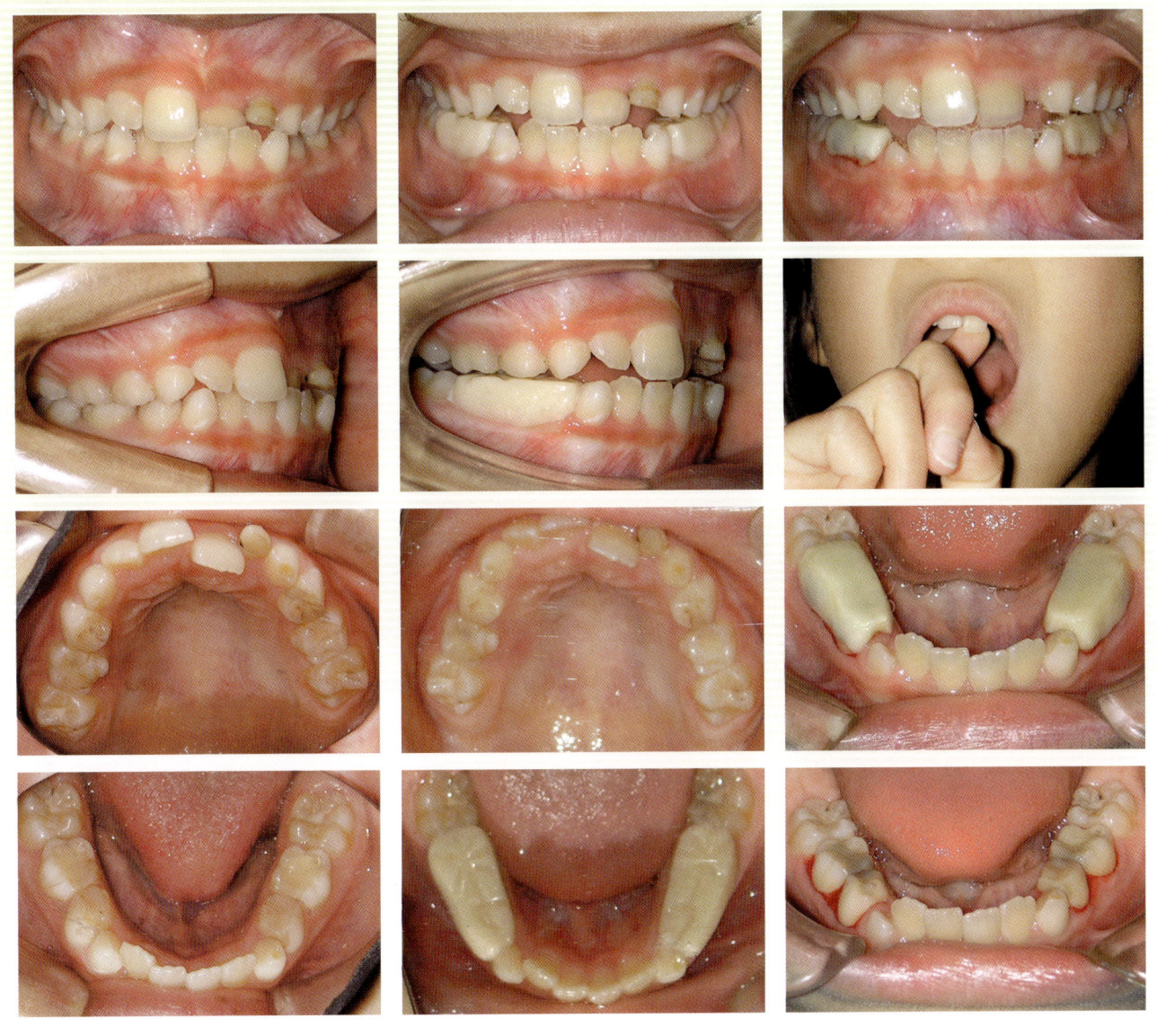

9歳1か月：1期治療開始．レジンキャップ，MFT，指押し，2̲の歯根の完成をもう少し待つ

9歳5か月：レジンアップ観察．食事は早く飲み物も好き，レジンアップの咬合面が咬耗している

成長期の各種不正に対する分析と対処の仕方

◎診療の流れ

9歳8か月：矯正再診査．矯正開始？のため母親も本人も矯正をするつもりでいたよう

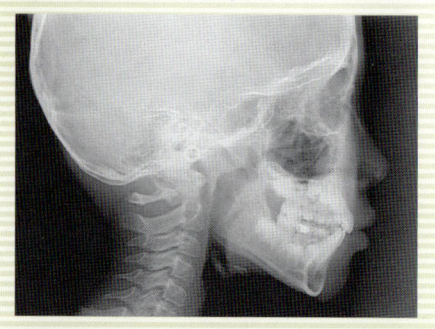

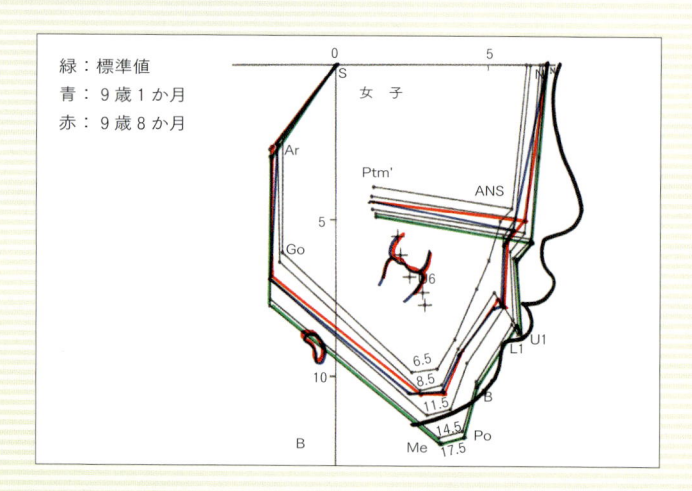

緑：標準値
青：9歳1か月
赤：9歳8か月

女子

9歳9か月：1段階矯正開始

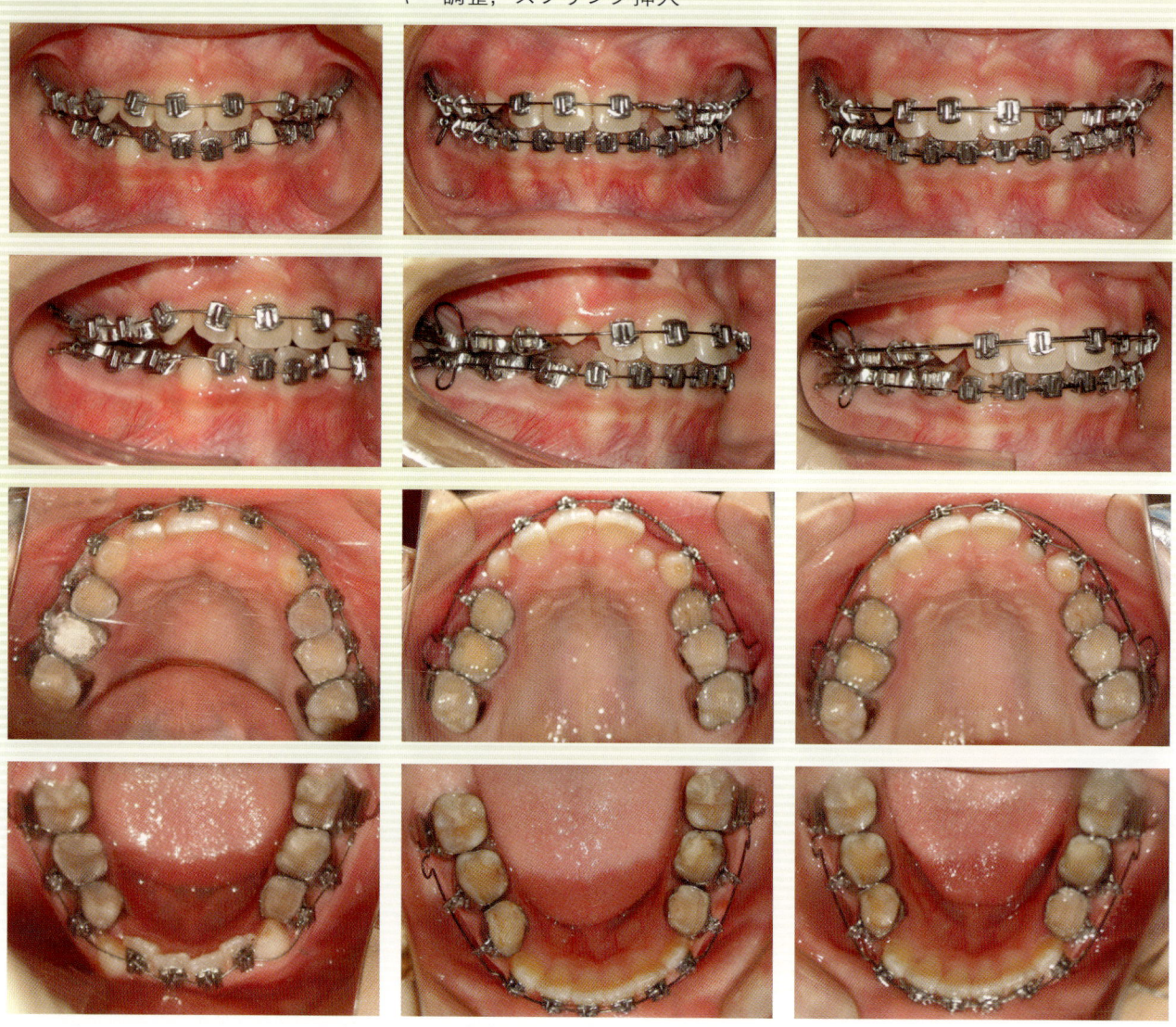

10歳0か月：|2萌出中，上下ワイヤー調整，スプリング挿入

10歳3か月：|2の取り込み

136　PART II

10歳7か月：資料採取．曲がっている 5| について2期治療が必要か次回説明

11歳6か月：第2乳臼歯の調整を行って様子をみる

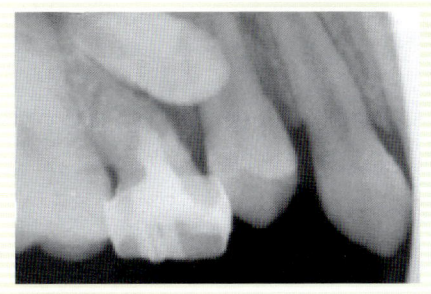

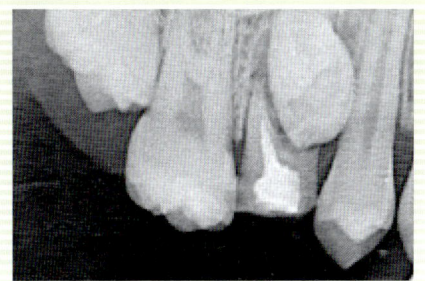

10歳3か月：|2 歯冠修復．上顎にスペースができたらスプリングで押す

10歳9か月：5| が近心に寄って捻転している．定期的に観察し，いずれ牽引か．早めに保定装置除去予定

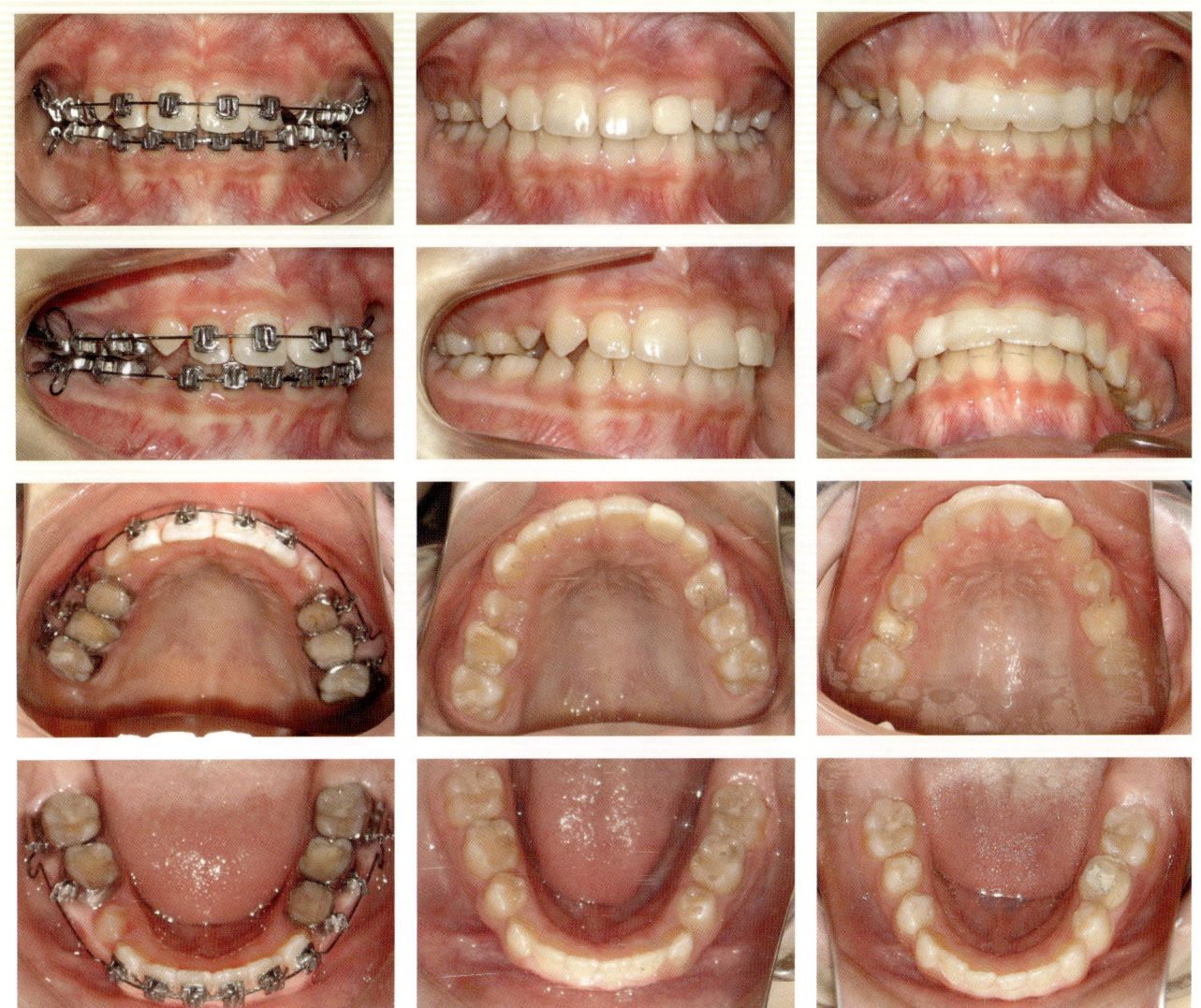

11歳8か月：咬合観察．5| 観察

成長期の各種不正に対する分析と対処の仕方

3）歯列周長と歯列弓形態の異常

症例 4　H.8.3.25.生まれ（男子）

現症【叢生】

① 右上2歯反対咬合
② 上顎歯列弓のゆがみ
③ 下顎コの字歯列
④ 2/2 捻転
⑤ 咬み合わせが深い

※ 1年半前に他院にて正中過剰歯抜歯の既往あり

9歳6か月：診査

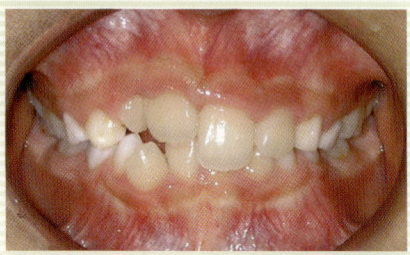

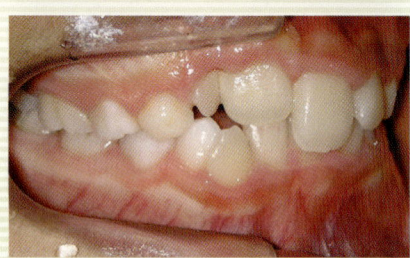

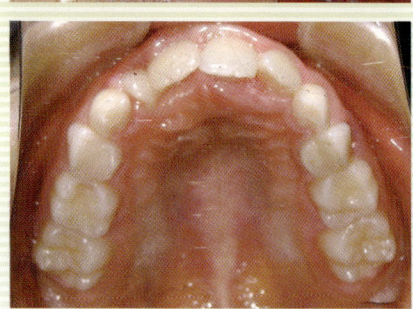

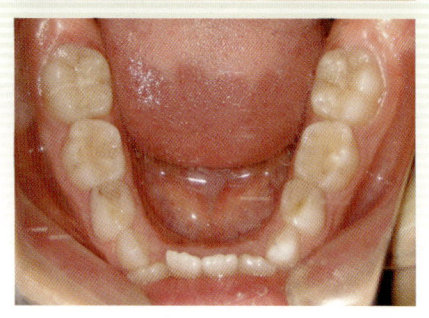

分析結果

　上顎の叢生が大きく，下顎位も後方へ回転し，顎関節の高位にあるため，今後1期治療としては咬合を挙上し，前方へ歯列を広げていく必要がある．ただし，歯列弓のゆがみもあるため，舌および口腔周囲の筋機能のバランスも姿勢と一緒に改善し，下顎位を前方へ誘導することが必要である．過剰歯があったことで前歯の根が短くなっているため，今後の治療に十分注意し，小さい矯正力で時間をかけて移動する．第二大臼歯萌出時に2期治療の必要があるかどうかの診査が必要である．

解決方法

① レジンアップによる咬合挙上
② MFT
③ 日常生活習慣の改善
④ ワイヤーによる1段階矯正

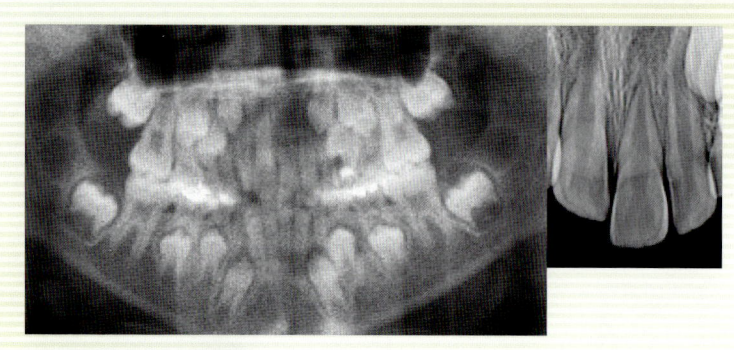

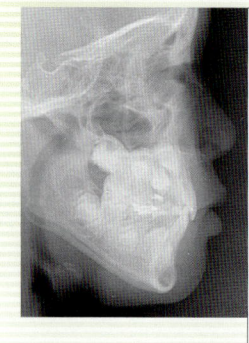

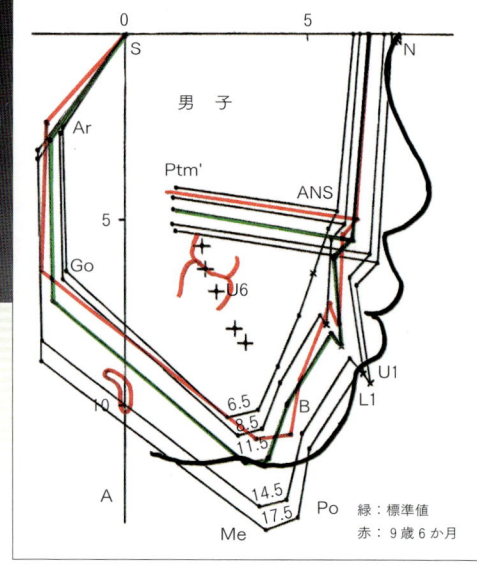

138　PART II

◎治療の流れ

- 9歳7か月時に咬合挙上，レジンアップ．舌が嚥下時に前方へ突出しないように，MFTを開始し，1か月ごとに観察する．また，第一大臼歯，1|の萌出を観察し，変化をみて1段階矯正を開始するかどうかを決定する

- 10歳0か月時に1段階矯正開始．思ったより第一大臼歯の萌出がみられない．MFTだけではこれ以上の効果はみられないと思われるので矯正を開始することにした

9歳7か月　　　10歳0か月　　　10歳4か月：前方へ拡大

成長期の各種不正に対する分析と対処の仕方

◎診療の流れ

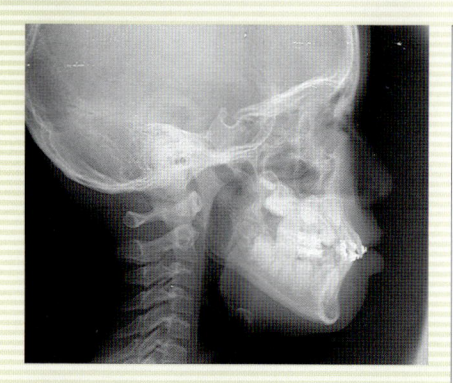

10歳6か月：資料採取

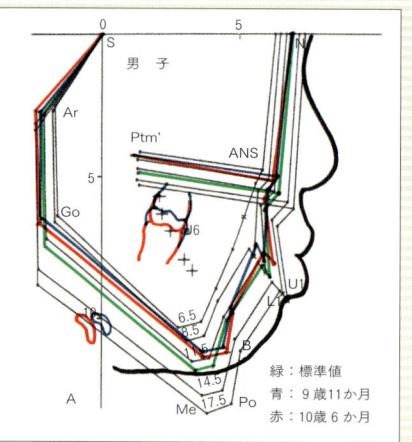

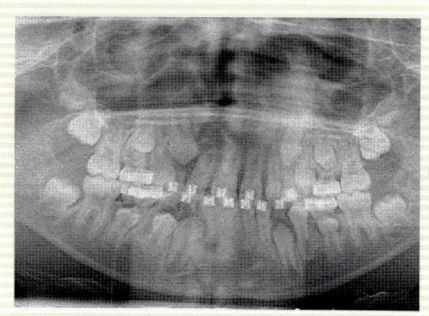

緑：標準値
青：9歳11か月
赤：10歳6か月

10歳9か月：スプリング挿入．前歯の歯間空隙を閉鎖しながらワイヤー調整

11歳2か月：保定装置装着，リガチャー固定

11歳8か月：保定装置除去後観察．固定がはずれていた．$\frac{2|2}{2|2}$ リガチャー再固定

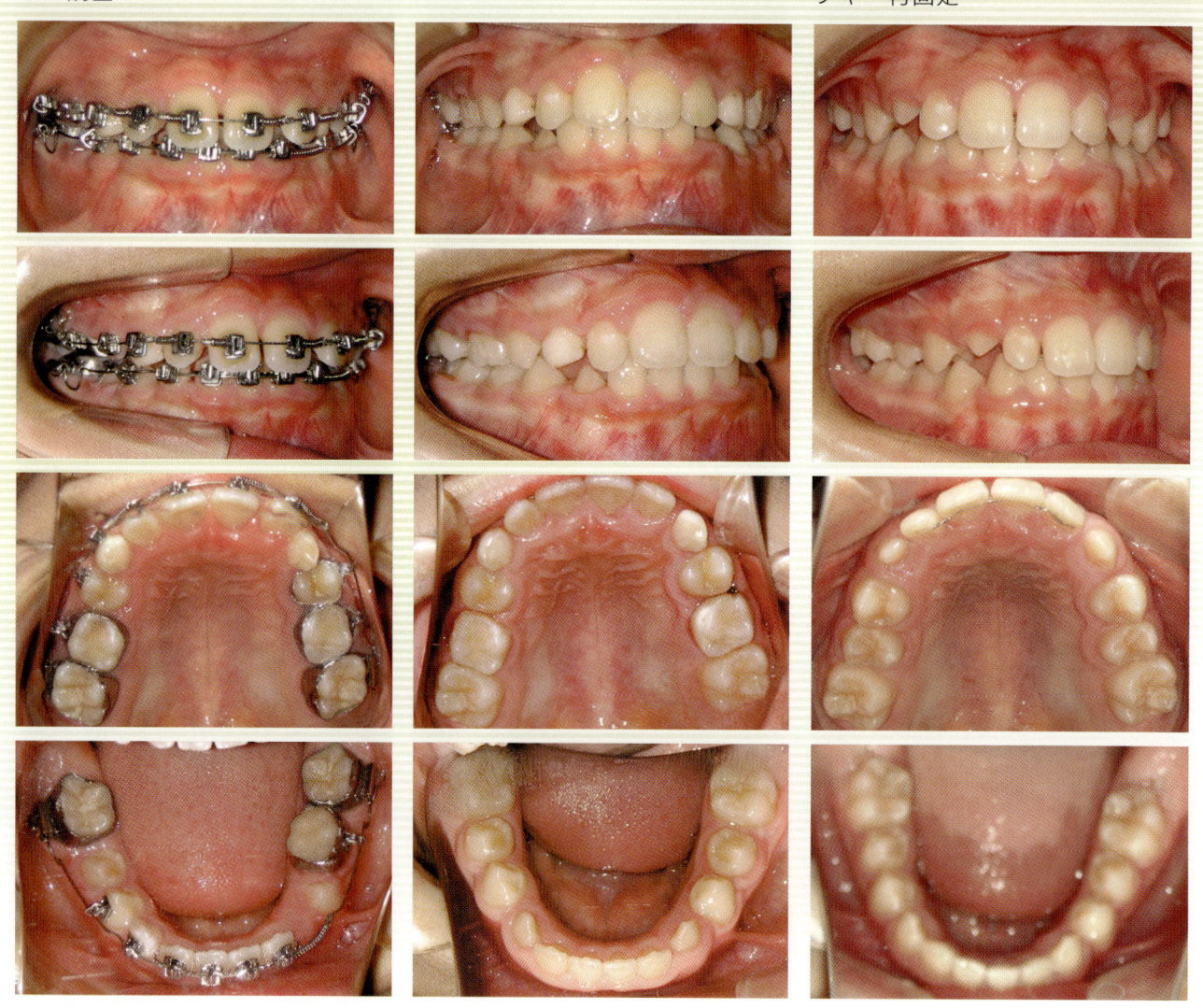

12歳3か月：咬合観察．悪くなってはいない
＜MFT＞
・「あ」の口
・舌尖伸ばし
・スポット習慣
（⇒p.186〜190参照）

12歳5か月：第二大臼歯の萌出観察．喘息のため，筋機能の状態があまり改善されていない
＜MFT＞
・切端で咬んでスポット習慣
・上唇小帯伸ばし（親指）
・「あ」の口スティック

13歳9か月：定期健診．少しずつ良くなっているが，下顎の歯が内側に入ってきている．斜めに出ていた 7| についてもこのまま様子をみていく．2期治療へ進むかどうかの診査は第二大臼歯の萌出と喘息の状態をみてから決める．全体的にコンタクトの研磨を行う．MFTで口角は広がったが，噛む力が強くなりすぎているので注意

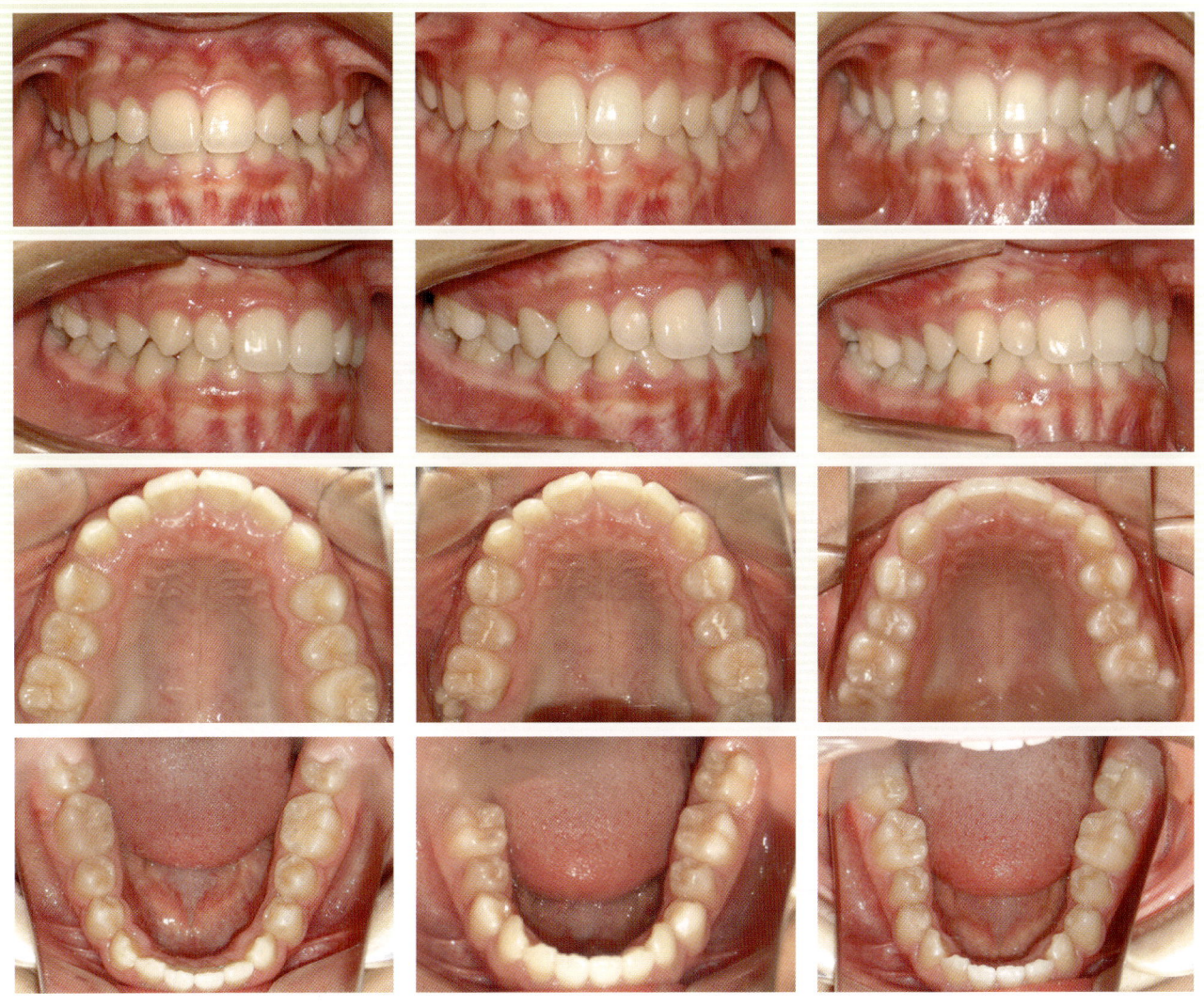

成長期の各種不正に対する分析と対処の仕方 | 141

4）歯の位置と整直の異常

症例1 H.4.6.18.生まれ（女子）

現症 【捻転歯（翼状捻転）】
①上顎がせまい
②下顎コの字歯列
③反対咬合
④翼状歯列
⑤上唇小帯異常

9歳6か月：診査

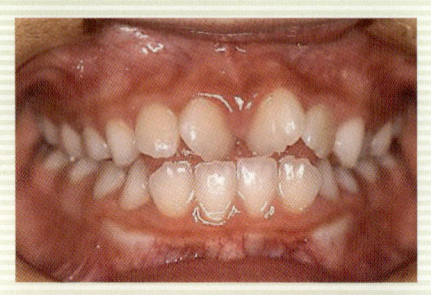

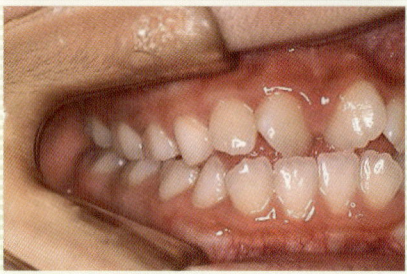

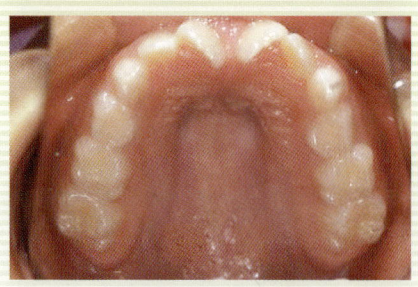

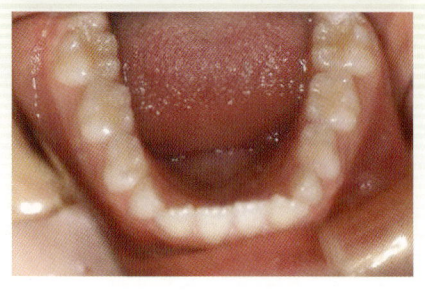

分析結果

　セファロより上顎の前方劣成長が認められた．さらに上顎骨が時計回りの回転と，下顎骨が後方へ回転し，顎関節の後方高位へ位置しているのが認められた．上顎の前歯も捻転して切端咬合になっていて，口唇や舌筋などの力の調整や，咀嚼や嚥下などの食習慣についての指導も必要になるだろう．改善には長期間の治療日数が必要と思われる．

解決方法

① MFT
② ワイヤーにより上顎を前方に成長させる
③ 姿勢の指導
④ 日常生活習慣の改善

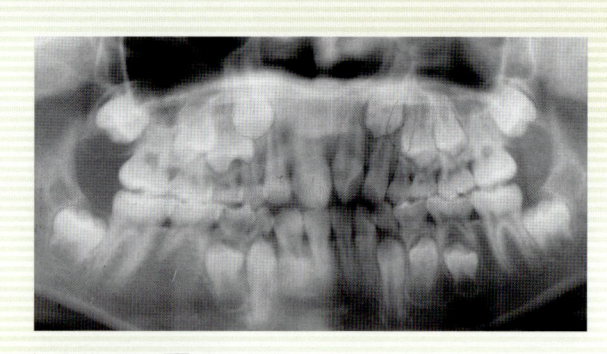

|3 に注意，6| 先天欠如

緑：標準値
赤：9歳6か月

142　PART II

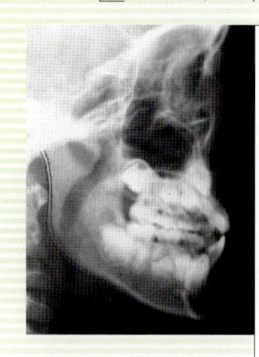

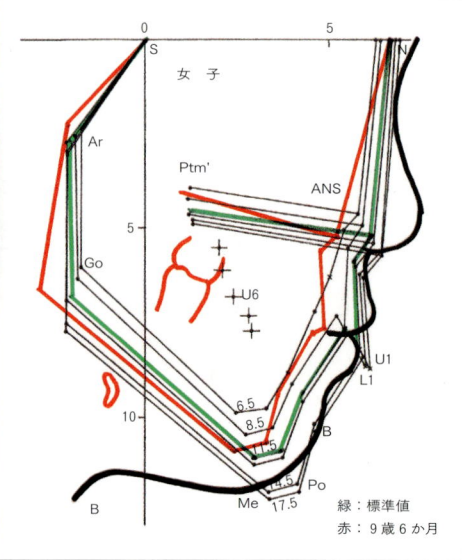

◎診療の流れ

9歳6か月：上唇小帯を伸ばすMFTを行う，1段階矯正開始，以後4週間ごとに調整

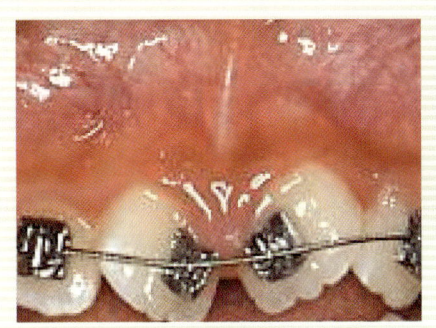

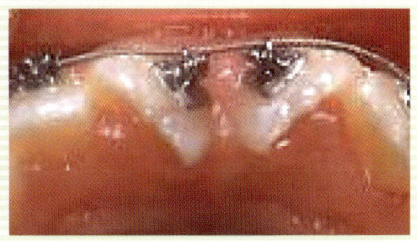

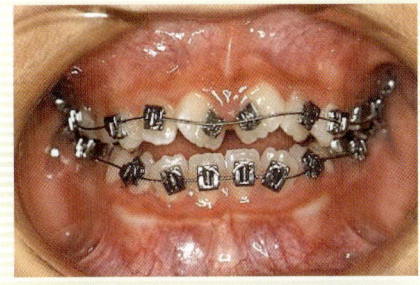

9歳6か月　　　9歳7か月：1か月後　　　10歳5か月

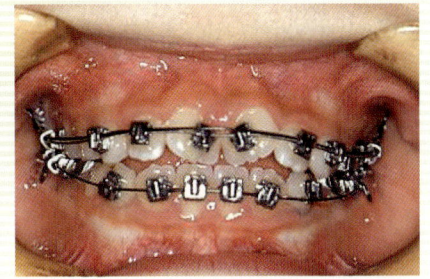

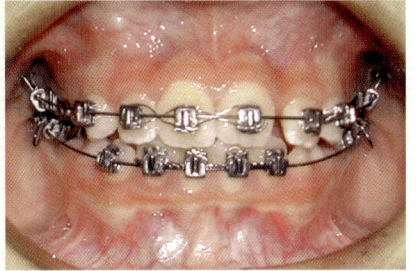

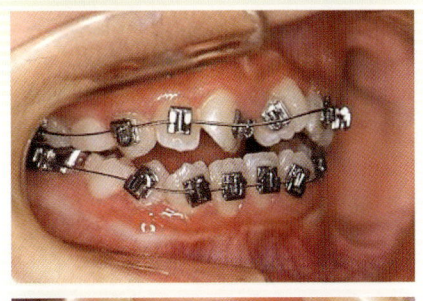

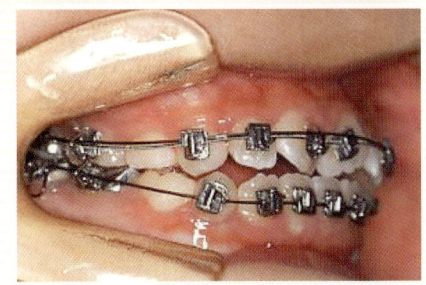

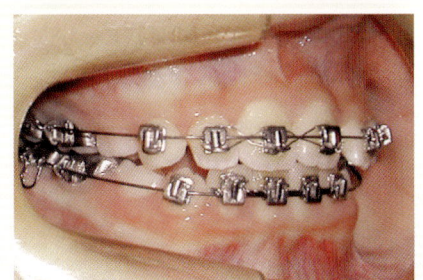

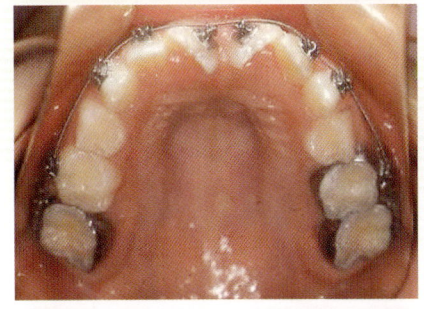

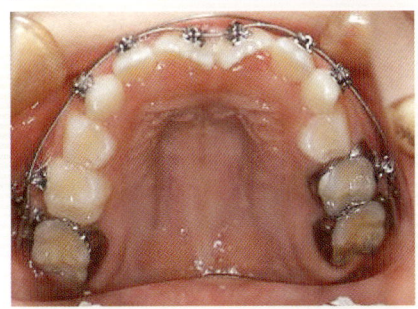

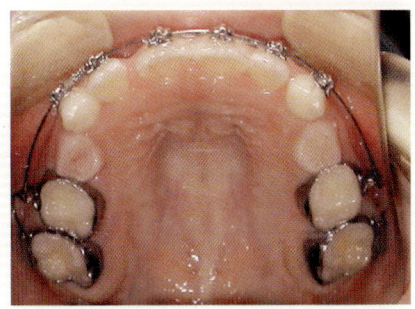

成長期の各種不正に対する分析と対処の仕方　143

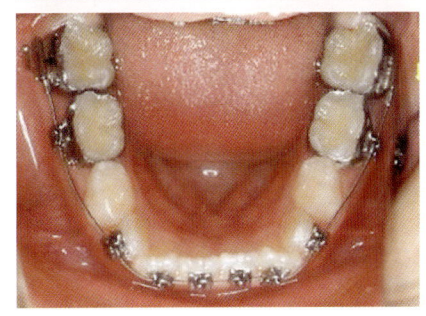

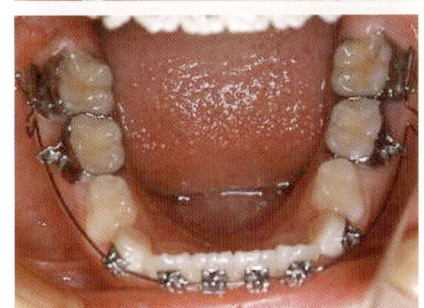

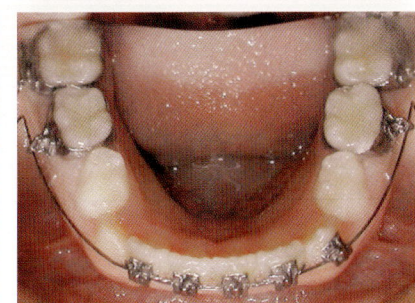

◎診療の流れ

10歳8か月：ワイヤー調整，資料採り（はずせるか？）　　**10歳11か月**：ワイヤー調整，次回下顎第一小臼歯ブリッジ装着　　**11歳5か月**：保定装置装着

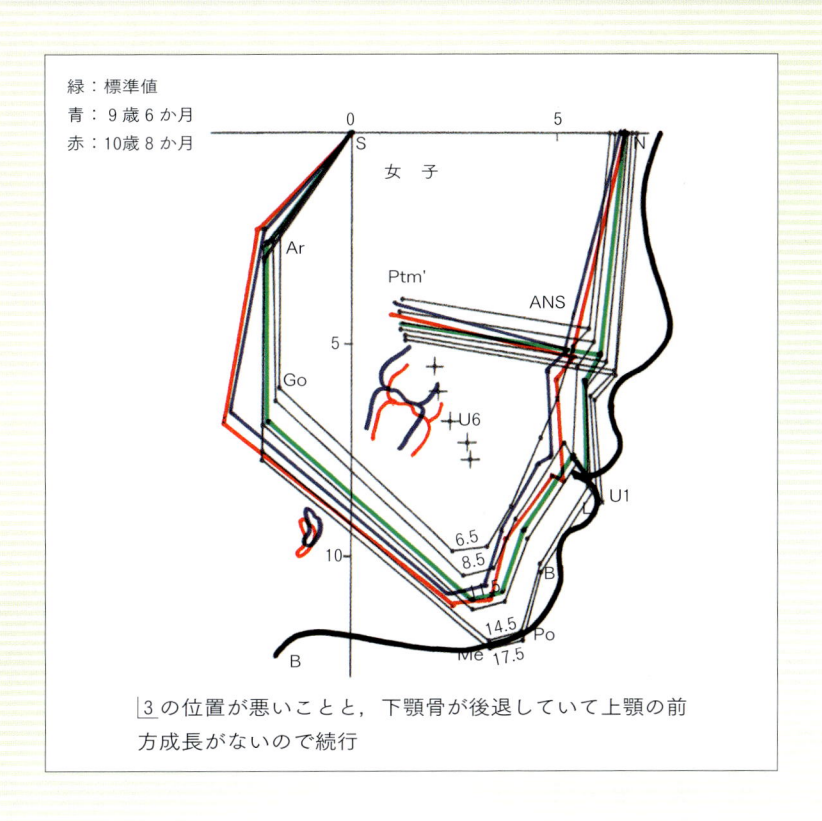

緑：標準値
青：9歳6か月
赤：10歳8か月

女子

|3の位置が悪いことと，下顎骨が後退していて上顎の前方成長がないので続行

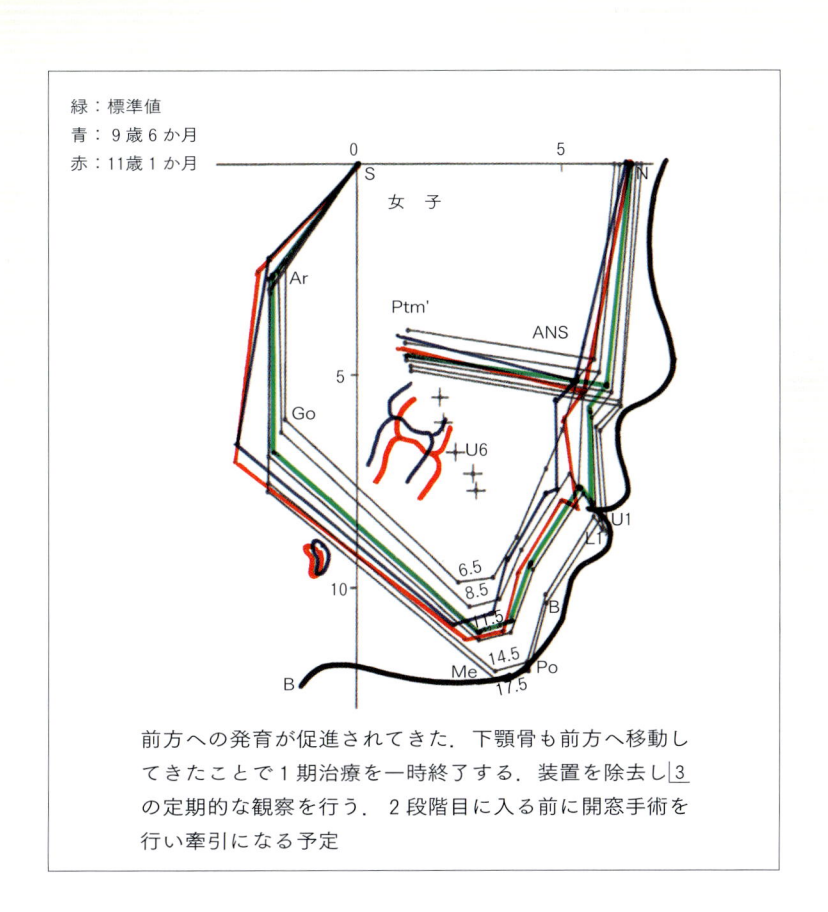

緑：標準値
青：9歳6か月
赤：11歳1か月

女子

前方への発育が促進されてきた．下顎骨も前方へ移動してきたことで1期治療を一時終了する．装置を除去し|3の定期的な観察を行う．2段階目に入る前に開窓手術を行い牽引になる予定

成長期の各種不正に対する分析と対処の仕方 | 145

◎診療の流れ

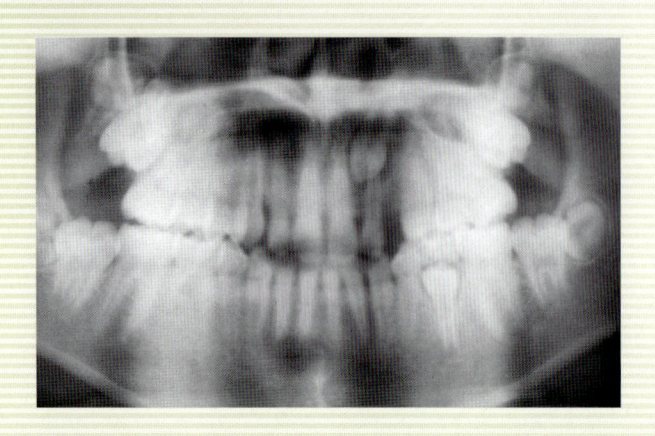

・|3 が |1 |2 間に移動

12歳2か月：|3 に膨らみ，資料採取　　**12歳3か月**：2段階矯正開始　　**12歳4か月**：開窓手術，牽引開始

- 13歳0か月時にワイヤー調整，スプリング挿入，2│3 ブラケットを付け直し，リガチャーゴムチェーンにより 3│牽引

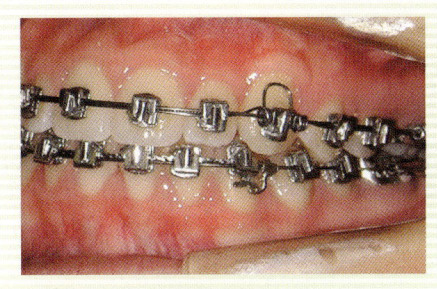

- ルートトルキングオーキジアリ

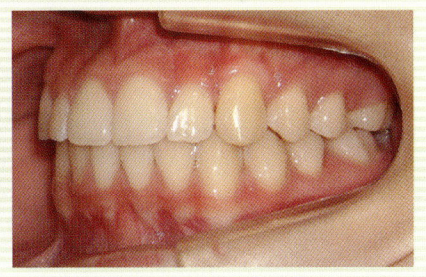

- 保定装置装着後31か月，MFTと全体のコンタクトの十分な研磨により臼歯部と全体の咬合の安定を図っている

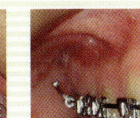

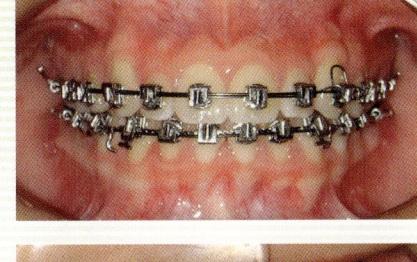

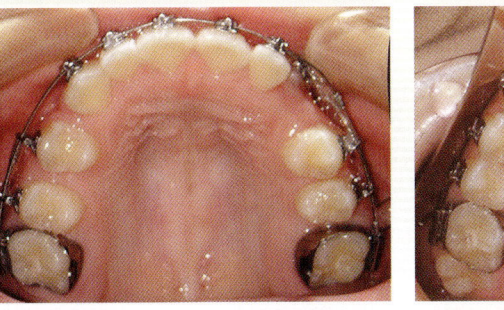

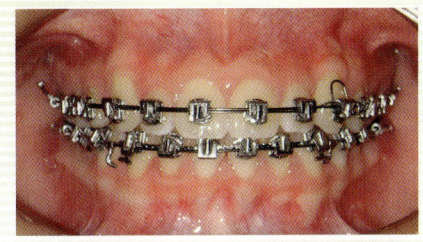

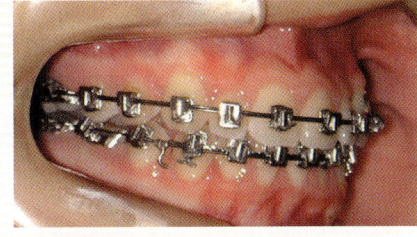

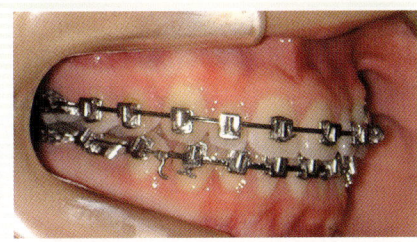

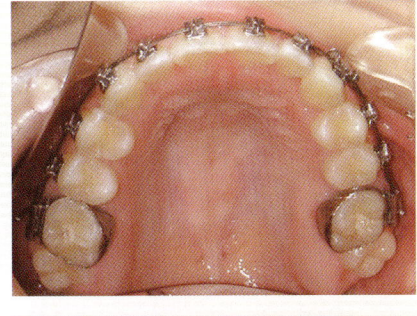

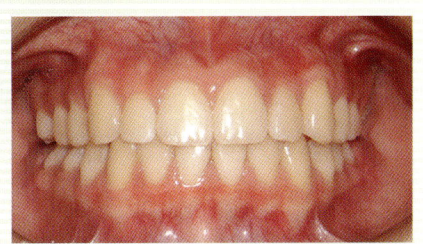

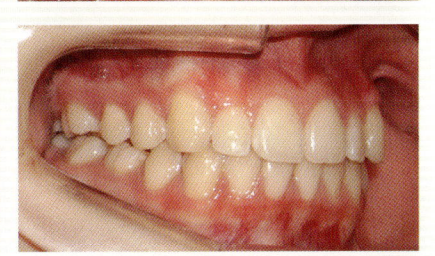

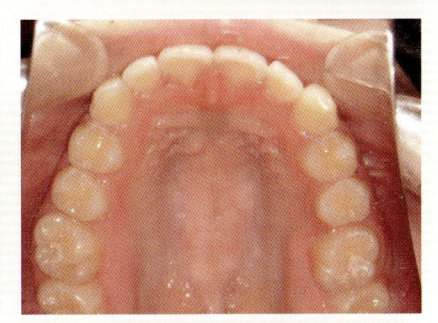

13歳0か月　　15歳0か月　　16歳5か月

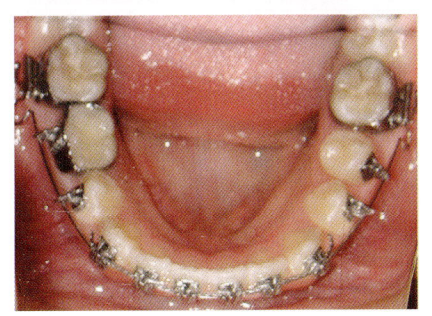

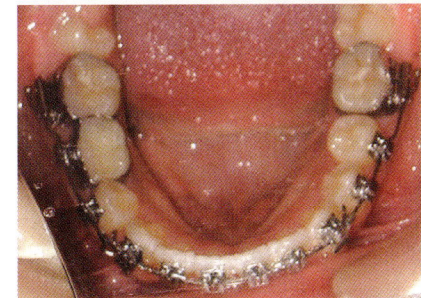

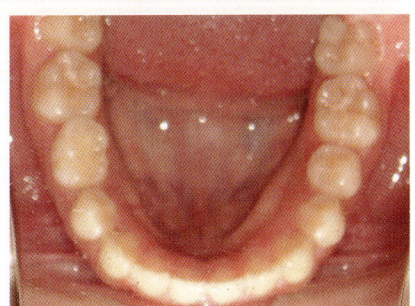

4）歯の位置と整直の異常

症例2 H.8.8.20.生まれ（男子）

現症 【埋伏歯】
① |1 埋伏
② 永久歯萌出スペースロス
③ 歯列弓のゆがみ
④ 下顎骨が右へ偏位

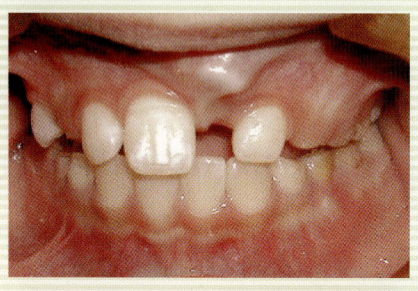

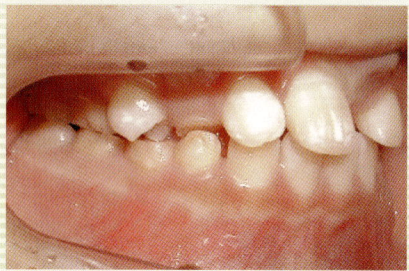

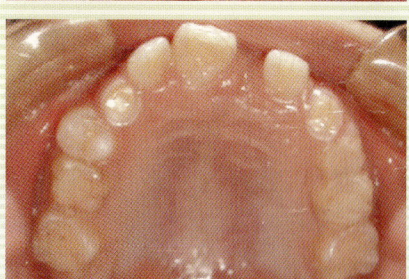

分析結果

|1 が中で曲がっているので，埋伏歯を牽引し，歯並びを整える必要がある．ただし永久歯が並ぶ隙間がないため，顎を広げてから並べていかなければならない．また歯列弓にゆがみがあり，正中がずれているため，上下顎にワイヤーをかけて早期に矯正する．

解決方法

① |1 番開窓手術を行い牽引
② 牽引後ワイヤーによる第1段階矯正開始
③ 歯列弓を拡大するため舌および口腔周囲筋の調整をMFTにて開始

8歳6か月：診査

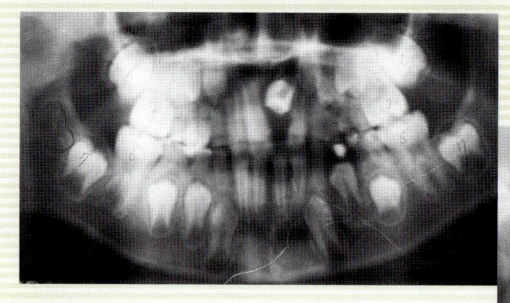

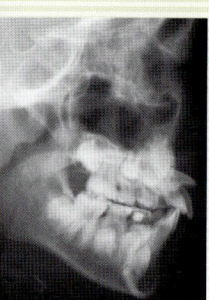

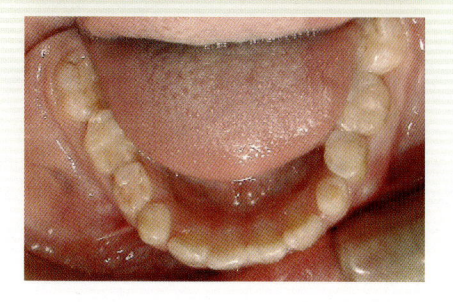

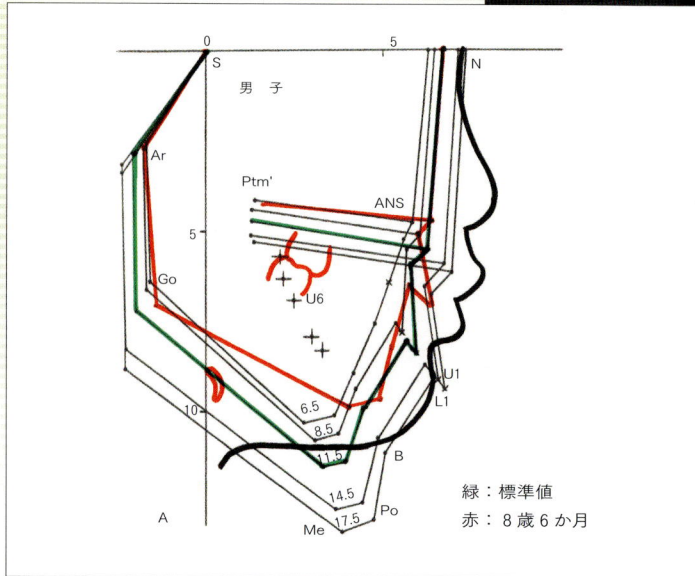

緑：標準値
赤：8歳6か月

148　PART II

◎診療の流れ

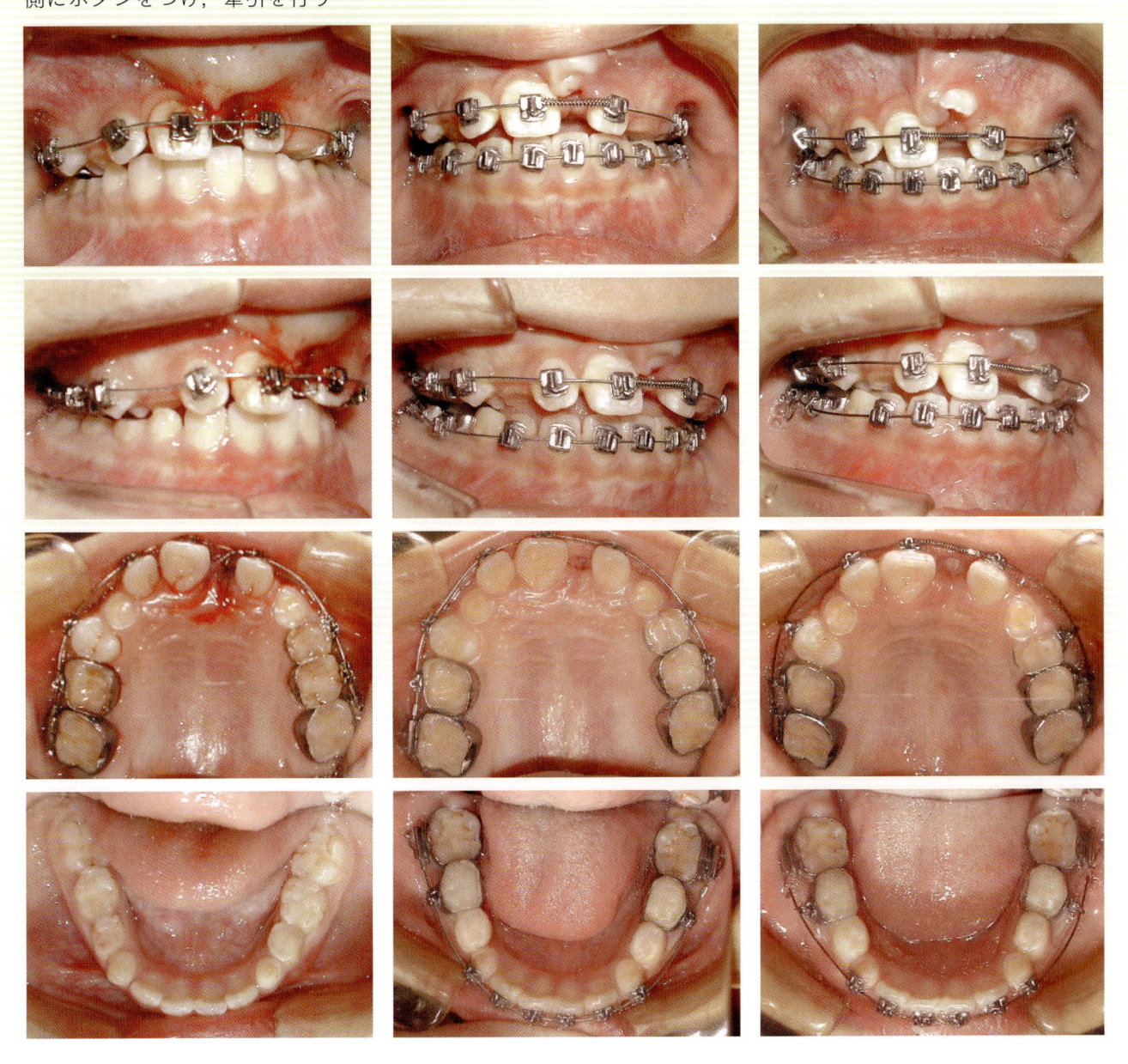

8歳7か月：1期治療開始．|1開窓手術．上に向いていたので口蓋側にボタンをつけ，牽引を行う

8歳7か月：抜糸．1|2間スプリング

8歳8か月：016Ωループ付与ワイヤー作製．1|2間スプリング

成長期の各種不正に対する分析と対処の仕方

◎診療の流れ

8歳10か月：ワイヤー調整，|1 ブラケット，1+2 スプリング

9歳3か月：ワイヤー調整

9歳5か月：矯正装置除去

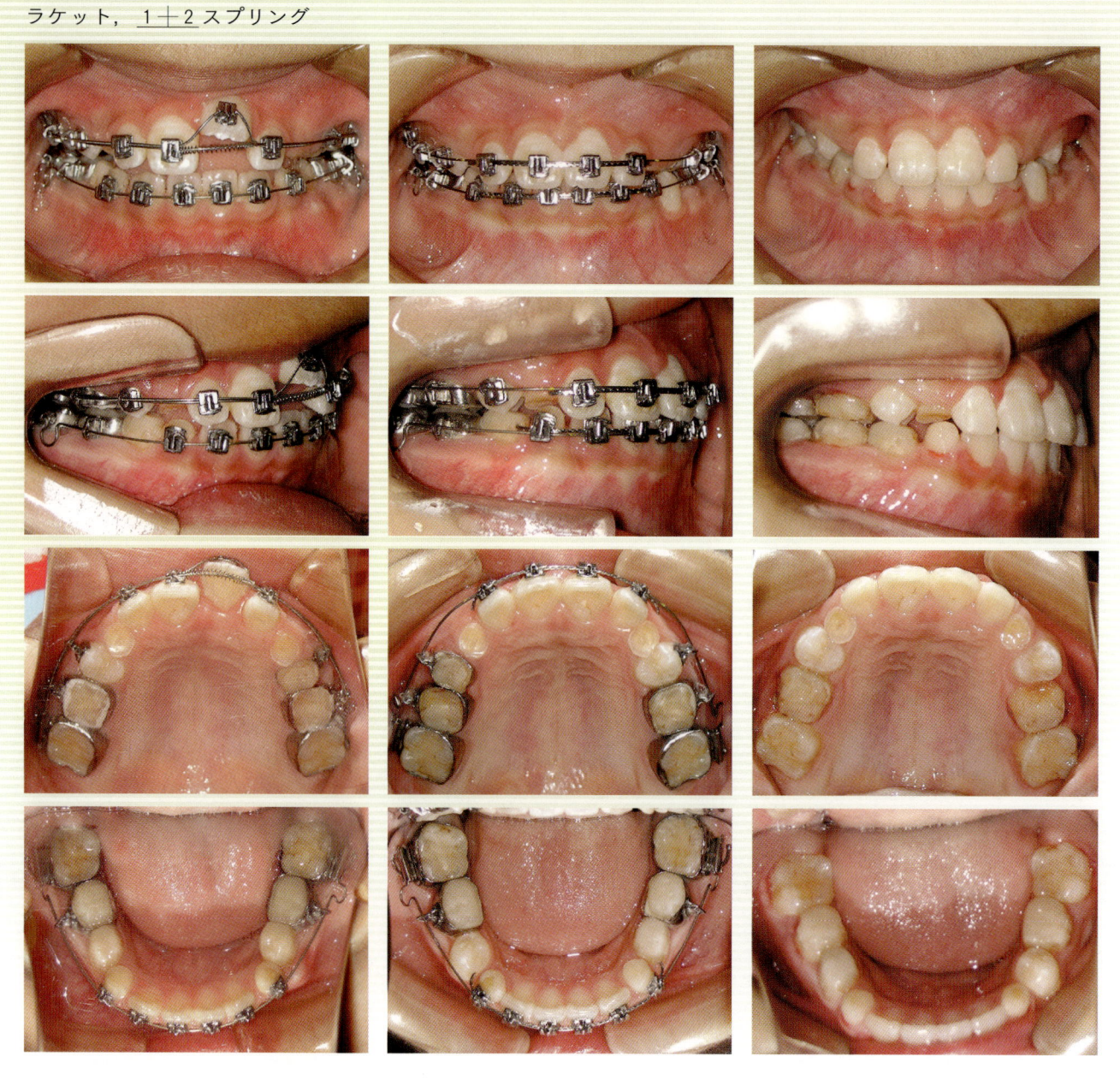

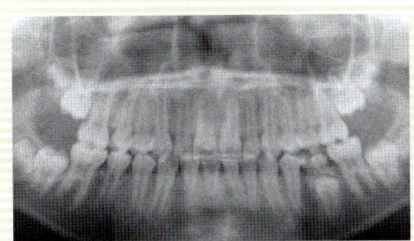

11歳0か月　　11歳4か月　　11歳5か月

11歳5か月：⌊1観察．下顎は固定がはずれて叢生になり始めている．下顎もサジタルリンガルにする．

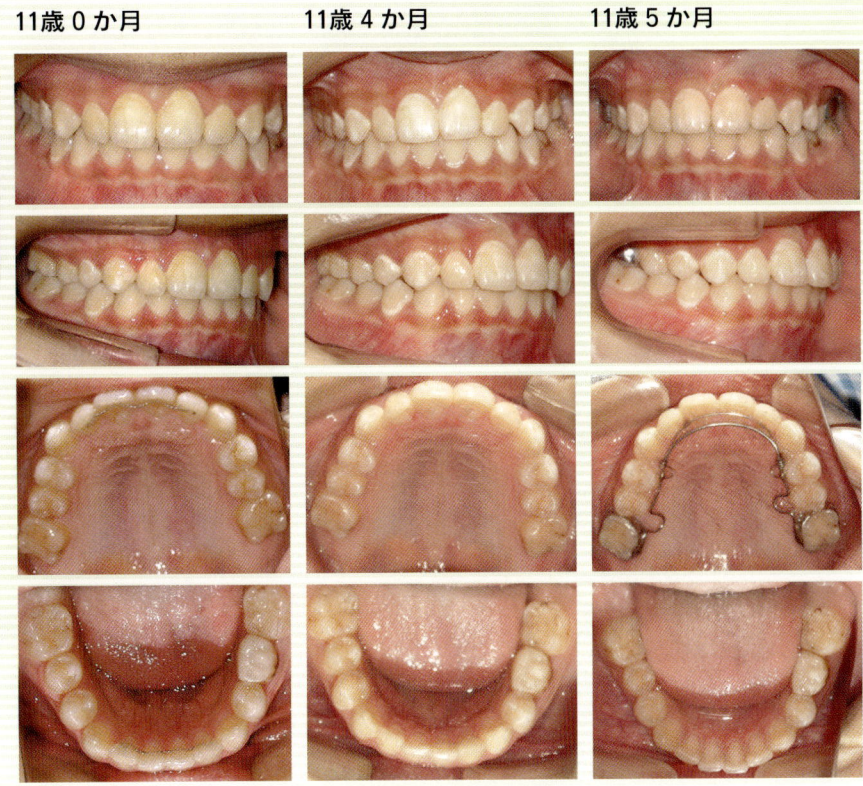

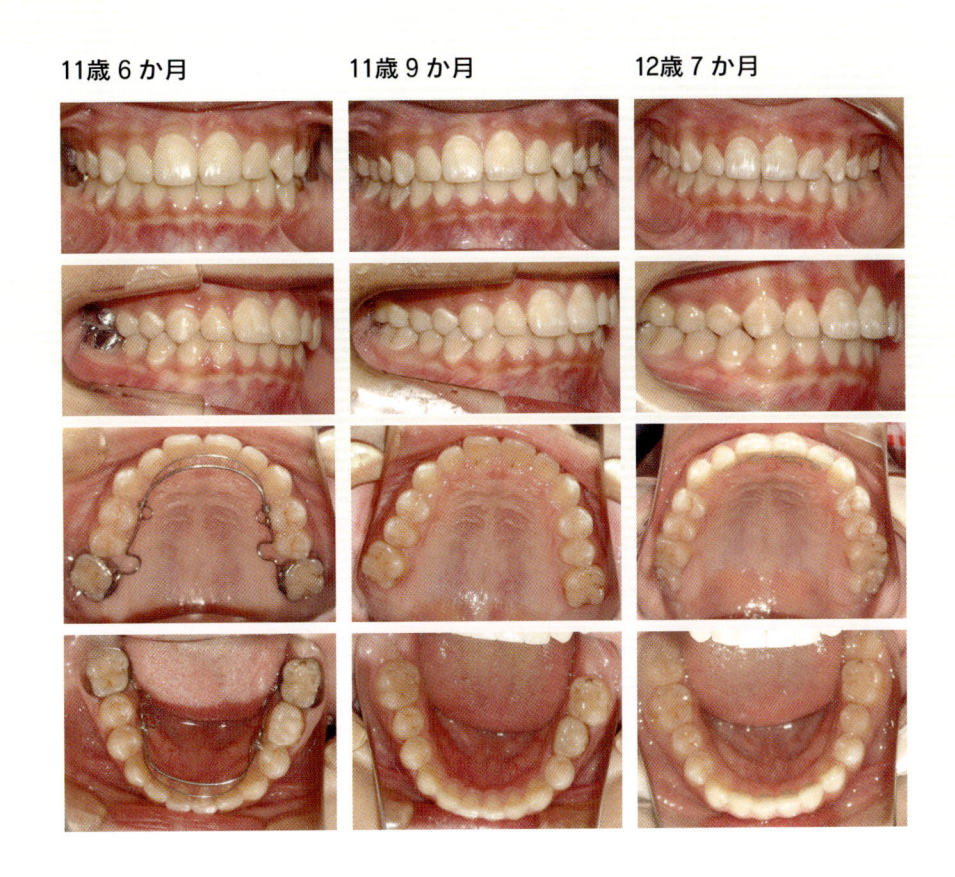

11歳6か月　　11歳9か月　　12歳7か月

成長期の各種不正に対する分析と対処の仕方

4）歯の位置と整直の異常

症例3　S.61.12.18. 生まれ（男子）

現症　【埋伏】
① $\underline{1}$ 萌出遅延
② $\underline{1}$ 前傾
③ $\underline{6}$ 萌出障害
④ 下顎骨が左へ偏位

7歳9か月：診査

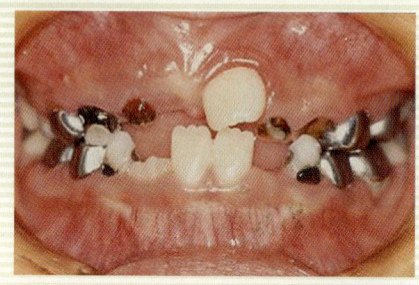

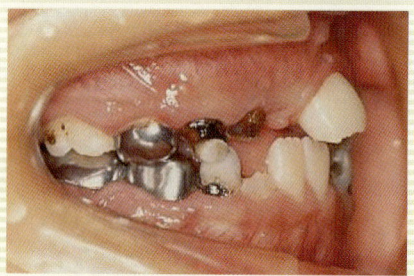

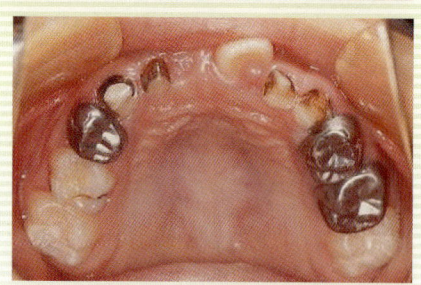

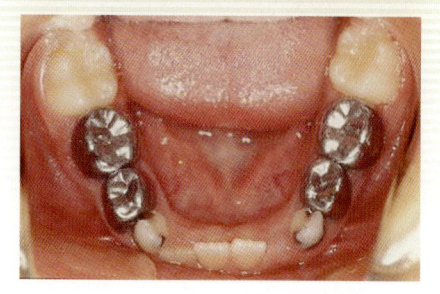

分析結果

　上下顎の大きな成長の異常が認められない．$\underline{1}$ が顎の中で転覆しており，牽引が必要である．$\underline{6}$ が萌出障害となっており，今後このまま放置しておくと歯並びと咬み合わせに大きなずれが生じてくる．牽引後4本の前歯が萌出するのを待ってから1段階矯正を開始するために再診査が必要である．

解決方法

① $\underline{1}$ の開窓手術および埋伏歯の牽引
② $\underline{E}$ の乳歯冠が $\underline{6}$ に引っかからないように再作製
③ 4前歯萌出後再診査
④ ワイヤーによる1段階矯正開始

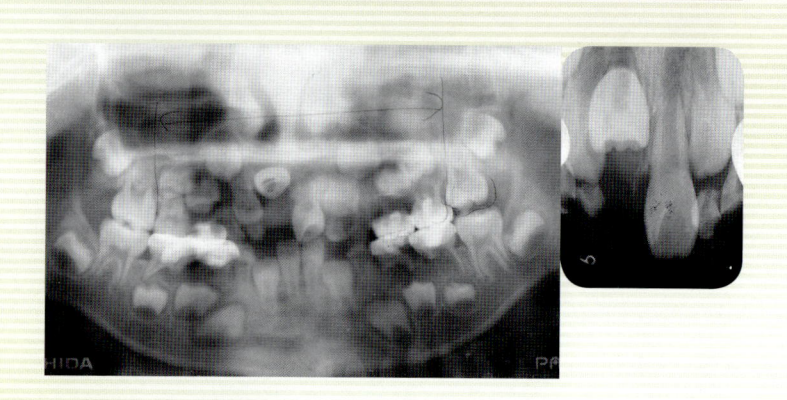

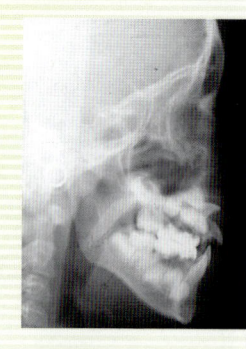

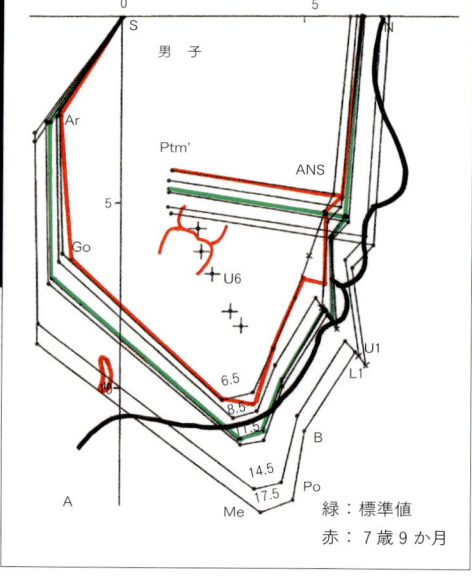

緑：標準値
赤：7歳9か月

◎診療の流れ

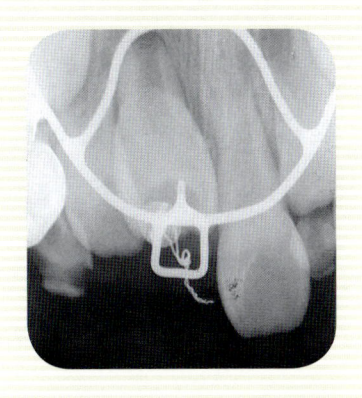

8歳1か月：牽引調整，リガチャー，ゴム交換

8歳4か月：経過観察．4前歯の萌出後再診査の必要性を説明

8歳5か月：牽引装置除去

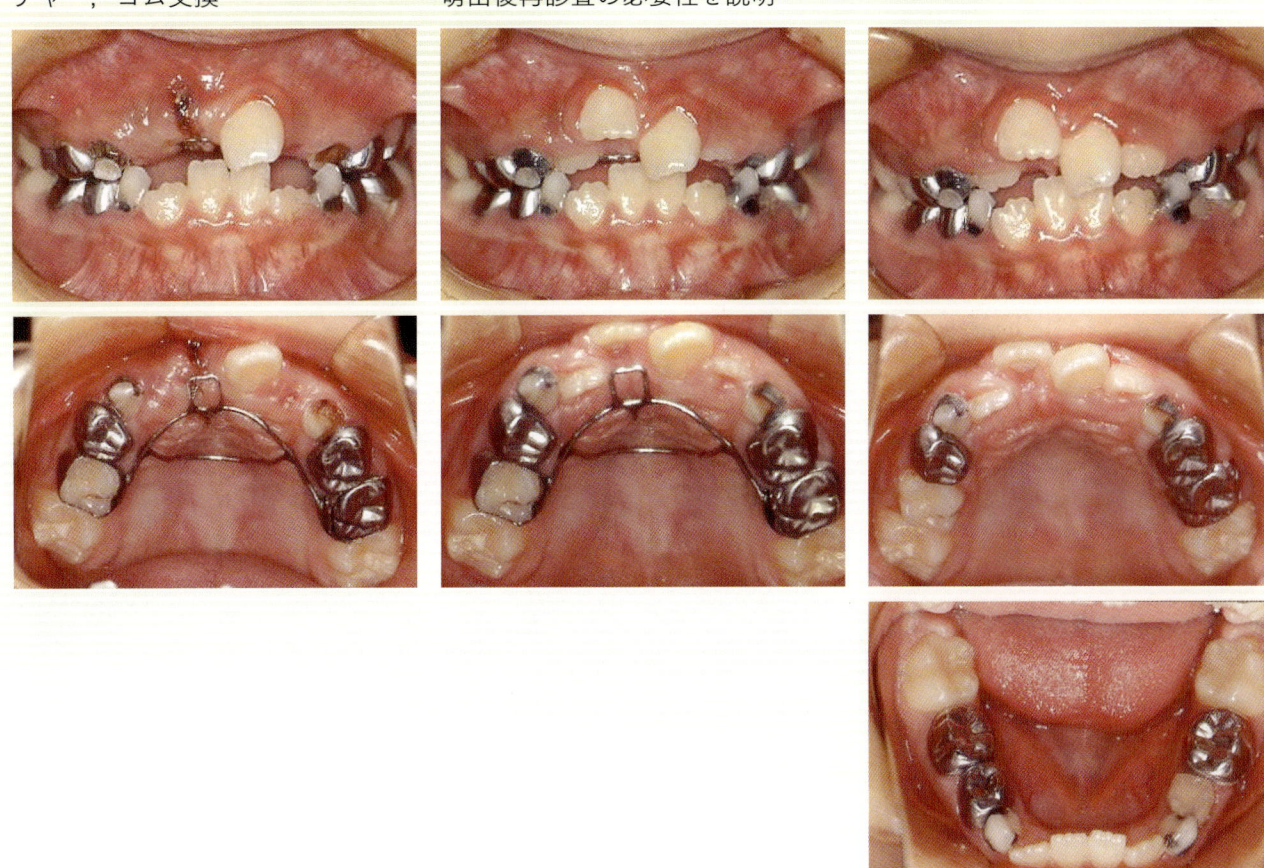

成長期の各種不正に対する分析と対処の仕方

◎診療の流れ

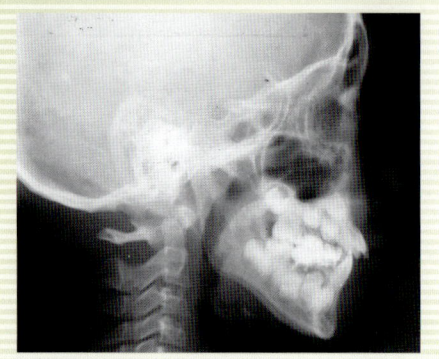

8歳7か月

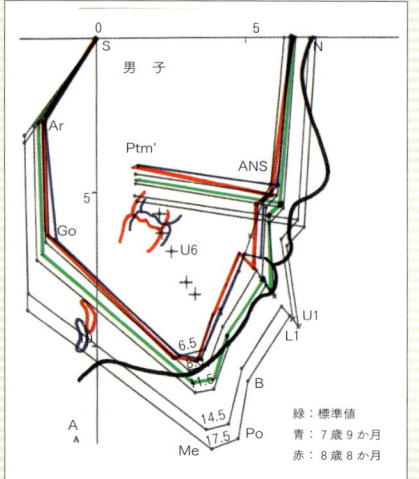

緑：標準値
青：7歳9か月
赤：8歳8か月

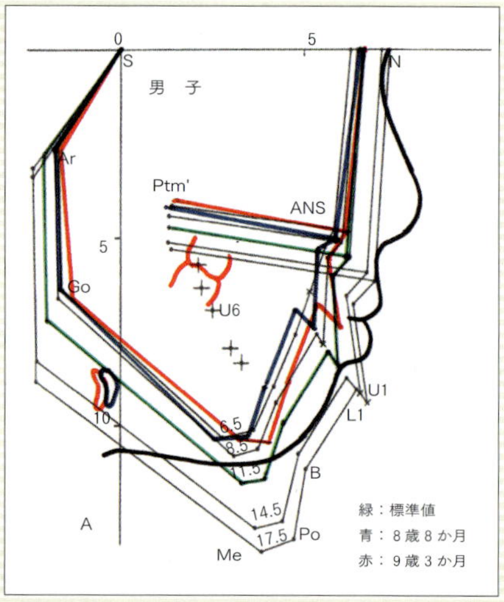

緑：標準値
青：8歳8か月
赤：9歳3か月

8歳7か月：矯正再診査 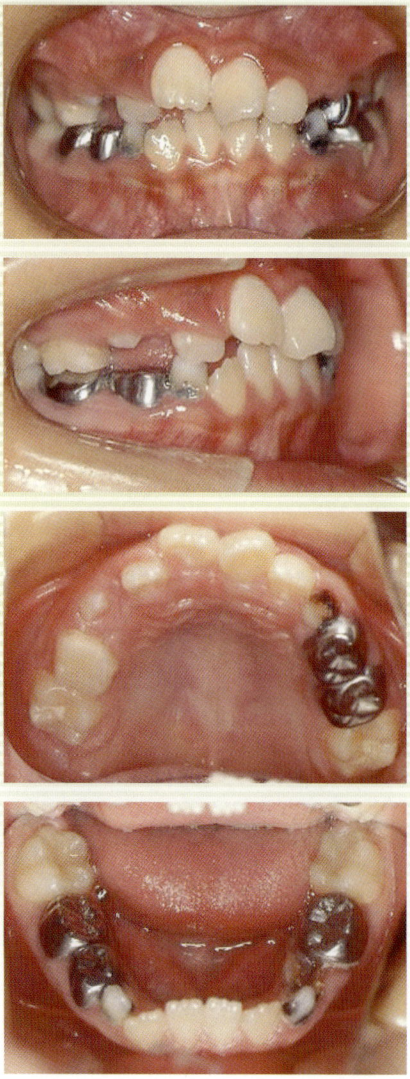　　8歳8か月：1段階矯正開始　　9歳3か月：保定装置装着

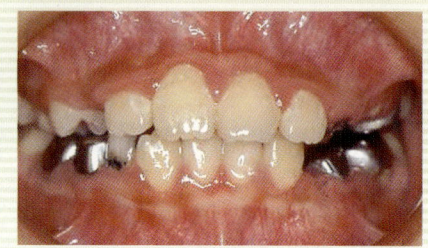

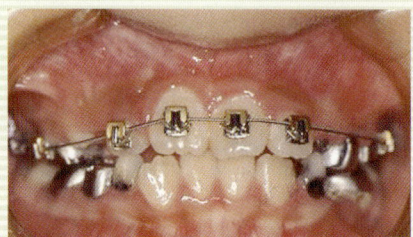

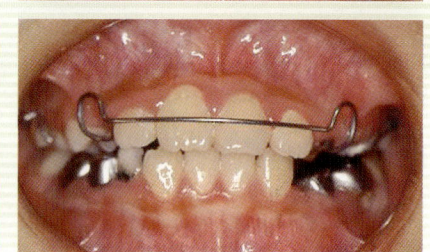

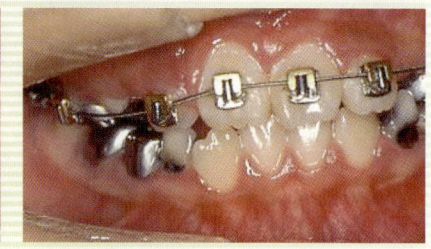

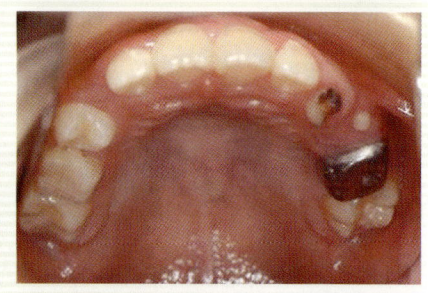

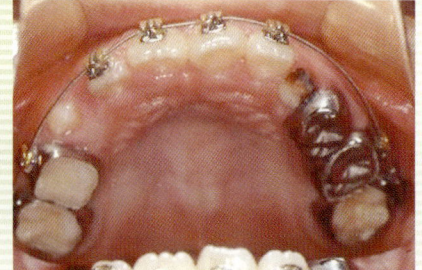

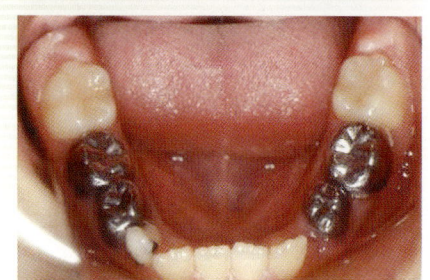

154　PART II

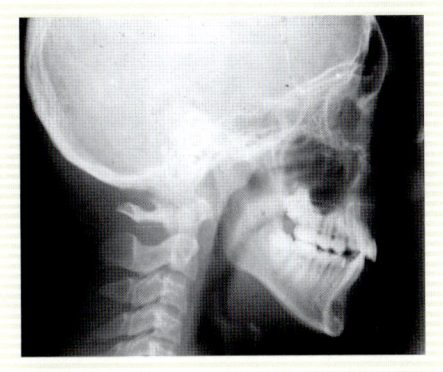

12歳5か月

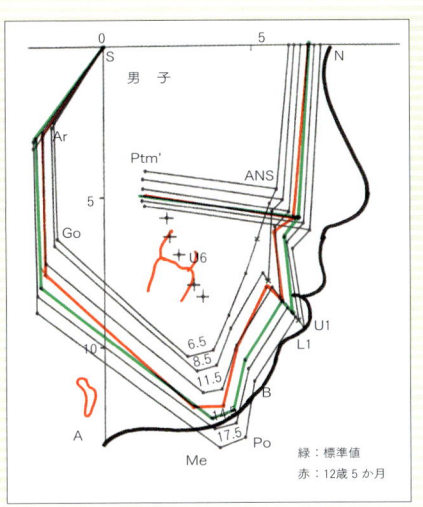

男子
緑：標準値
赤：12歳5か月

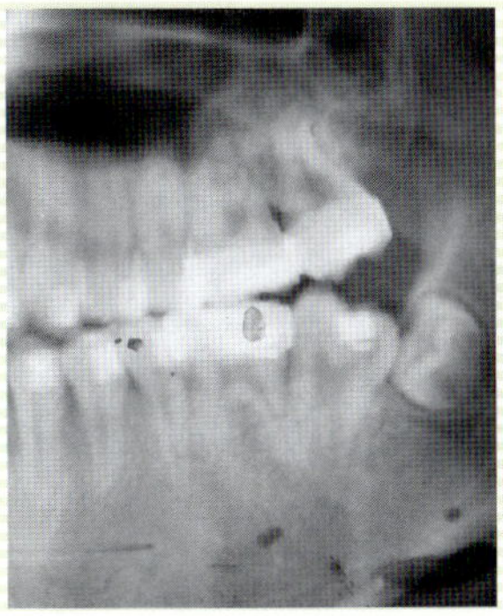

15歳1か月：8̲抜歯後保定

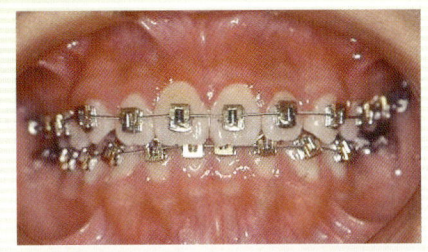

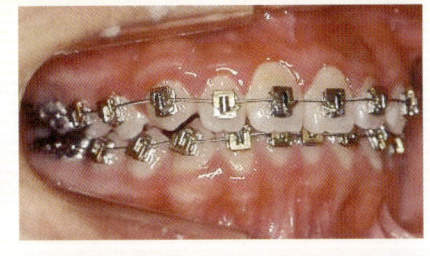

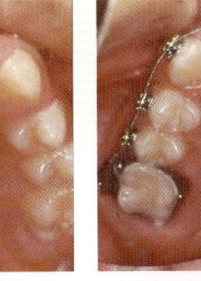

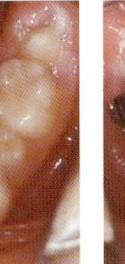

12歳5か月：矯正再診査　　12歳6か月：2段階矯正開始　　18歳1か月：保定装置除去後47か月

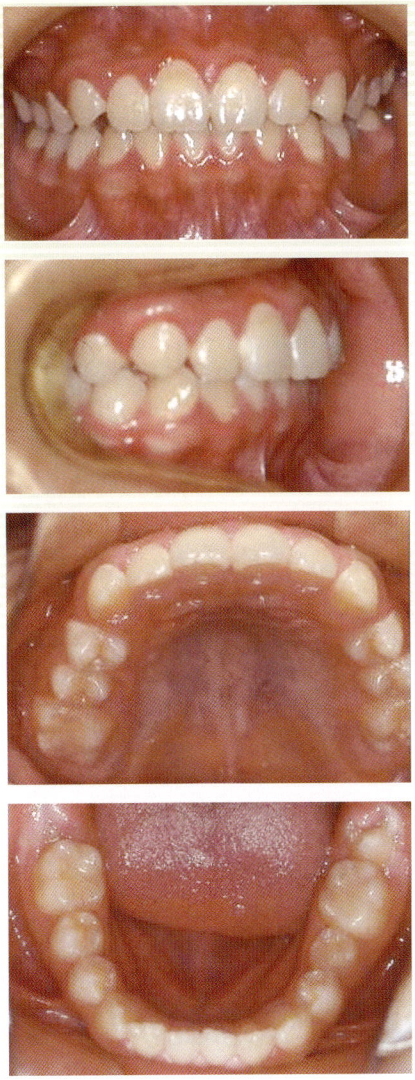

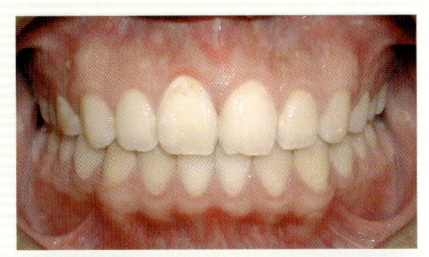

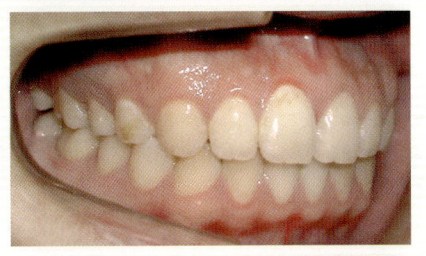

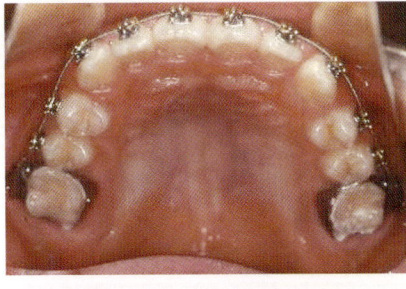

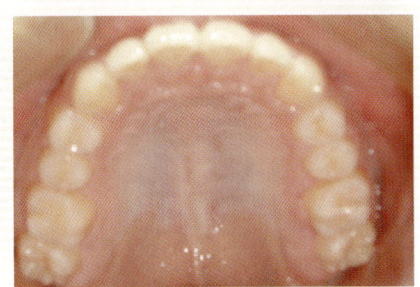

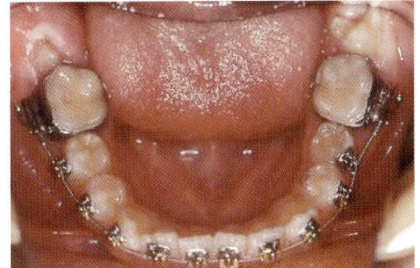

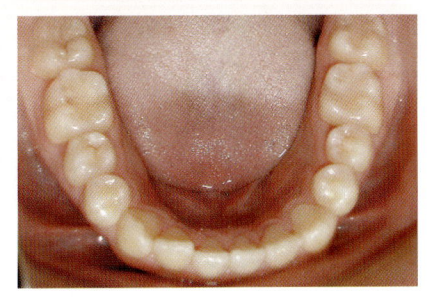

成長期の各種不正に対する分析と対処の仕方 | 155

4）歯の位置と整直の異常

症例4　S.63.11.14. 生まれ（女子）

現症　【先天性欠如歯】
① 1̄ 反対咬合，歯牙の動揺が大きい
② 上唇小帯の伸びが悪い
③ 上顎正中離開
④ 欠損歯多数
⑤ 上下歯列弓のゆがみ

7歳8か月：診査

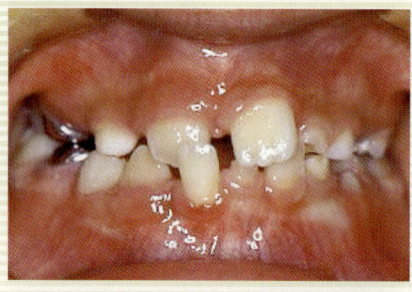

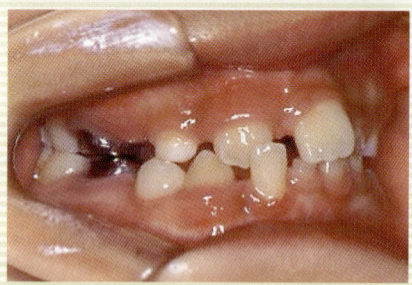

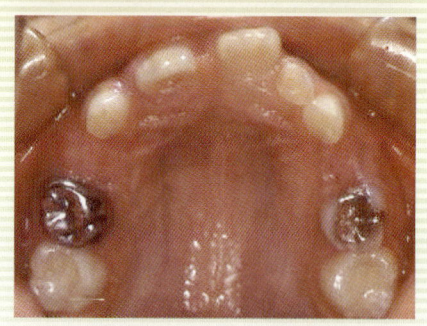

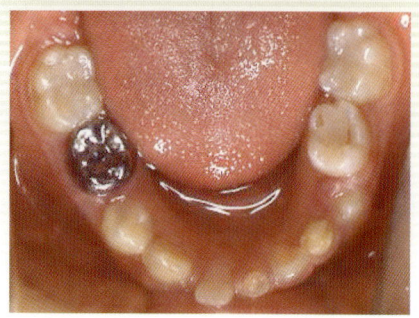

分析結果

　顎骨の位置や発育に大きな異常は認められない．永久歯数の異常や歯列弓にゆがみがあり，前歯部では，反対に咬んでいる歯の大きな動揺がある．このまま隙間や反対を放置しておくと，長い間には歯の動揺から脱落が起き，歯列のゆがみから大きな不正咬合が生じ，体に変調を起こす原因となる可能性が大きくなる．矯正治療により慎重に歯を移動し，できるだけ歯を寄せ合いながら歯並びを作ることで，それらの予防を図ることが望ましい．それでも隙間が残るところには，補綴を行い，正しい咀嚼と嚥下を獲得することが重要である．

解決方法

① ワイヤーによる1段階矯正を開始する
② 使用できる乳歯を選択し歯列弓を作る
③ 歯を前方へ移動し，隙間をつめる
④ できるだけ左右を対称にして隙間を補綴し管理
⑤ 新しい歯列と咬合になれるためのMFTを行う

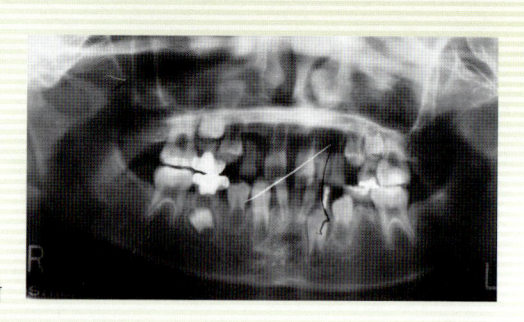

7 3 2 ｜ 2 3 7
7 　 2 ｜ 2 5 7　欠如歯

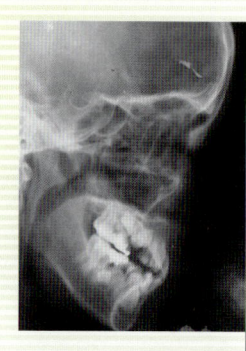

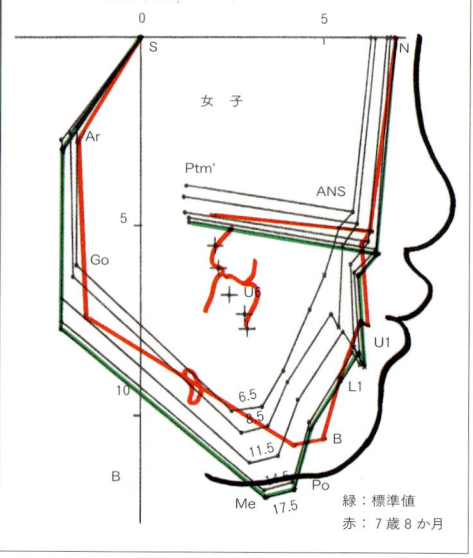

緑：標準値
赤：7歳8か月

156　PART II

◎診療の流れ

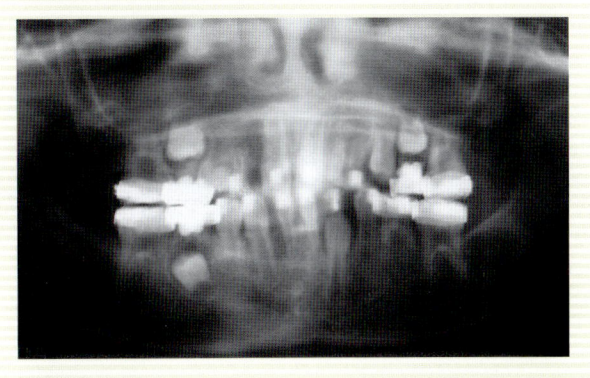

8歳2か月

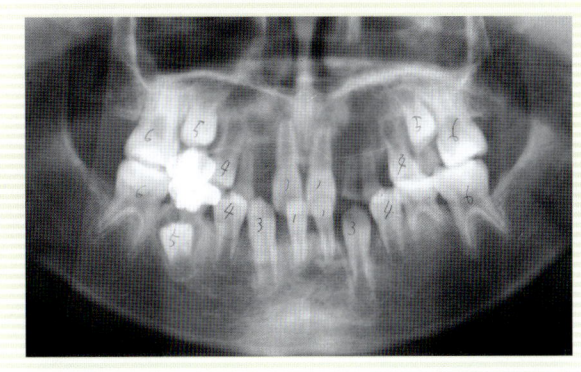

8歳5か月

7歳9か月：1段階矯正開始．チンキャップ開始（600g）

8歳2か月：チンキャップを一時除去

8歳5か月：保定装置調整

成長期の各種不正に対する分析と対処の仕方

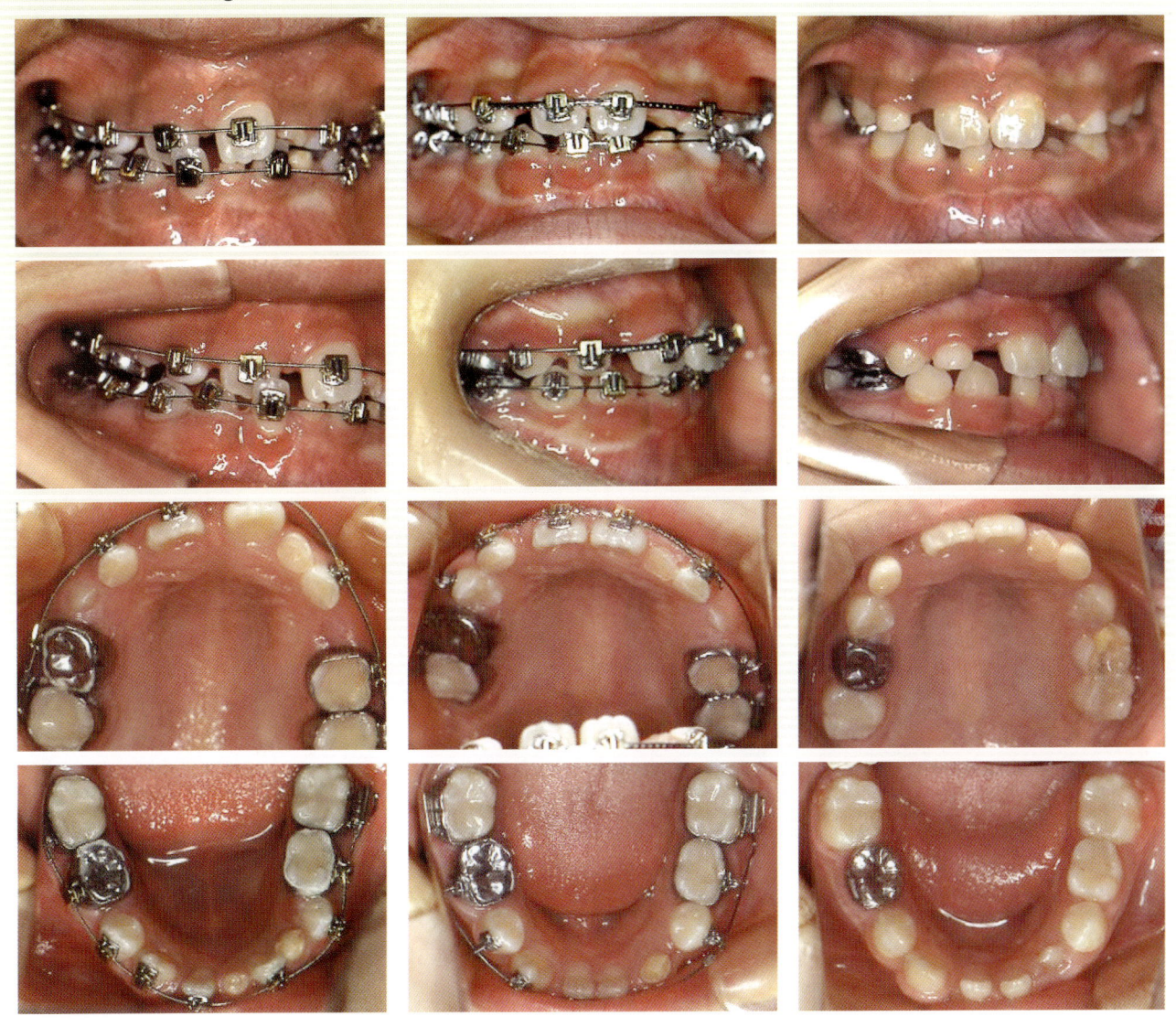

◎診療の流れ

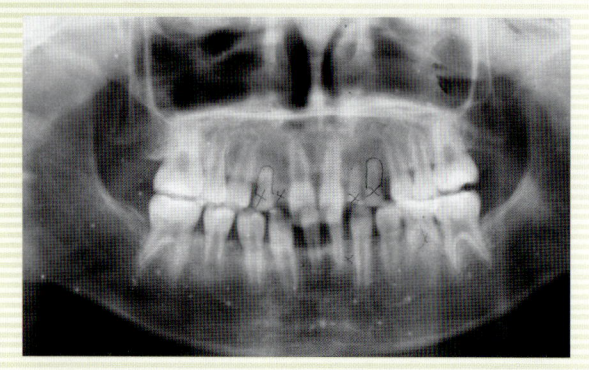

9歳5か月

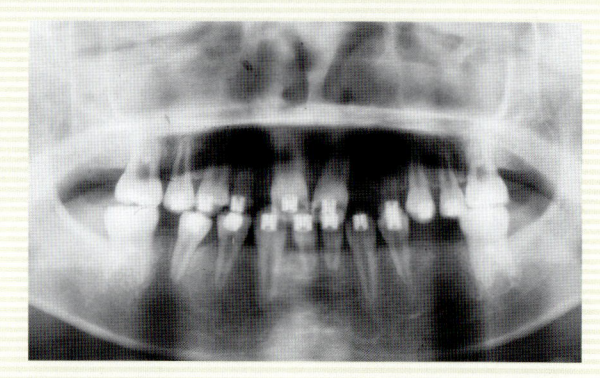

11歳4か月

9歳5か月　　　9歳5か月：2段階矯正開始　　　11歳4か月

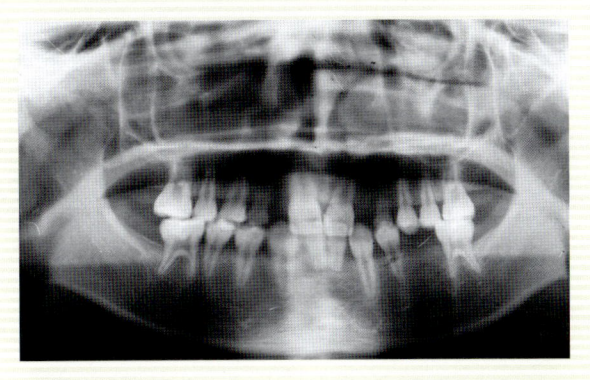

13歳4か月

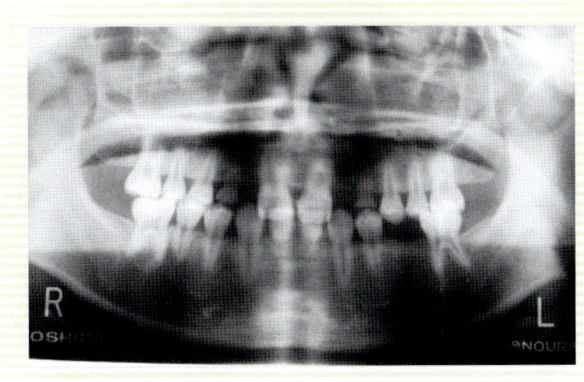

18歳3か月

13歳4か月：上顎保定義歯装着

13歳5か月：上顎保定装置調整，下顎ワイヤー調整

18歳3か月：装置除去後の観察

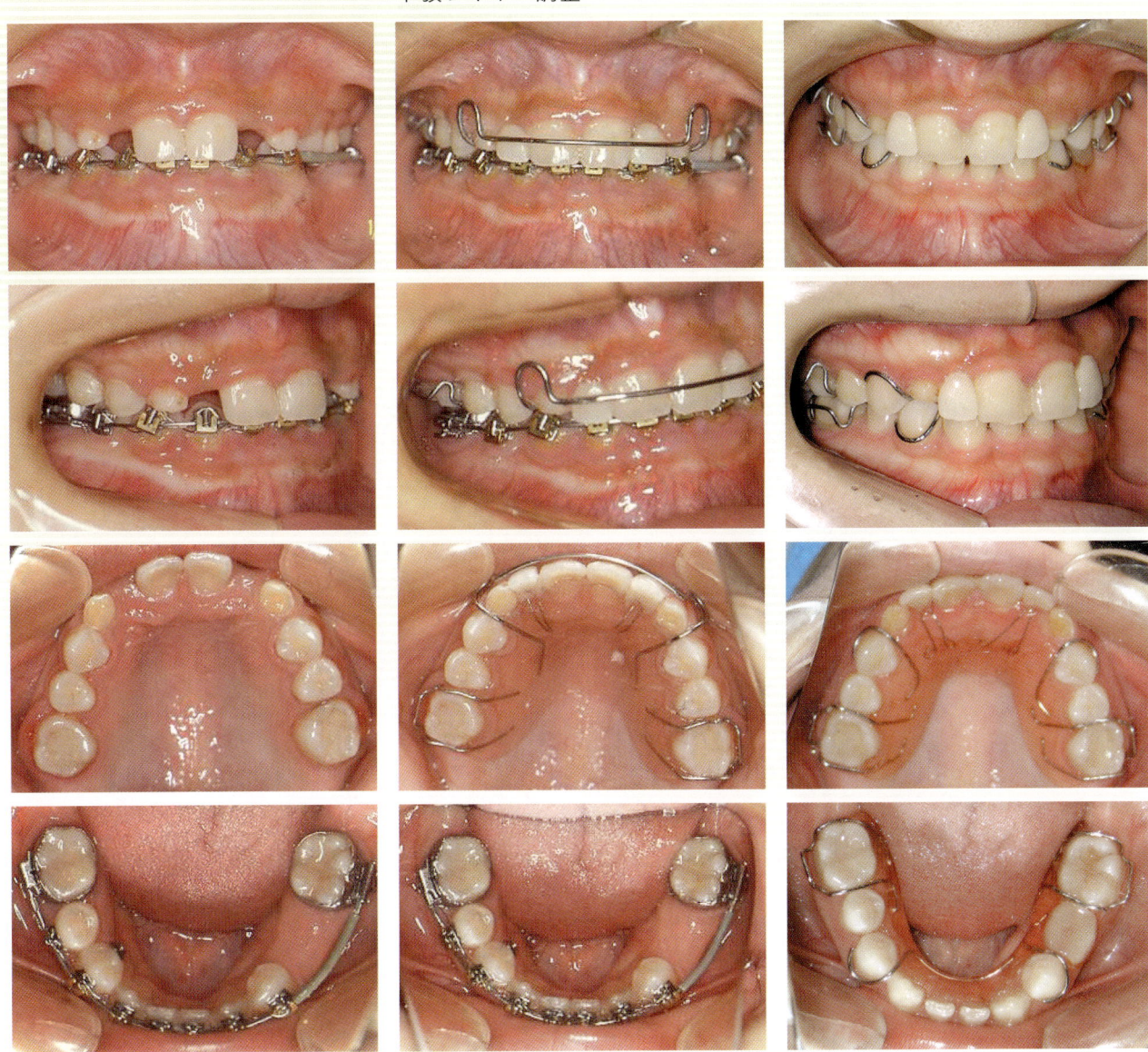

成長期の各種不正に対する分析と対処の仕方

Part III

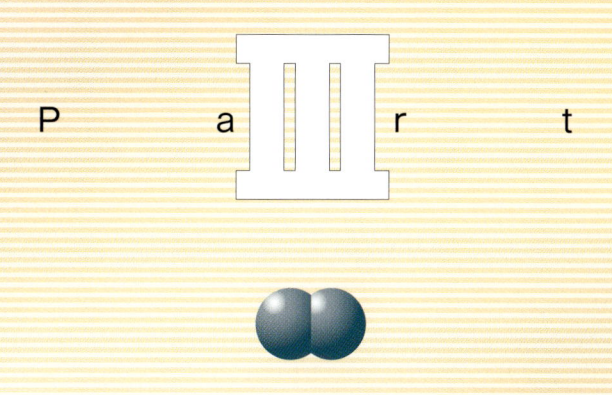

来院時の年齢による
実践的な咬合育成治療の進め方

来院時の年齢による実践的な咬合育成治療の進め方

咬合育成を成功させる秘訣

①できるだけ多くの情報から不正の原因を探し出し，矯正終了までには除去する努力をする．
②現在の不正をそのままにしておくと，悪化へ向うと推測されるものは，とくにその部分の治療を集中的に行う．
③乳犬歯や乳臼歯をうまく利用し，歯列弓の側方拡大に利用する．
④咬合の高さに対する不正を，混合歯列期のうちに早期に解決するために，スピーカーブの除去や，第一大臼歯のコントロールを必ず行う．
⑤上顎の前歯は，これからの成長を考えて，十分すぎるぐらいに前方へ拡大する．

※咬合育成治療は，治療前の診査および治療計画を立てる際に，日常生活習慣のチェックや筋機能について把握しておかなければならないことが多く，成人の場合の矯正治療とは大きく異なる．

※高い効果と効率を考えたとき，矯正中においても，成長過程における各々の正常値と照らし合わせながら，早い時期に悪い変化に対して敏感に反応し，正常な咬合を導くことが，咬合育成治療を成功させるひとつの鍵となる．

◎乳歯列完成前〜乳歯列期

0〜3歳　乳歯列完成前

1）咬合育成準備期
2）哺乳期，離乳期を通して，姿勢，嚥下，筋肉（舌や口唇など），呼吸などが正常に発育していくための観察・管理を行う．
3）直立姿勢，摂食・嚥下機能，呼吸機能の獲得を目指す．
4）定期的な健診を行う．
5）成長を阻害するような抑制因子の除去

・乳歯列完成後の歯列や咬合の正しい育成を目指し子育て支援を行う

3〜5歳　乳歯列期

1）咬合育成活動期①
2）乳歯列期を通して，姿勢，嚥下，筋肉（舌や口唇など）などが正しく成長するように，日常生活習慣を中心に発育因子が阻害されないように，観察・管理・指導・予防・治療を行う．
3）正しく成長発育が行われるように，日常的な姿勢や食べ方などにどんな注意をしているか観察する．
4）定期的な健診と対処法
　（1）顎や歯列弓の拡大，上下顎の位置の正常化が行われているかを管理
　（2）機能異常のチェックと指導
　（3）習癖の除去
　（4）病気の改善
　（5）治療と保隙
5）咬合育成治療
　（1）チンキャップ（必要に応じて使用）
　（2）レジンアップ・キャップ
　（3）その他

・舌房を狭くしたり，正しい舌位や嚥下を妨げるものは6か月以上使用しないこと

◎第一大臼歯・中切歯萌出期～4前歯萌出期

5～7歳　第一大臼歯・中切歯萌出期

1）咬合育成活動期②
2）顎・歯列弓の拡大
3）上下顎の位置の正常化
4）機能異常の改善
5）保隙
6）第一大臼歯に関する改善
　　（1）萌出障害　（2）すれ違い　（3）近心移動
7）中切歯に関する改善
　　（1）埋伏　（2）クロスバイト　（3）正中離開　（4）過剰歯
8）咬合育成治療
　　（1）チンキャップ　（2）レジンアップ・キャップ　（3）ワイヤー　（4）その他

- 4前歯の萌出が早いようであれば，次の段階に移行する計画と費用をあらかじめ話しておくこと
- 前歯部根尖の吸収をエックス線写真で確認すること

7～9歳　4前歯萌出期

1）咬合育成活動期③
2）顎・歯列弓の拡大
3）上下顎の位置の正常化
4）機能異常の改善
5）保隙
6）被蓋改善
7）スペースコントロール
　　（スペースロス，叢生改善）
8）咬合育成治療
　　（1）チンキャップ　（2）レジンアップ・キャップ　（3）ワイヤー　（4）その他

- 前方への成長が抑制されないように歯列の形態に注意すること
- 顎の自然な拡大を妨げないために原則非抜歯
- 被蓋や叢生が改善されたら保定を行う
- 同時に側方歯群を正常位置に誘導するため定期的な健診を行うこと

◎犬歯・小臼歯萌出期～第二大臼歯萌出期

9～11歳 犬歯・小臼歯萌出期

1) 咬合育成沈滞期
2) 保定装置や保隙装置による過剰な永久歯萌出スペースのとりすぎの調整
3) 第二小臼歯の捻転に対する処置
4) 埋伏歯の治療（第二小臼歯，犬歯，過剰歯）
5) 1期治療後の後戻りの管理・観察
6) 鋏状歯の治療
7) 筋機能の正常化
8) 咬合育成治療
 （1）チンキャップ （2）埋伏歯牽引 （3）MTM （4）早めの2期治療

- この時期には矯正を開始しないこと
- 永久歯交換時の舌癖に注意すること
- 成長発育抑制因子が出てこないように定期的な生活習慣の管理・観察を行う

11歳～ 第二大臼歯萌出期

1) 咬合育成再活動期
2) 前方・側方拡大
3) 上下顎の位置の正常化
4) 機能異常の改善
5) 第二大臼歯の萌出障害
6) 智歯の抜歯の有無と時期
7) 3～6か月後に再診査を行い，今後非抜歯治療を進めていくための計画を再考する
8) 咬合育成治療
 （1）チンキャップ （2）ワイヤー （3）その他

- 顎関節症に注意し非抜歯治療で開始する
- 拡大後3～6か月後に再診査を行い再診断をすること
- MFT

乳歯列完成前～乳歯列期

1）うつぶせ寝が原因と思われる患者の経過観察と咬合育成を考えた治療の流れ

症例1　2歳7か月　H.17.1.7.生まれ（女児）

主　　訴：咬み合わせをみてほしい
現　　症：交叉咬合，下顎左へ1.3mm 偏位
特記事項：枕抱えてうつぶせ寝
　　　　　今日は右親指をくわえていた
　　　　　家ではやっていない様子

解決方法
- 夜：うつぶせ寝の改善
- 昼：身体をできるだけ起こすような動作をさせる
- 口唇を閉じて咀嚼

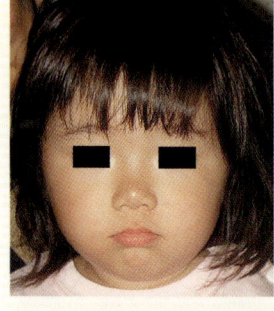

2歳7か月：初診時顔貌および口腔内写真

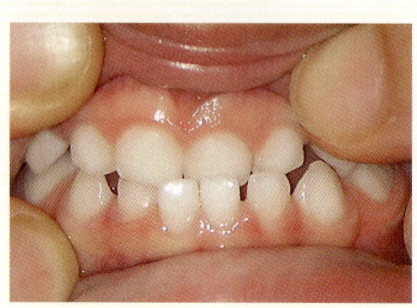

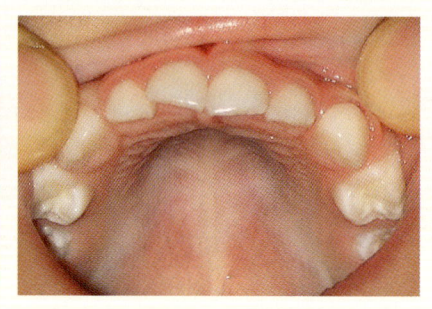

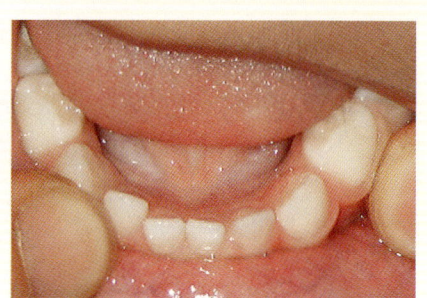

2歳8か月：咬合観察
- うつぶせ寝で，右を下にして寝ている．
- 何度も直したが，無理だった．
- 枕は母親のものを使用している．
- 母親のものを奪い取る．
- 姿勢に関することが問題なので，身体を起こすように注意してもらう．

2歳10か月：咬合観察
- 咬合量はないが，徐々に右で咬んでいる．
- 相変わらずうつぶせ寝．
- 眠りが深くならないと，すぐ起きてしまうので直せない．

2歳11か月：定期健診
- 口唇が開いているので，気をつけてもらう．

◎診療の流れ

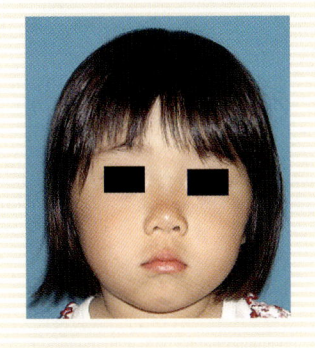

10か月後

- 二重あごが目立たなくなり，身体のひねり，正中線のずれもなくなっていた

3歳6か月：定期健診
- 咬合は良くなってきている．咬み合わせが深いので身体を起こすこと．口唇を閉じて食べる．
- しっかり奥で咬むように話した．食べる量が多く，口の中にいっぱい入れる．

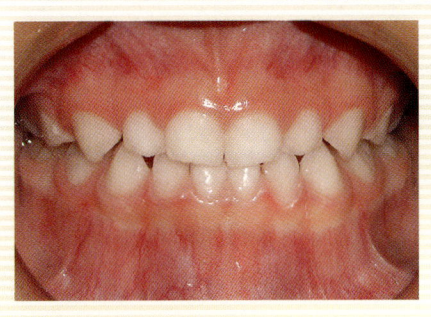

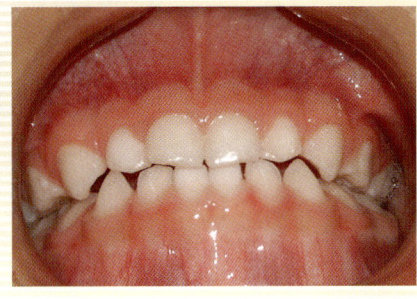

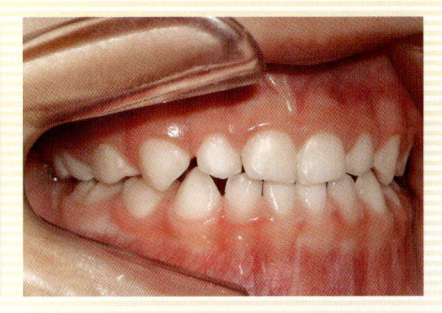

3歳11か月：定期健診
- うつぶせで寝なくなった．食事中椅子に座っているがフラフラする．

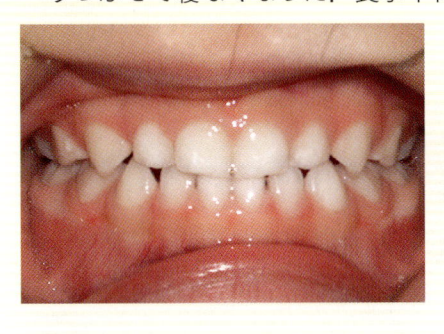

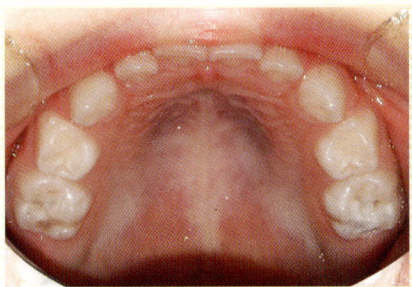

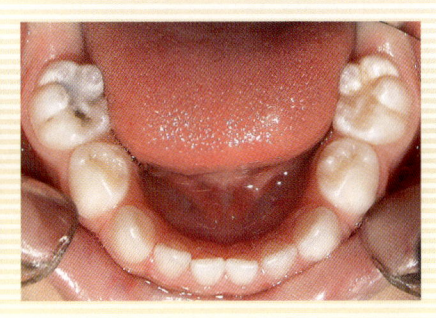

4歳7か月：定期健診
- 咬み合わせが良くなってきている．テレビを見るときに姿勢が悪い．
- 顎が左側にずれているのが直ったが，またずれる可能性あり．
- 普段は，ネズミのように前歯だけ使って食べものを食べている．MFT：「イーの口」「ウーの口」 3秒×5回

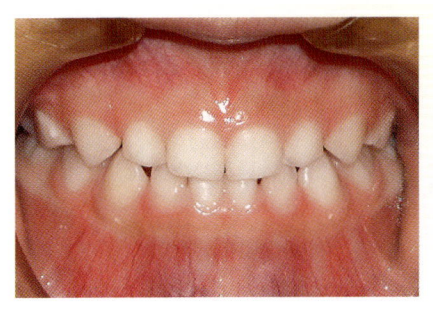

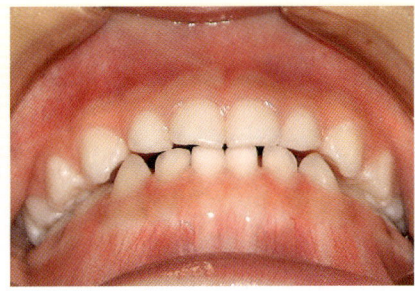

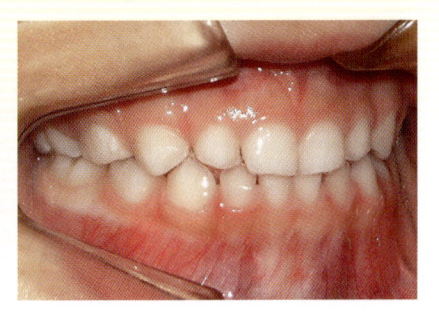

来院時の年齢による実践的な咬合育成治療の進め方

乳歯列完成前～第一大臼歯・中切歯萌出期

2) 舌小帯異常の患者の経過観察と咬合育成を考えた治療の流れ

症例2　2歳9か月　H.14.2 21.生まれ(男児)

主　訴：咬み合わせとむし歯をみてほしい
特記事項：母親は子どもの頃にチンキャップで反対咬合を直した
　　　　　父親は上顎前突
現　症：舌小帯異常，いびき，中顔面引っ込んでいる
　　　　B B / C C　反対咬合　　BA｜AB / CBA｜ABC　叢生

解決方法
・遊びながらトレーニングを行う(舌の左右ふり)
・舌小帯の観察
・食習慣の観察
・混合歯列期に診査の予定

(1) 観察
　①舌尖や舌小帯が成長とともに伸びてきているかを舌の変化とともに観察
　②発音の変化(とくにサ・タ・ナ・ラ・カの音が成長とともにはっきりと聞き取れるか)
　③咀嚼，嚥下の変化(舌癖に注意)
　④永久歯の萌出(乳歯の動揺度)
　⑤歯列弓の変化
(2) 指導
　① MFT(上唇小帯，舌小帯，口唇，口角，舌，オトガイ筋など⇒ p.186～190参照)
　②正しい食べ方
　③口唇閉鎖
(3) 治療
　①舌小帯切除？
　②不正に応じた装置の応用

2歳9か月

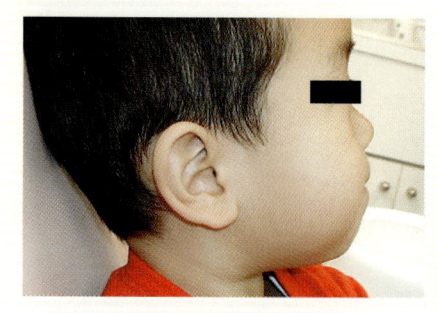

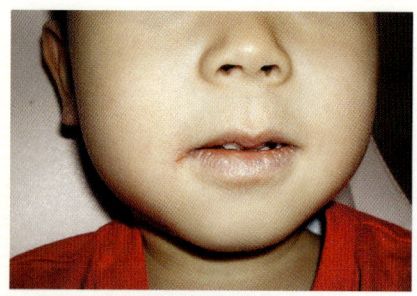

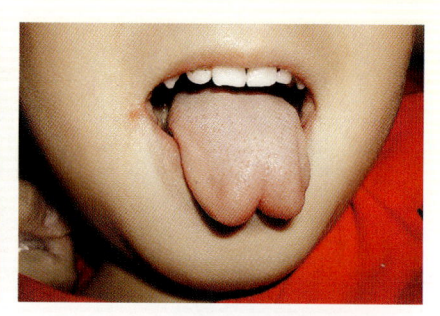

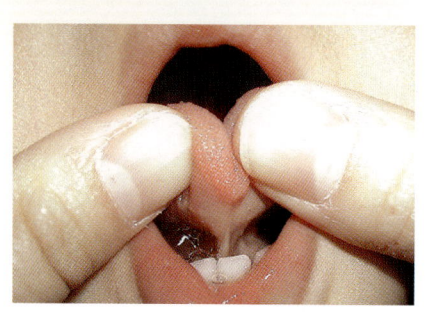

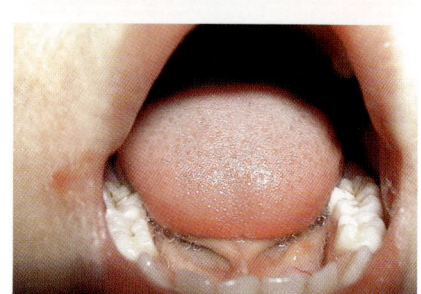

◎診療の流れ

3歳0か月　舌小帯を継続して観察．舌尖の左右の突出度が違う．

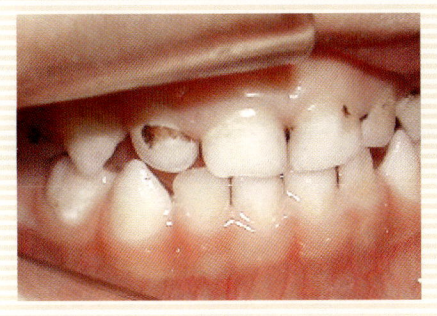

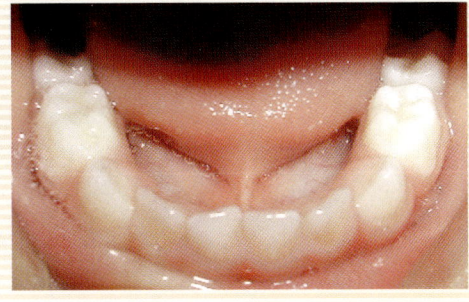

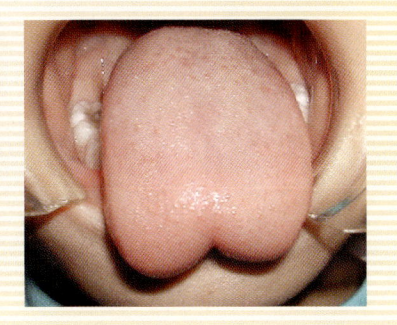

指導：舌の動きを良くする練習（左右振り）をしてもらう．

3歳9か月　発音が聞き取りにくい．叢生になってきている．舌小帯の伸びが悪い．開口がスムーズに行われていない．

4歳3か月　発音（ラ行，サ行，タ行）が聞き取りにくい．舌はほとんど上に挙がらないが，左右対称になってきた．

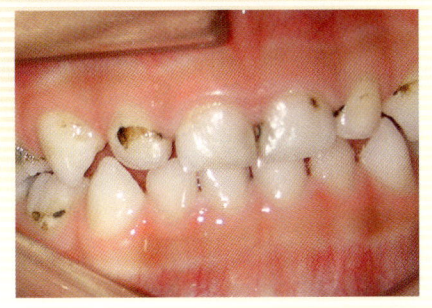

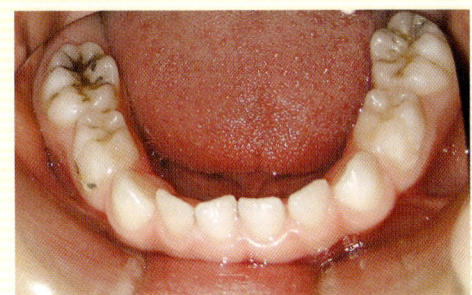

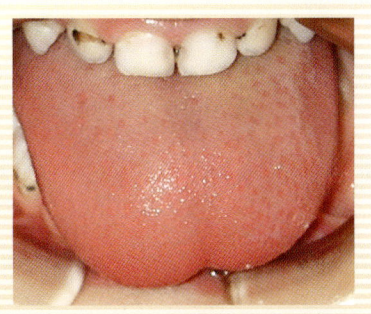

指導：就寝時の姿勢がかなり悪いので日中の姿勢をよく観察し改善する．口の開け方が小さいので食べ物の切り方を大きめに変える．舌小帯の伸びと舌の動きが悪いので舌の左右ふりを再指導する（リズミカル，少し強く，回数も多く）．

4歳7か月　歯列弓が狭い．嚥下が悪く丸呑み傾向．
　　　　　　指導：ひと口の食べ物の量（食べ物を多く入れている）の調整．

4歳8か月　下唇を咬む癖があり，就寝時は口を開いている．
　　　　　　指導：食事中に口唇を閉じる注意．口唇と舌の多少の筋力アップとバランスをとる練習（ビニールチューブの利用）．

4歳10か月　母親より「発音はあまり気にならなくなったが，トレーニングはすぐ飽きてしまう」「話し方が早い」「食事中に開口唇のまま嚥下」「白米はあまり食べない」「おやつが多い」．
　　　　　　指導：おやつの指導（量，与え方），正しい食べ方（正しい姿勢で口唇を閉じて咀嚼，嚥下）の話．前歯が出るまで，トレーニングは本人の意思に任せ，強制的にやらせないようにする．

◎診療の流れ

6歳2か月　乳歯の抜歯を希望して久々に来院．舌尖の伸びも舌の動きも戻ってしまったようである．舌小帯を伸ばすトレーニングを再度指導し，1か月ごとの観察を行う．効果が上がらないようであれば，舌小帯の切除を考える．

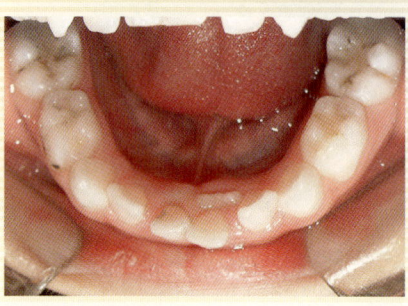

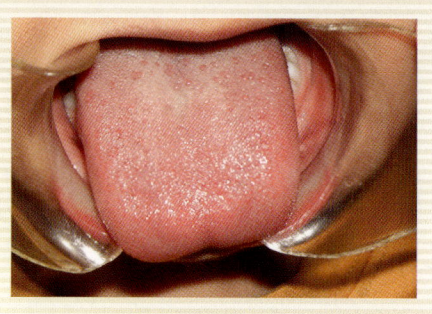

6歳3か月　1か月後母親からの希望もあり，舌小帯切除を行う．

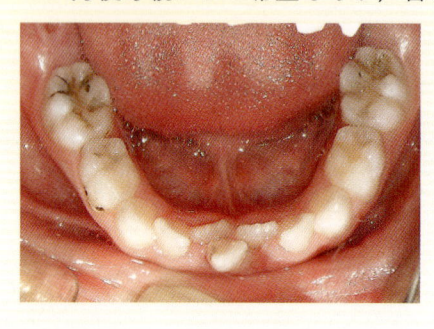

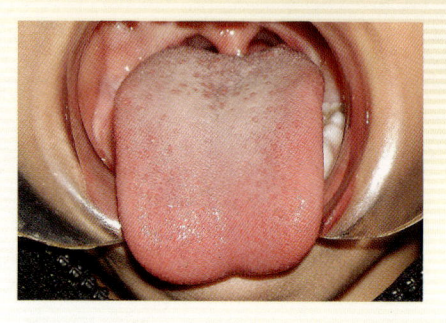

6歳4か月 切除後トレーニングを続けた結果，1か月後には舌尖も伸び，前歯の捻転が改善され，歯列弓の形態に変化が現れはじめた．しかし，まだ舌筋が弱くこれからの自然な歯列弓の成長は望めない．引き続き管理が必要である．

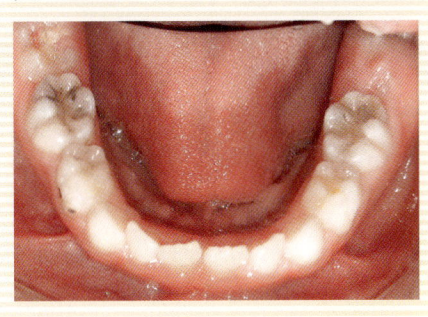

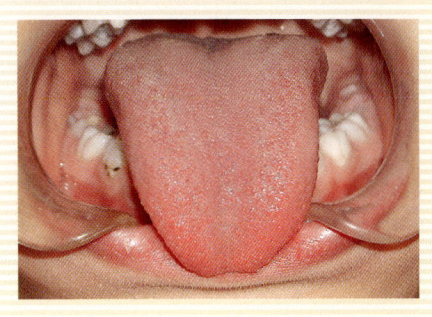

6歳5か月 舌小帯切除2か月後．小帯切除後の舌尖の改善により，叢生と歯列弓の前歯の膨らみと捻転歯の変化がみられた．

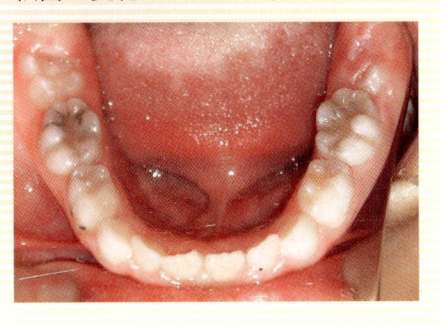

乳歯列完成前〜4前歯萌出期

3）舌癖の患者の観察，指導，治療の流れ

症例3　1歳6か月　H.11.4.14.生まれ（男児）

主　　訴：フッ素塗布希望で受診
現　　症：開咬，上顎前突
特記事項：歯の萌出が遅い
　　　　　噛む力が弱く，丸呑み傾向
　　　　　指しゃぶり
　　　　　口唇開き気味
　　　　　上顎広がりなし
　　　　　唇小帯，舌小帯異常
　　　　　喘息あり

解決方法

指導：①食事中の飲み物を少なくする
　　　②手を使う遊びをさせる
　　　③食事のとき口唇を閉じてもぐもぐさせる

（1）観察：舌癖の原因を探る
　①指しゃぶり
　②舌小帯
　③口呼吸
　④食べ方
　⑤その他
（2）指導
　①原因となっている正常に育成されていない筋機能への訓練
　②これから障害になっていくと思われる原因の除去を行う
（3）治療
　①耳鼻科へ受診
　② MFT
　③舌小帯切除（訓練後）
　④訓練後効果を確認して装置の応用

2歳6か月

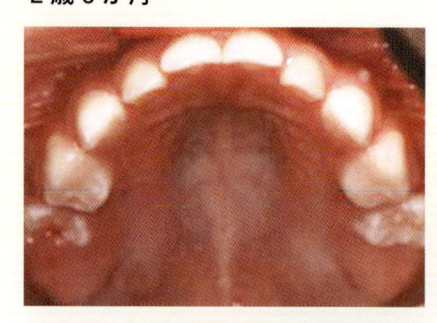

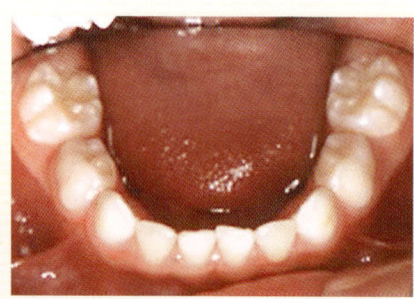

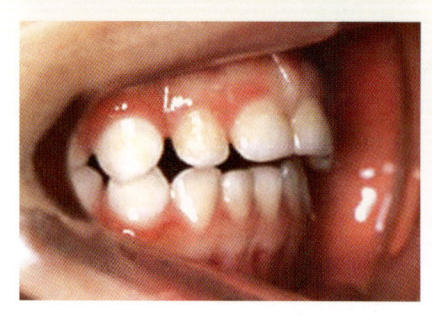

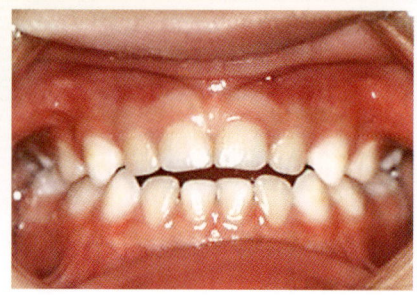

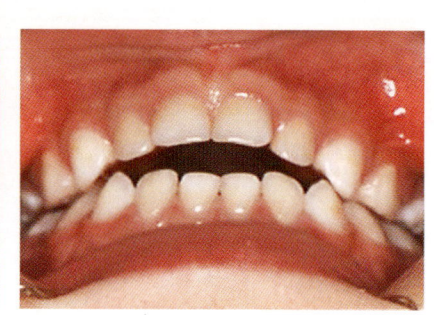

◎診療の流れ

1歳11か月	1か月前にテーブルにぶつけて，上唇小帯を切る． 動揺があるため，ますます口唇を閉鎖しない．
2歳0か月	再打撲で来院．友達と遊んでいるとき指しゃぶりはやらなくなった．
2歳0か月	母親の流産をきっかけに歯ぎしりが出現．
2歳6か月	指しゃぶりがやめられない．食片を大きくしても，噛まずにすぐ飲んでしまう．
3歳0か月	指しゃぶりが減少してきた．下唇を吸うようになった． 筋肉のバランス体操として吹く動作の練習を行う． ①風船，②ストロー，③チューブ，④その他
3歳11か月	指しゃぶりが完全にやめられないためA|Aの動揺が強い． 何でも口に入れ，指しゃぶりを行うので困り果てている．
4歳1か月	下の子ができてから，つめ咬み，歯ぎしりが始まった． 開咬になってきているので，舌のトレーニングを開始する（スポットの練習から）．
4歳11か月	1月に幼稚園が始まってから，つめ咬み，お漏らし，歯ぎしりが激しくなった． 上下Aの間に舌が出る．食事も右で噛んでいること多い． 水泳をやっており，筋肉が付いてきた．2月より英語の教室へ通う． 母親がとても神経質である．何か失敗しても，笑い飛ばせるくらいの気持ちを持つように． 全部できなくても，1つできたら良いと．母親の努力も大切である．

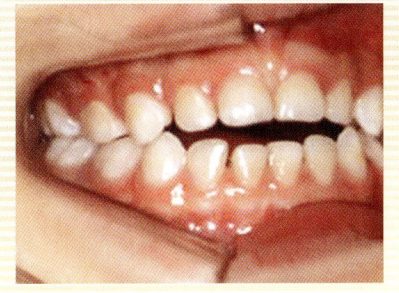

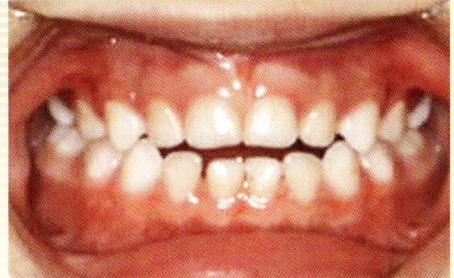

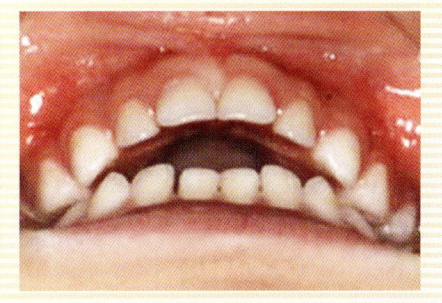

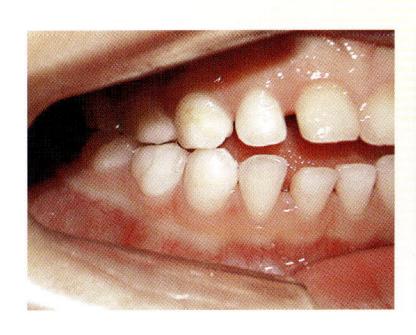

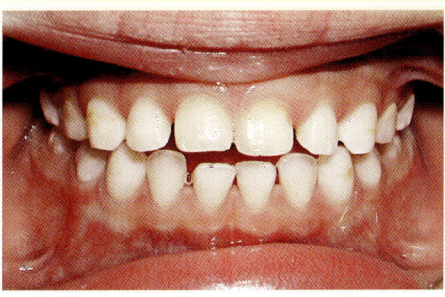

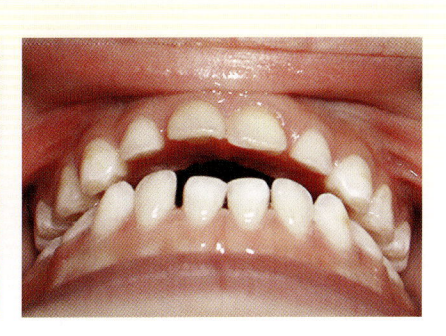

来院時の年齢による実践的な咬合育成治療の進め方

◎診療の流れ

5歳5か月 　入室して，すぐ「つめが生えてきたんだよ」と本人より報告があり．
　　　　　　　「右手は少し短いんだけれど，来る前は両手のつめが生えてきたんだ」

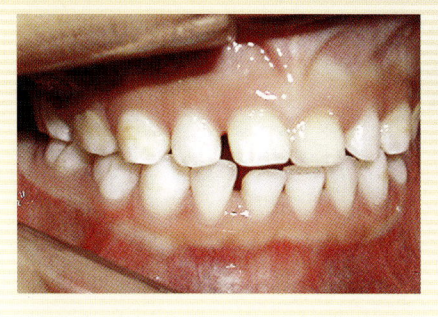

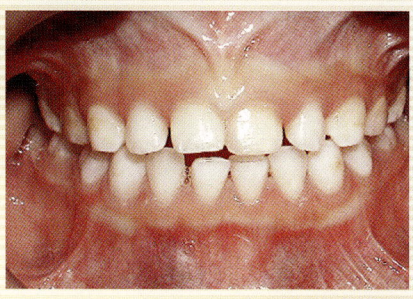

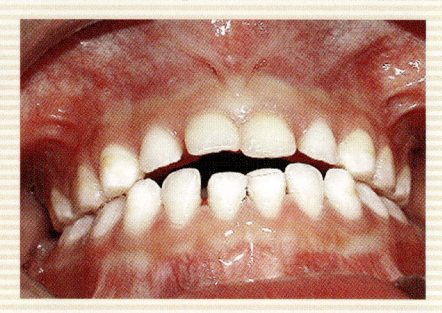

5歳7か月 　吸い上げ練習は顎内に吸い付くようになってきており，挙上の力はかなり付いてきた．
　　　　　　　体がクネクネしていて落ち着きがない．

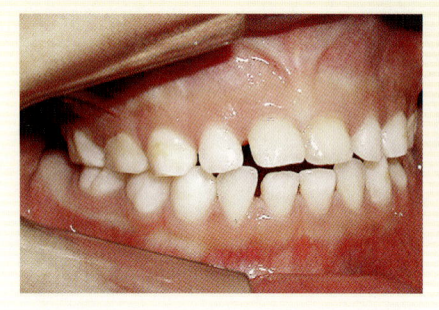

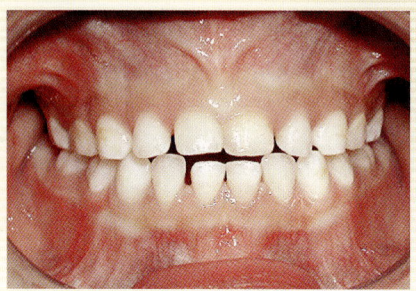

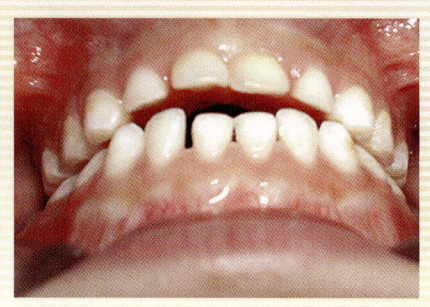

5歳9か月 　定期健診：舌の挙上の練習・舌尖の強化，プリンを使用して取り込み方の練習を行う．

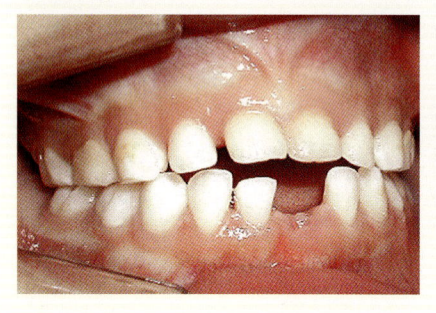

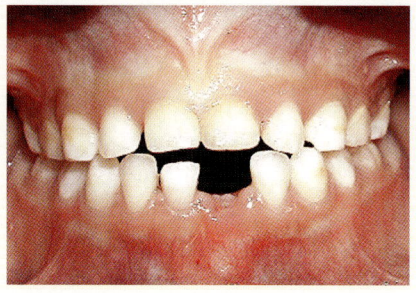

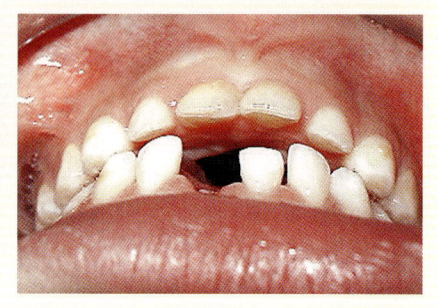

6歳1か月 　開口唇は減少，つめは伸びている．喘息が出ていて，呼吸がつらい．舌をはさんでいる．

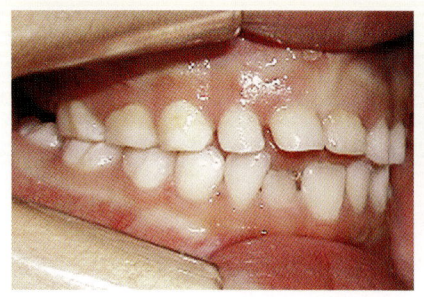

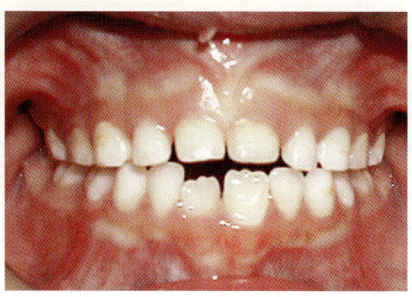

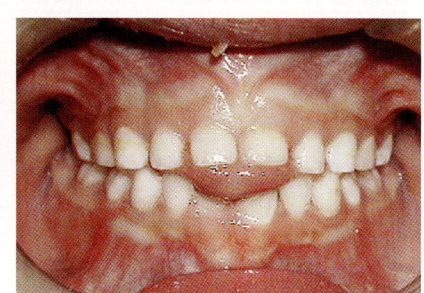

174　　PART III

6歳2か月	体調が悪く血管性紫斑病である．お絵かきなどを中心としたベッドの中の生活．つめ咬みはしていない．
7歳2か月	|2 はまだ萌出してこない．気になるとのこと．矯正診査の希望があれば連絡してもらう．口唇を咬む癖があり，口唇は普段開いている．最近中耳炎だったとのこと．
7歳5か月	つねに口が開いている．口内炎ができやすい．トレーニングがあまりできていない．|2 が半年以上萌出してこないと，母親が心配で診査になった．
7歳6か月	分析結果報告：装置をつけても後戻りしてしまうため，MFT を行いながら，|2 の萌出を待って再診査をする．

最大開口：56.2mm
オーバージェット：右7.2mm，左6.8mm
オーバーバイト：右0.5mm，左1.4mm
咬合力：右28kg，左25kg　　体重：30.5kg

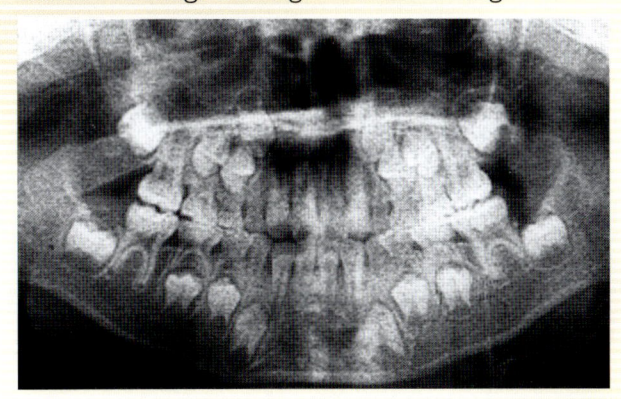

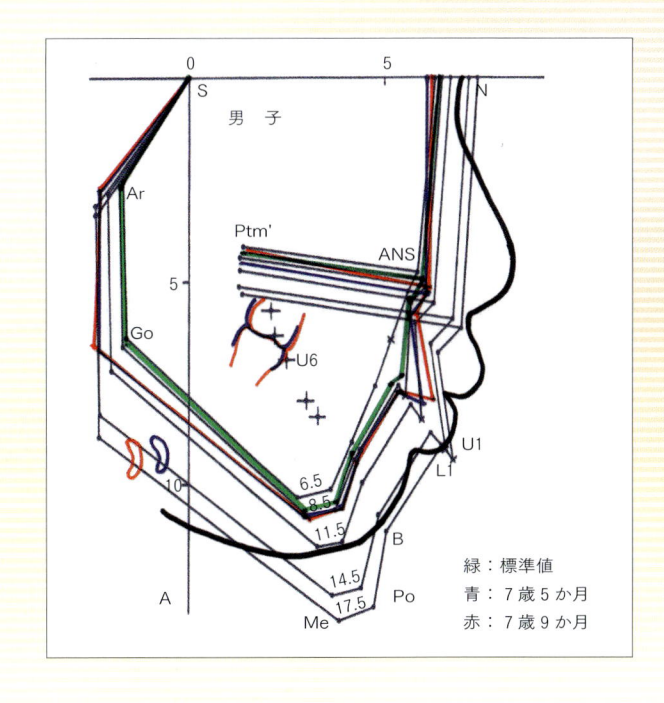

緑：標準値
青：7歳5か月
赤：7歳9か月

◎診療の流れ

7歳9か月　　観察：増悪しているようなので，矯正治療を早めに開始．

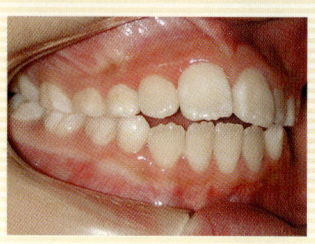

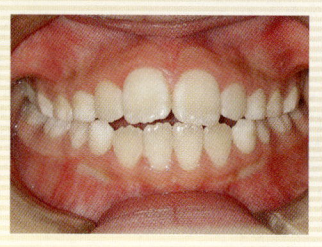

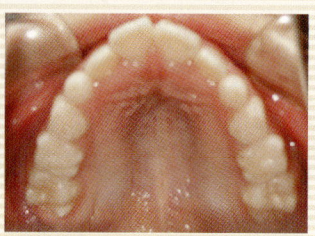

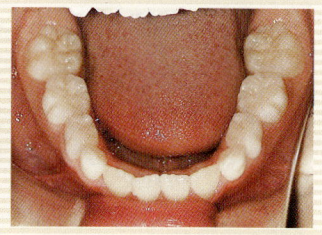

7歳9か月　　ワイヤー矯正開始．

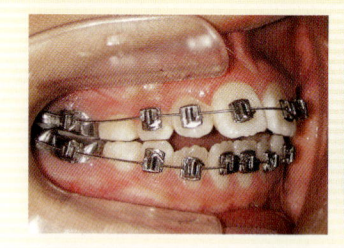

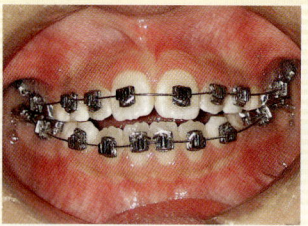

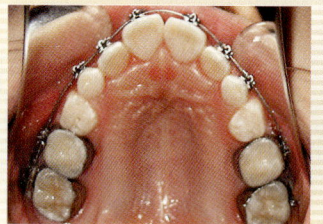

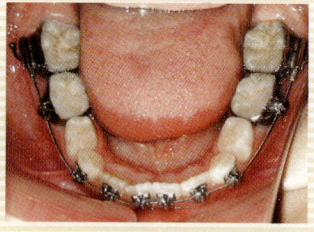

8歳2か月　　資料採取（舌位，前歯の傾斜，下顎位などの変化を調べるため）

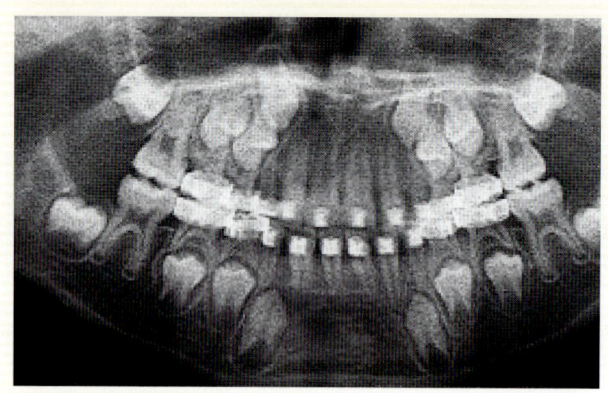

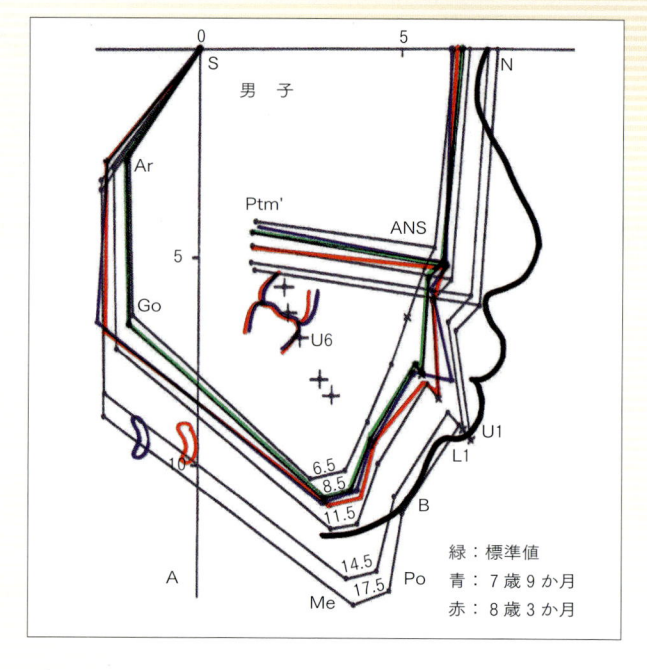

緑：標準値
青：7歳9か月
赤：8歳3か月

8歳3か月　　分析結果より上下顎の位置，前歯の傾斜など順調に改善されてきている．ワイヤーでのアーチの拡大は今後側方へと移行する．舌位がまだ安定していないためMFTをもう少し強化する必要あり．

8歳11か月　　保定装置装着

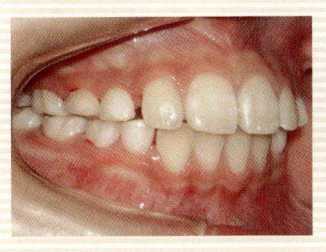

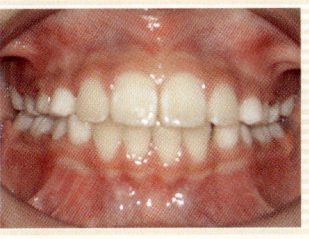

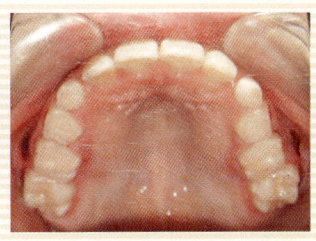

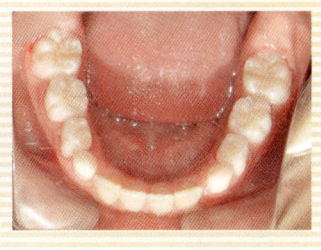

9歳5か月　　保定装置除去：$\frac{2|2}{2|2}$ リガチャー固定，トレーニング「あ」の口，舌尖，スポット習慣

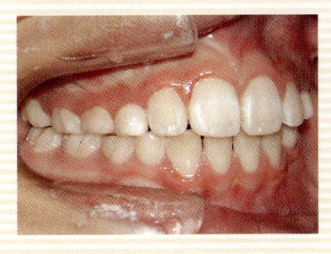

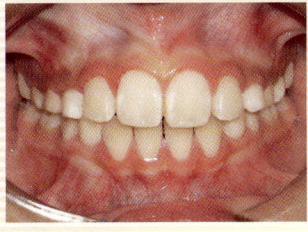

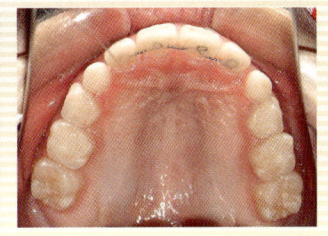

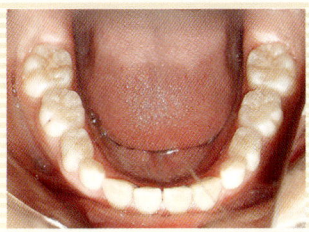

来院時の年齢による実践的な咬合育成治療の進め方

第一大臼歯・中切歯萌出期

4）スピーカーブが強く咬み合わせが反対で深い患者の咬合育成の流れ

症例4　5歳11か月　H.14.3.4.生まれ（女児）

主　訴：咬み合わせをみてほしい
現　症：反対咬合
特記事項：A|A 5か月で萌出．少ししてから上顎前歯が萌出した．この時点では，正常咬合が徐々に反対咬合になってきた．父親および父親の母親が反対咬合で，口腔内からみて遺伝の要素が大きいと考えられる．食べるのが遅い
治　療：咬合挙上，チンキャップ，MFT，舌尖が丸まるトレーニングとして左右ふりを指導

（1）観察：どんなスピーカーブか？
　スピーカーブの存在がこれからの咬合にどんな影響を与えていくかを観察し，推測する
　①咬合面の咬耗状態，②臼歯の圧下状態，③第一大臼歯の萌出状態，④OJ，OBの変化
（2）指導
　①姿勢，②食事の仕方，座り方，③MFT
（3）治療
　①レジンアップ・キャップによる咬合挙上，②チンキャップ，③ワイヤー矯正，④日常生活習慣の改善，⑤その他筋機能に障害となっている原因を除去

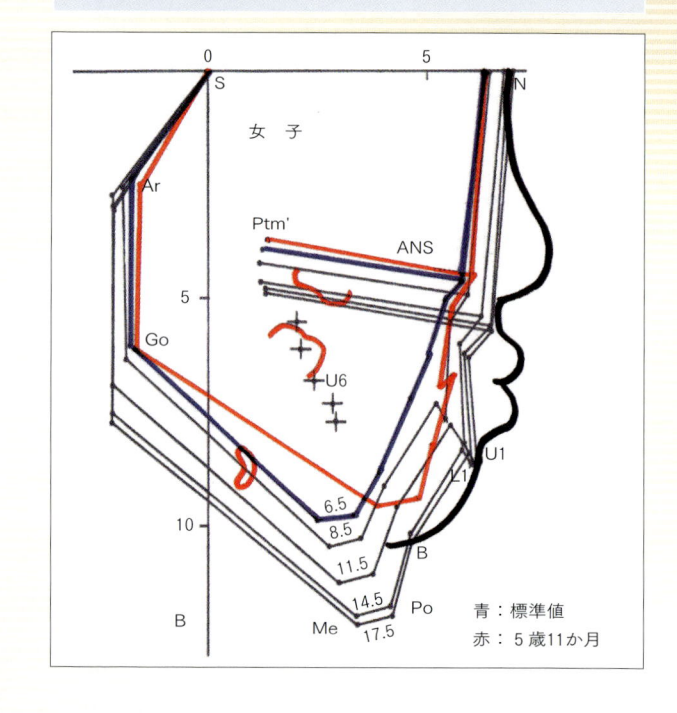

解決方法
①被蓋が深いので咬合を挙上する
②後顎を後退させる
③MFTを行い口唇やその他のバランスを整える
④第一大臼歯や前歯の萌出を待って再診査を行う

5歳11か月：矯正診査

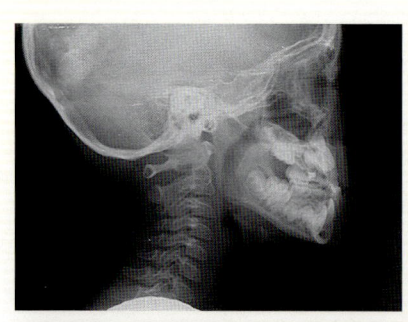

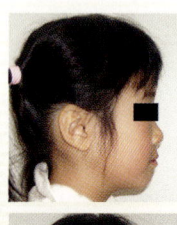

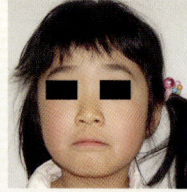

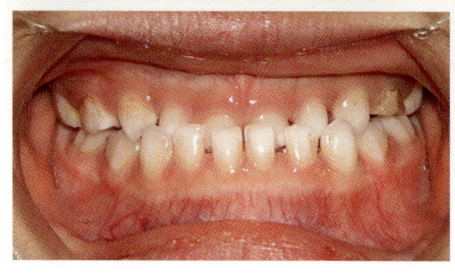

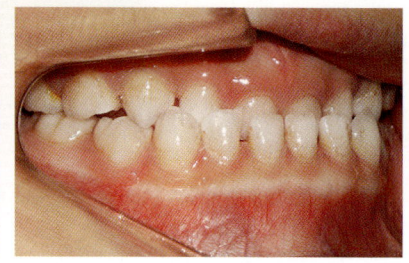

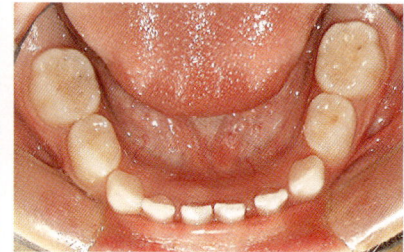

青：標準値
赤：5歳11か月

◎診療の流れ

6歳0か月　レジンキャップ，チンキャップ，舌尖を伸ばす練習開始．

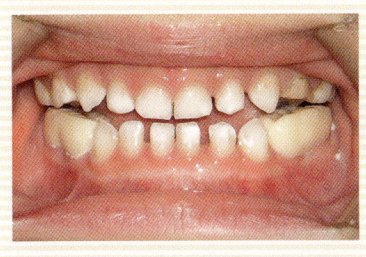

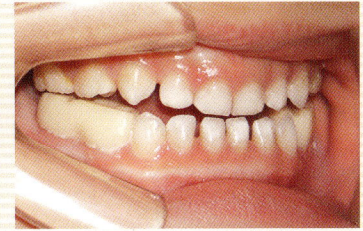

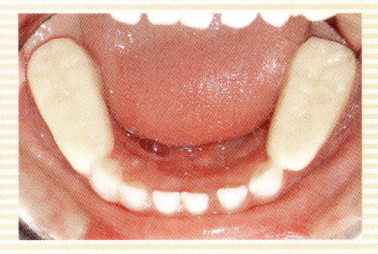

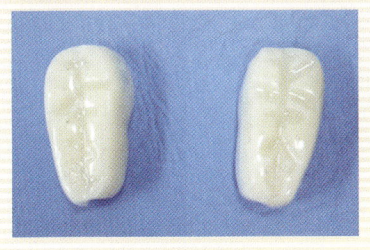

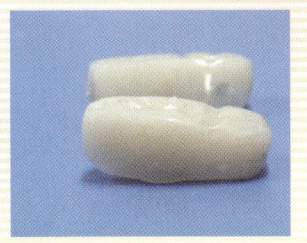

- 下顎を挙上させるため，スピーカーブを埋めるように（下顎の咬合平面を平らにするように）レジンでキャップを作製する．

6歳4か月　被蓋改善，レジンキャップの調整，下顎の中切歯・第一大臼歯萌出開始．

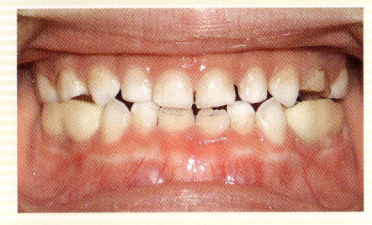

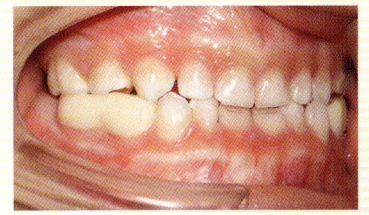

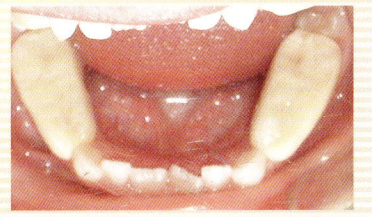

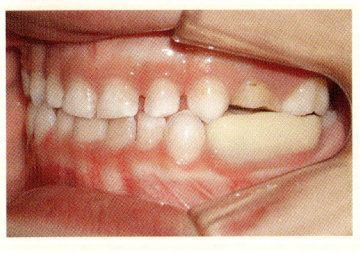

- 第一大臼歯の萌出余地を与えるため，咬耗度をチェックし，レジンの添加を行い，舌房を拡大するために舌側を削合し調整を行う．

6歳7か月　レジンキャップ調整

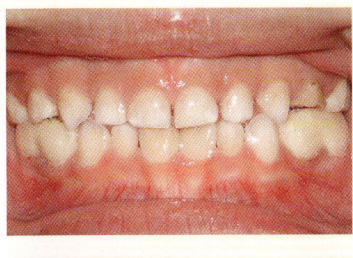

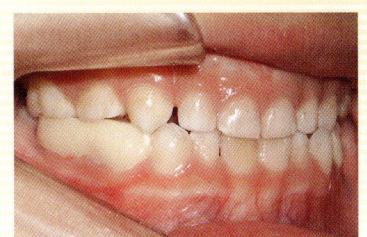

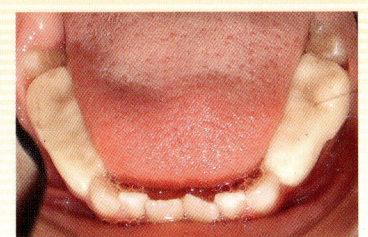

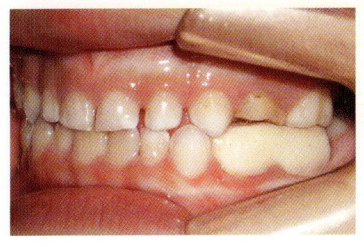

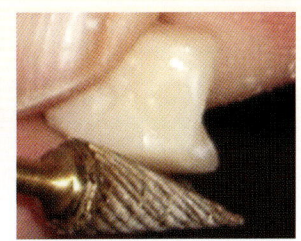

- 舌側舌房を拡大，頬側面を削合またはレジン添加の修正，遠心部の調整．

第一大臼歯・中切歯萌出期〜第二大臼歯萌出期

5）食の細い患者で年齢が進むにつれ過蓋咬合になっていく過程での咬合育成の流れ

症例5　1歳9か月　H.8.3.7.生まれ（女児）

（1）乳歯列期から徐々に咬み合わせが深くなる
（2）スピーカーブが大きくなる
（3）コの字歯列
（4）舌の後退
（5）下顎の後退
（6）第一大臼歯の萌出スペース

1歳9か月　初診：むし歯をみてほしいということで来院．以前は食が細くすぐに吐いていた．いまは落ち着いている．

3歳0か月　過蓋咬合（母親が気にしている）．

3歳4か月　口を大きく開けられない．食事の量が少ない．食片を少し大きくしてもらう．

3歳8か月　下顎が左にずれている．寝方の観察．普段身体を起こす．一緒に歩く．食事中の姿勢にも注意．

4歳3か月　横を向いて寝ているのに気がついたときは治すようにしている．舌小帯は短い．
※永久歯の萌出まで食生活，姿勢，習癖などに注意し定期的に観察，指導を行う．

7歳0か月　咬み合わせが深くなっている．MFT開始．

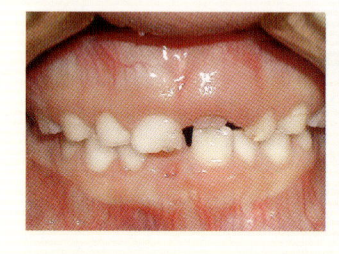

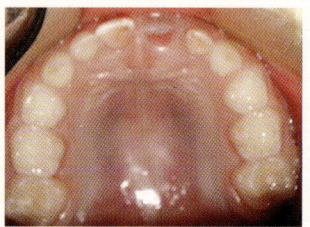

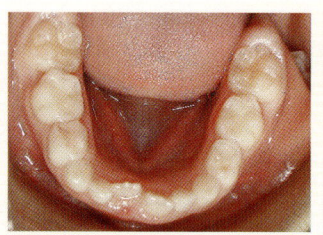

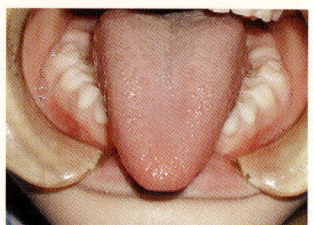

7歳4か月　舌癖のため，永久歯が萌出してこない．MFT，姿勢の再指導を行う．

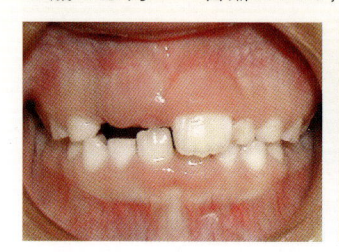

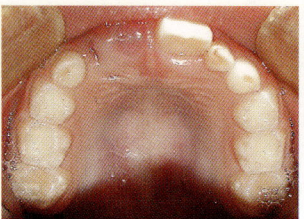

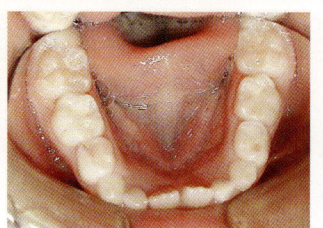

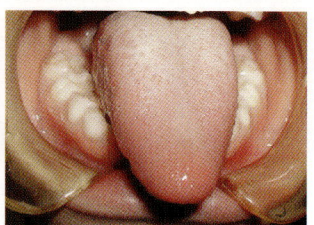

◎診療の流れ

8歳1か月　矯正診査：咬み合わせが深くなり，舌も徐々に前方に伸びなくなってきた．下顎の歯列はコの字形態になっているため咬合が深くなっている．

最大開口：36.6mm

オーバージェット：右3.5mm，左3.6mm

オーバーバイト：右3.6mm，左3.6mm

下顎左へ1mm偏位　咬合力：右30kg，左23kg

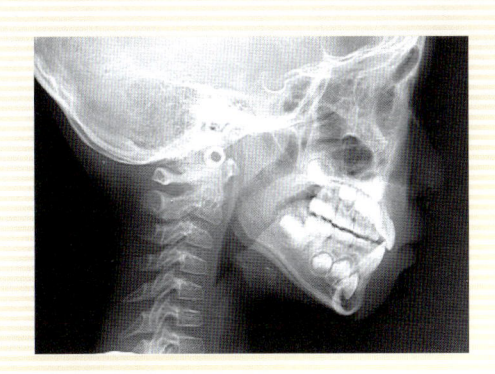

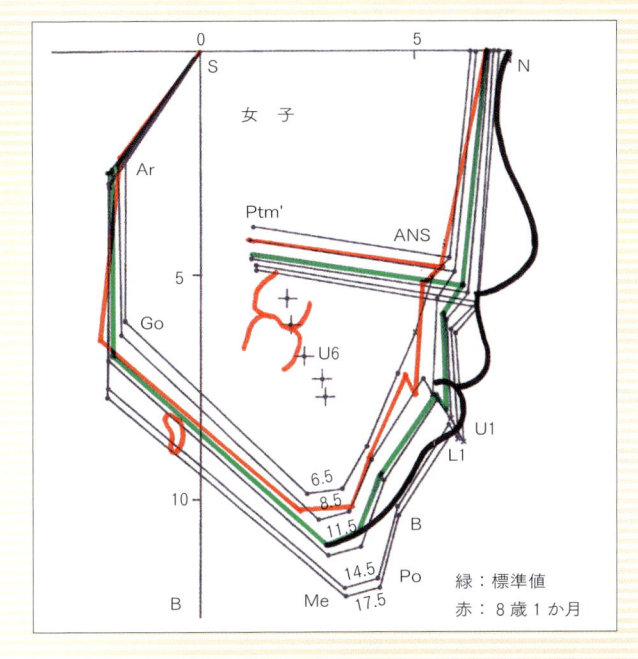

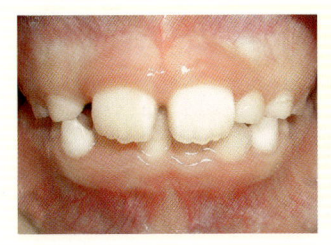

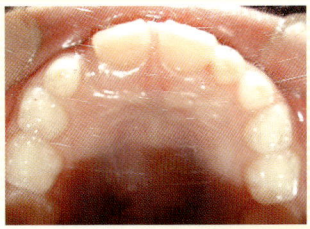

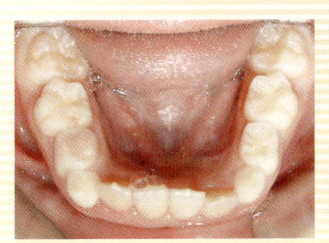

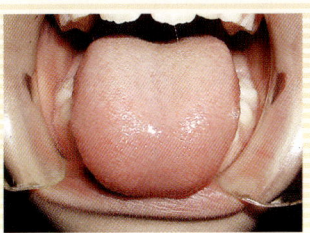

8歳3か月　下顎乳臼歯咬合面にレジンアップを行い，第一大臼歯の萌出スペースを確保するためと，舌房を広げ舌の動く範囲を拡大するため，咬合を挙上する．舌小帯を伸ばす練習を行う．最大開口38.5mm，食事中の姿勢，座り方，口唇の閉じ方を指導する．

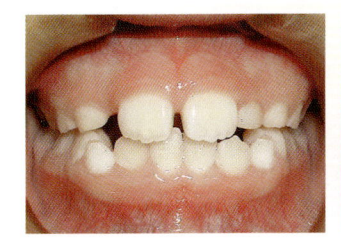

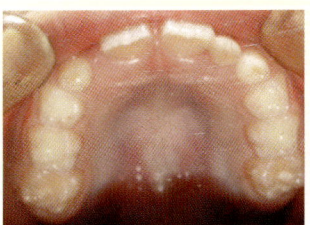

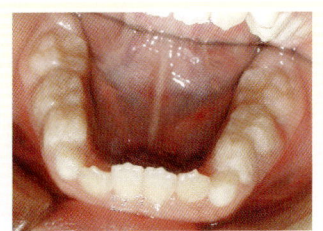

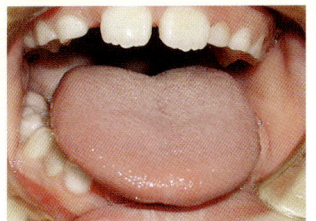

◎診療の流れ

8歳4か月　舌小帯切除．最大開口37.8mm，1週間後抜糸10日後訓練を開始する．

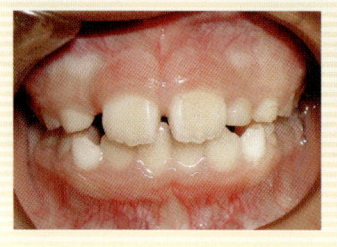

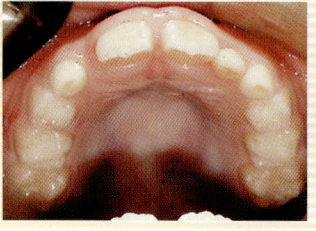

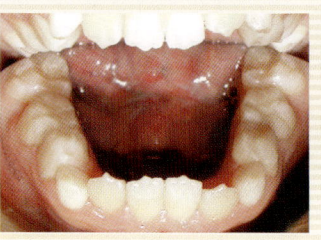

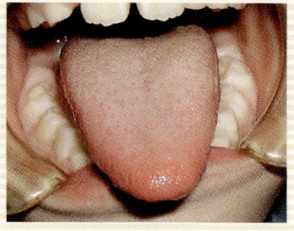

9歳2か月　矯正診査
最大開口：42.2mm
オーバージェット：右4.4mm，左4.2mm
オーバーバイト：右4.2mm，左4.1mm
咬合力：右20kg，左25kg
体重：22.5kg

緑：標準値
青：8歳1か月
赤：9歳2か月

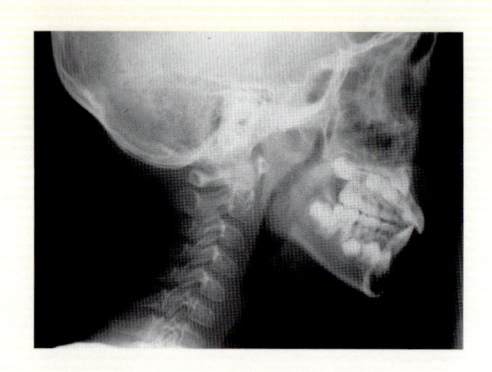

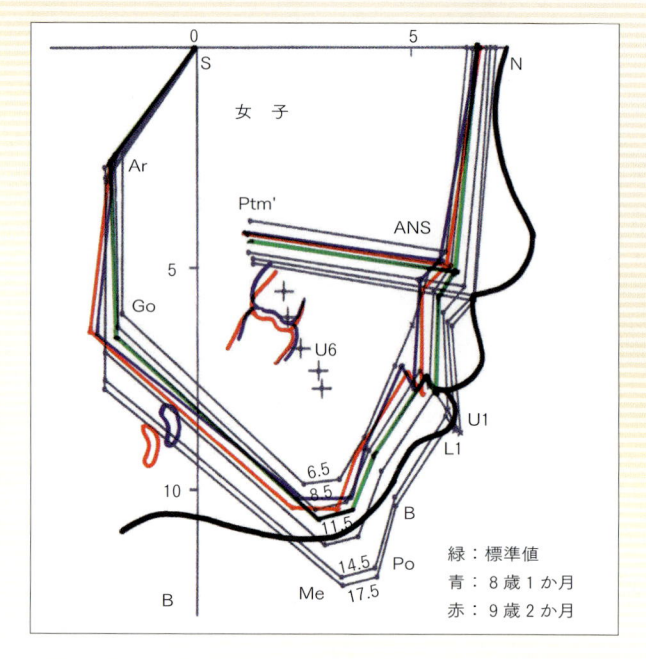

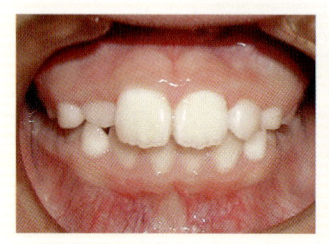

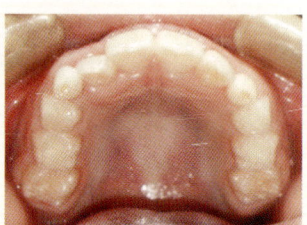

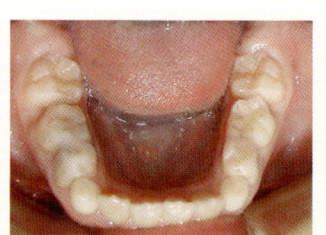

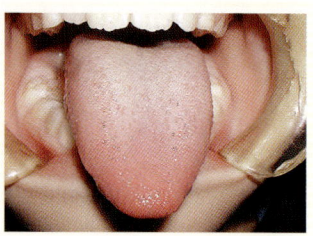

9歳3か月　ワイヤー矯正開始

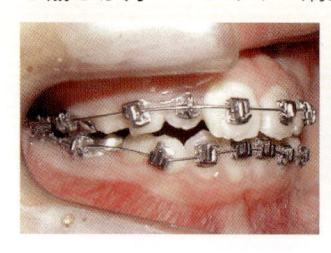

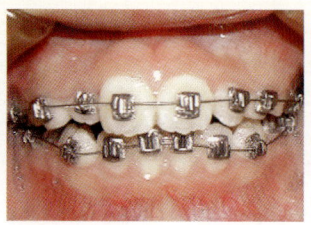

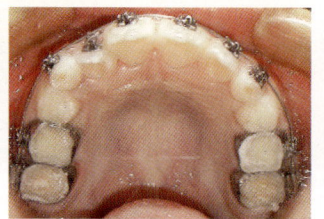

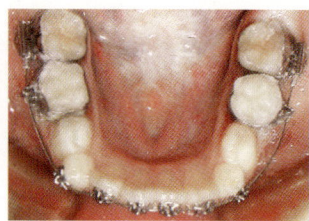

- 下顎レジンアップを分割し，形態を整えてからブラケットの位置を決める．
- 動揺が進んでいるので第一乳臼歯にブラケットはつけない．

9歳10か月　　資料採取

- 永久歯萌出スペース，下顎骨の位置，永久歯胚などの確認のため資料採取．スペースが確保されているようであれば，ワイヤーを除去し保定装置を装着する．

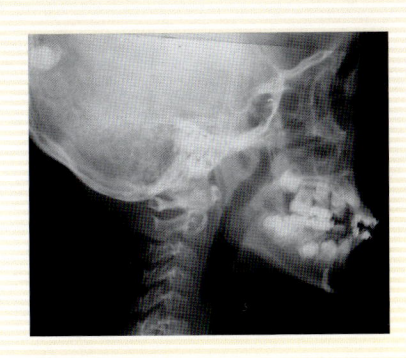

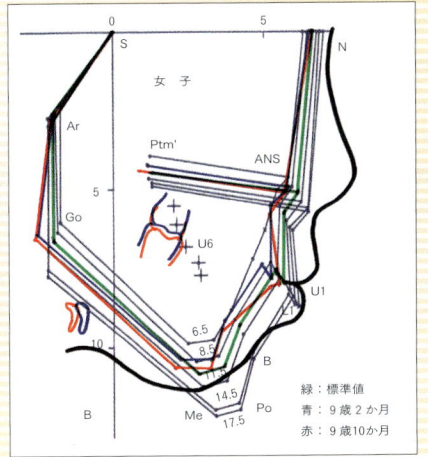

緑：標準値
青：9歳2か月
赤：9歳10か月

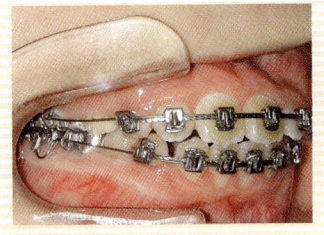

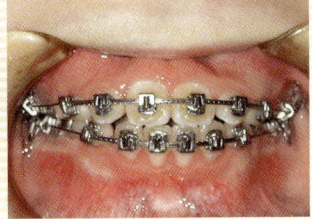

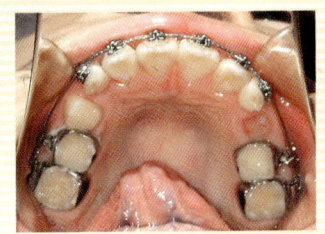

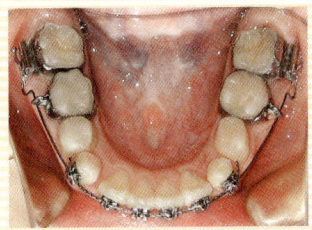

10歳7か月　　保定装置装着

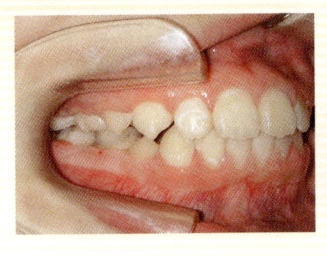

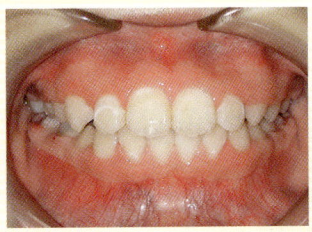

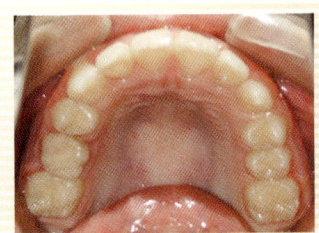

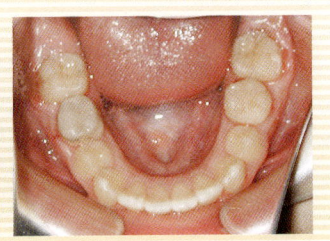

- 第二小臼歯の萌出に合わせて，レジンアップの削合が必要．
- 第二大臼歯が萌出するまで，3〜4か月ごと観察を行い，$\overline{E|}$の調整または抜歯の時期をみることが必要．

12歳5か月　　固定除去

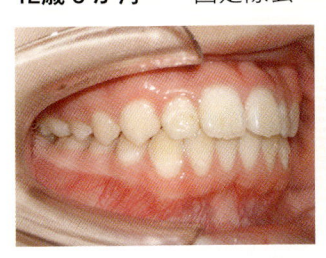

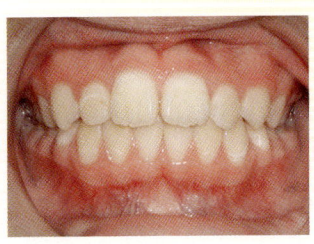

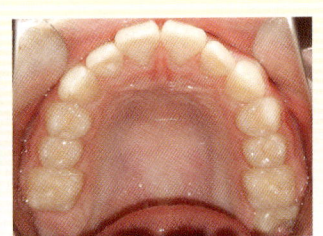

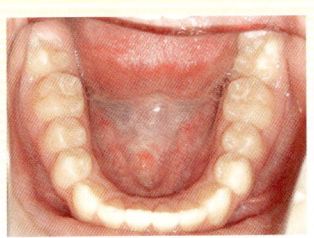

- 第二大臼歯が完全に萌出して咬み合うまでは，後戻りする可能性あることを保護者に説明し，来院する必要のあることを話しておく．

4 前歯萌出期～第二大臼歯萌出期

6）ランパントカリエス（歯冠がほとんど崩壊している）の患者の咬合育成を考えた治療の流れ

症例6　8歳0か月　H.6.6.17.生まれ（女児）

主　訴：反対咬合をみてほしい

現　症：う蝕がひどく，噛める所がない．歯冠がないため，嚥下時の舌圧による歯列弓の拡大がみられない．舌の挙上が悪い．永久歯萌出のスペースがなく，叢生もひどくなると思われる．上下乳臼歯の歯冠が崩壊しており，第一大臼歯の萌出する高さがない

治療方法
① う蝕治療を行い歯冠の回復を図る
② 咬合の挙上を行う
③ 筋機能を回復させる
④ 不正咬合を治療する

※咬耗の強い患者も，同じような考え方で治療する
（1）抜歯は永久歯胚の位置，歯根のでき方を確認する．できるだけ保隙として使う
（2）咬耗を考えて歯冠修復を行う
（3）永久歯交換の順序を妨げないように，できるだけ隣接部を接合させない
（4）第一大臼歯の萌出を考えて，高さを確保するように治療する
（5）口腔内外の筋機能の調整を行う
（6）各不正に対する診査を行い，装置による育成を行う

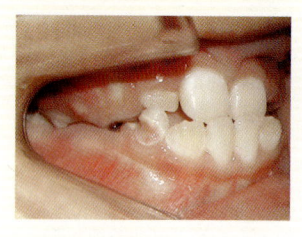

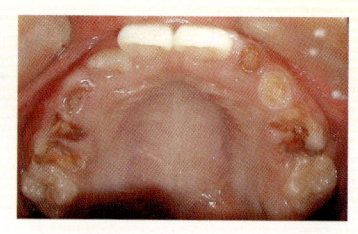

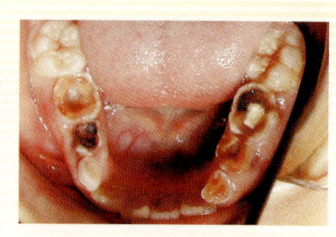

8歳2か月

レジンアップ後：舌房が狭く，舌の動きが悪い．下顎のレジンアップを行い咬合を挙上．舌癖防止と上顎の成長の促進をかねて，MFTを開始する．

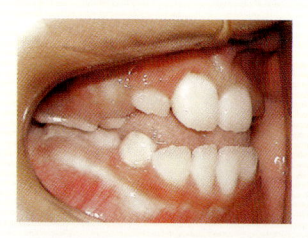

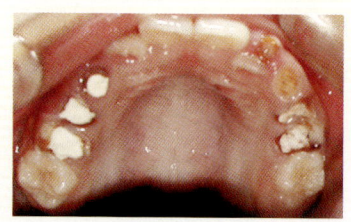

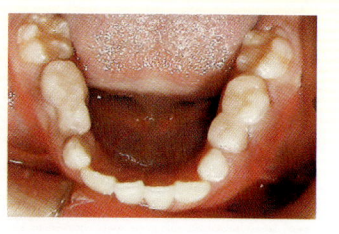

レジンアップ調整：1週間後すべての治療を終了後，圧下されている上顎前歯と上下の第一大臼歯のスペースを確認後，下顎のレジンアップ調整を行う．

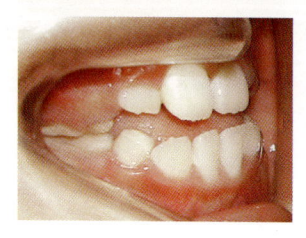

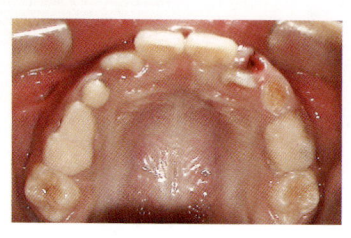

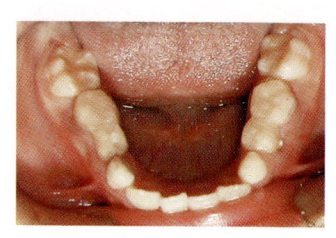

◎診療の流れ

8歳3か月 　E│D│D│E　レジンアップ：1か月後咬合力と咬耗，舌の動き，第一大臼歯の萌出，上顎前歯の挺出を確認後，必要に応じて上顎にもレジンアップ．

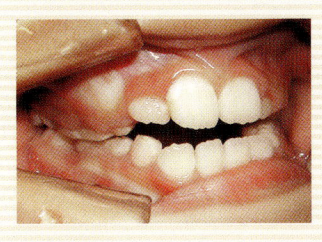

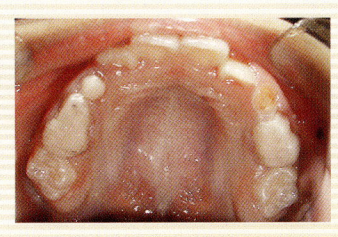

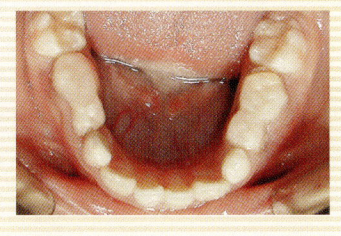

8歳9か月 　矯正診査：3か月ごとの健診調整後，矯正診査を行い，機械的に装置による咬合育成が必要か否かを精査する．

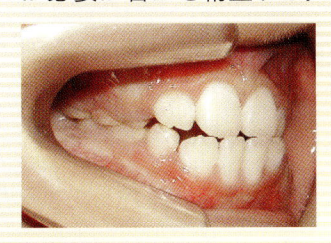

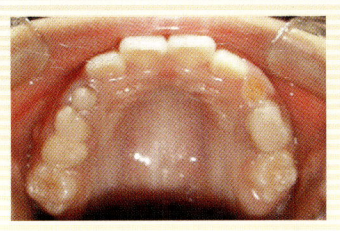

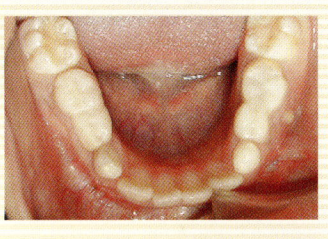

8歳10か月 　上顎矯正治療開始．前方拡大：上顎骨の前方への成長が遅れているため乳臼歯の交換を待たないで前方へ拡大する．下顎は第一大臼歯の萌出，臼歯部の交換を待って開始する．

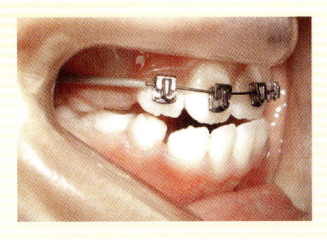

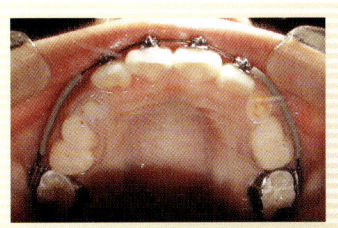

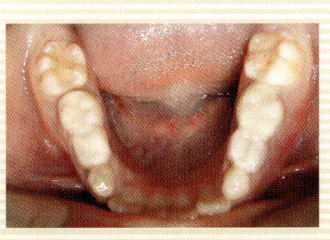

10歳9か月 　下顎矯正治療開始．前方，側方拡大：小臼歯と下顎の第一大臼歯の萌出を確認後上下全体の拡大を行う．

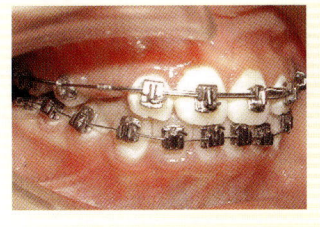

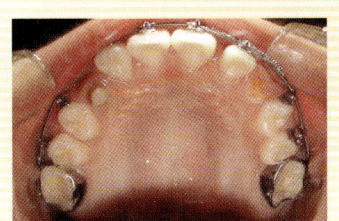

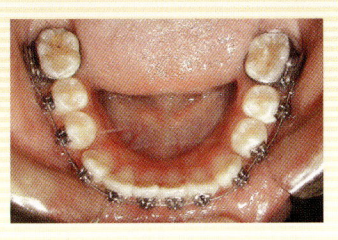

11歳7か月 　上下保定装置装着：10か月後ワイヤー除去．口腔清掃状態が悪く，毎回の刷掃指導と予防処置も効果がなく，エナメル質の脱灰を起こしてしまった．その後保定を行いながら，舌の正常化を図るためMFTを行う．

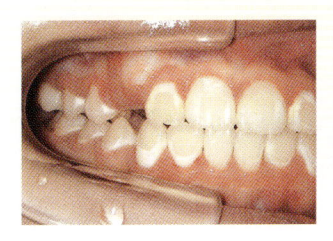

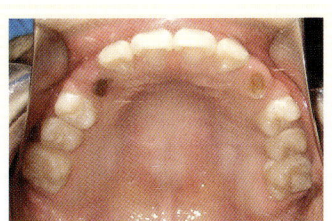

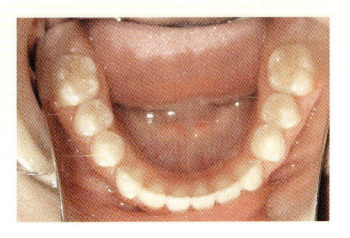

筋機能訓練　スポット練習・スポット習慣

「スポット」とは：安静時や食べ物を嚥下するときに舌の先が触れる位置をいう．この位置をしっかりと覚えておく．いつもそこへ舌が行くように習慣をつけるための練習が必要な人もいる．

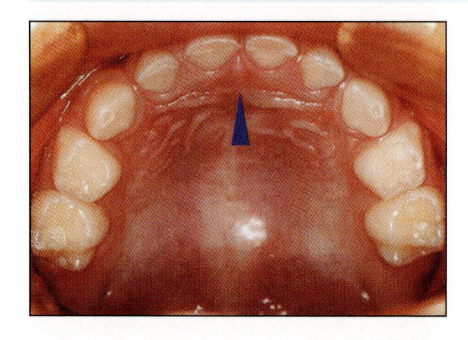

★正しい姿勢で座り，「ラ」という音を発音すると舌の先がスポットに付く．
★「ラ，ラ，ラ，ラ，ラ」といってみる．
★舌の先で，「スポット部分」を弾いて音を出してみる．
※確認しよう！
　上の前歯の裏側の縦の筋の最後尾が「スポット」

1．正しい【スポット練習】を行い，舌の位置をしっかり覚えるための筋機能訓練

1）口を開ける．「あ」の口の形で行う．
2）スティックをスポットに当てて押す（3～5秒間）．
3）スティックを外し，舌尖をスポットに当てる（3～5秒間）．
　舌尖が丸まらない，舌小帯が伸びている，歯に舌が当たらないこと．
4）舌尖がスポットに付いていたかどうか確認する．
　これを7～10回繰り返して行う．慣れてきたら1日に3セット行う．
　保護者は正しい位置が確保できているかどうか確認する．

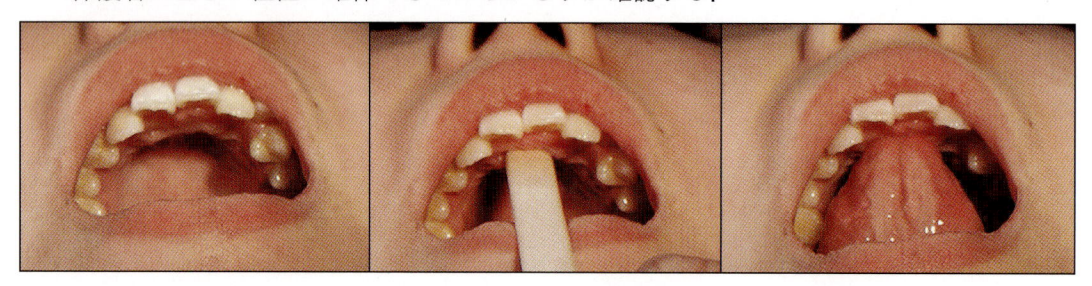

2．普段でもいつも舌を上顎に付けておく【スポット習慣】をつくるための筋機能訓練

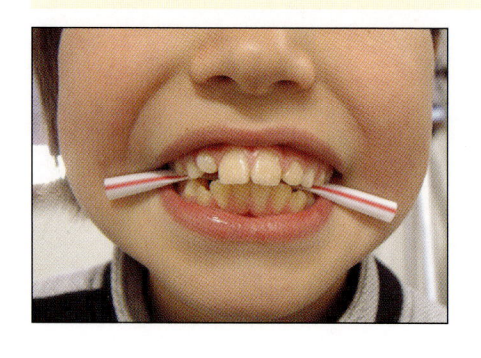

1）舌の先をスポットに付ける．
2）下顎犬歯の後ろにストローを置く．
3）口唇をかるく噛む．
4）口唇に緊張がないことが理想．5分から始め30分くらいまで行う．1日に1回行う．
※鼻が通じないとき，喘息があるとき，風邪のときなどは行わないようにする．

舌尖を伸ばす練習

3．**【舌尖を伸ばす練習】**を行うことで，舌の先を前方にスムーズにまっすぐに出すことが可能となり，歯列，舌の挙上，下顎位が改善され，歯並びや咬み合わせが良好に保たれる．

【スティックを使用する場合】

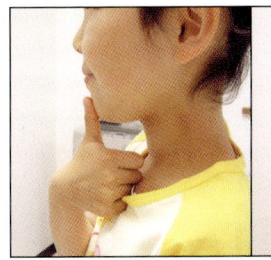

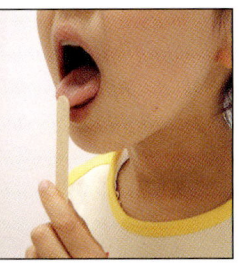

1）姿勢を正しくする．
2）スティックを顔の前に持ち，舌をまっすぐ(水平)前に出す．スティックに対し90度(3〜5秒間)．
3）スティックを押し倒すように前へ出す．力が付いてきたら逆にスティックで舌尖を押してみる(どちらも舌尖がつぶれないように)．これを5〜10回繰り返す．

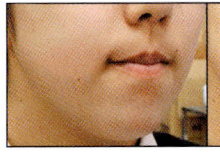

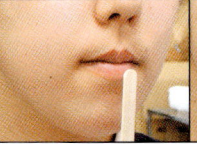

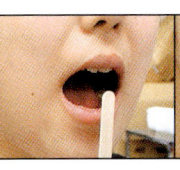

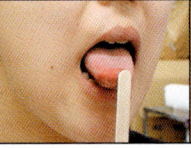

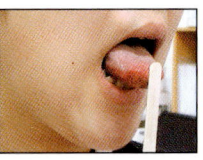

【舌を前に出すのがわからない場合】

・スティックを縦にして，舌尖に付けながら前方へ誘導する．

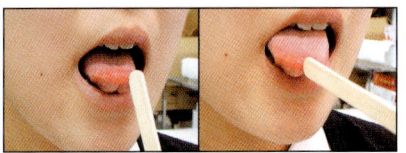

【ゴムを使用する場合】

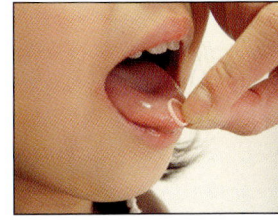

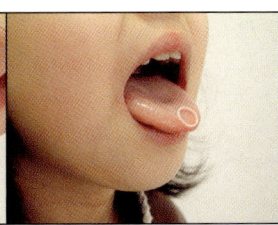

・舌尖にエラスティックゴム(ピンク)をのせて舌尖を前に出してもよい．(5秒間)5〜10回繰り返す．

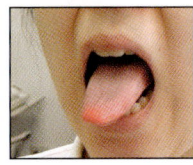

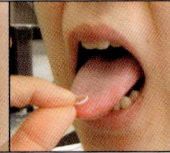

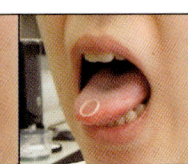

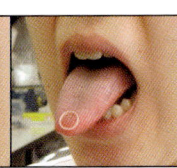

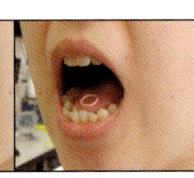

【うまく舌が動かない場合】

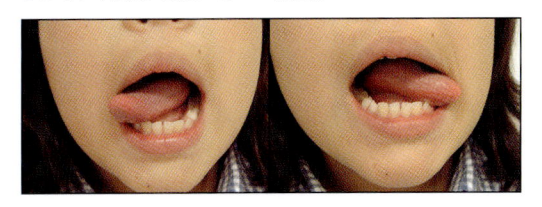

・舌を思いきり前に出す．出した舌を左右に振ったり口の横(口角)にぶつけてから思い切り斜め前に出す．

【舌を横に動かすことがわからない場合】

・スティックを使用して舌に触れさせながら行うようにする．

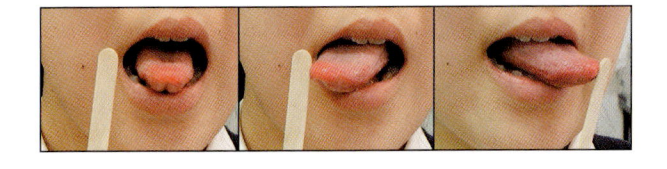

舌の吸い上げ練習・舌小帯を伸ばす練習

4．口唇が普段から開き気味で，舌の挙上が悪く，すぐ前方へ出てしまうのを改善するための筋機能訓練として【舌の吸い上げ練習】を行う．

※舌小帯がしっかり伸びていないと，正しい舌位や嚥下を行うことができない．
※舌小帯の筋肉の太さや線維の強さ，付着位置の状態などをしっかり観察して練習する．
※舌小帯が伸びていない人は，先に伸ばす練習をする．
※訓練を行う人は，普段から口唇を閉じる習慣をつける．

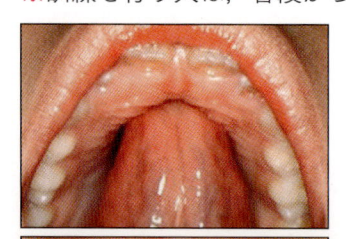

1）舌尖をスポットに付ける．
2）舌尖を少し強く押し付けながら固定し，
3）舌全体を吸い上げる．
※吸い上がった人は確認しよう！
　★舌小帯がしっかり伸びているか？
　★舌尖がねじれていないか？
　★吸い上げた舌が臼歯咬合面を覆っていないか？
　★舌が平均的に吸い上がっているか？
　★下顎が左右曲がっていたり，前後に動いていないか？

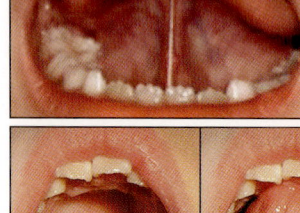

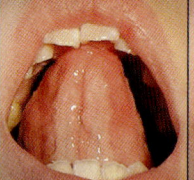

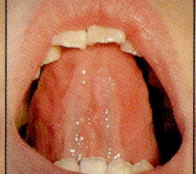

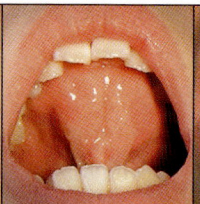

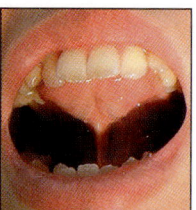

上手に吸い上がった人は次の練習に進む．

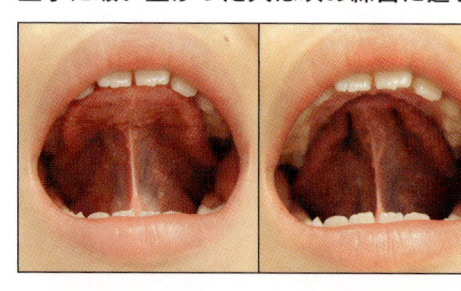

4）ゆっくり10秒くらいかけて上顎をなぞる（5～10回繰り返す）．
5）舌尖をスポットに付け，
6）その状態を維持しながら後方へ移動させる．10～20回程度行う．
※下顎に負担がかからない程度の回数で練習する．

上手に吸い上がらない人は【舌小帯を伸ばす練習】へ

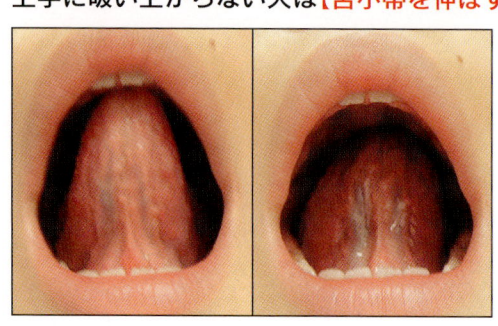

★口の開き方を小さくする．
★舌尖の付ける位置を少し前後的に調整する．
★舌小帯を伸ばす練習を先に行う．
★「ら・ら・ら」，「たん・たん・たん」などの，舌尖や舌体を動かす練習を行う．
★必ず鏡を持たせ，姿勢を正し，正面を向いていることを確認しながらもう一度行う．

上唇を伸ばす練習

5. 上唇が十分舌に降りていないため，口元の上下のバランスが悪くなり，歯列や咬合，顔かたちや発音などに影響を与える．それらの改善のため【上唇を伸ばす練習】を行う．

※上下口唇のバランスの乱れから，オトガイ筋の緊張を起こしたり，上唇がはねてドナルドダックのような口元に見えたりする．

※しっかり上唇を伸ばし，きれいな水平ラインを作る．

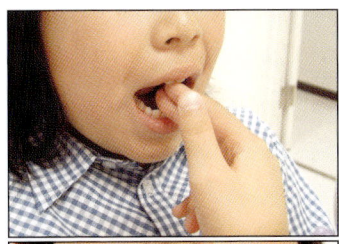

1) 指が2本縦に入るように口を開ける．
※最近は口が2本分も開かない人が増えているので十分確認する．
※口の開かない人は「あ」の口の筋機能訓練を先に行うようにする．

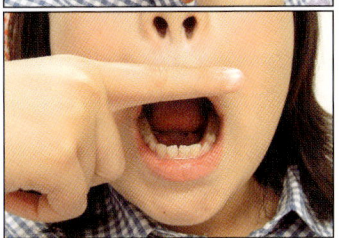

2) 人差し指の腹を鼻の下に置き，5秒間引き伸ばす．
※前歯に動揺があったり，歯根の吸収がみられる場合には，この方法で訓練はできない．
※年齢が低い人には歯を押し過ぎないように注意が必要．

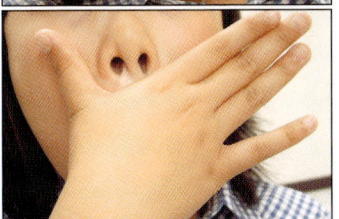

3) 手を開き，親指と人差し指の付け根を鼻の下に置き引き伸ばす．
※手の小さい人や指の短い人は，十分に開かない人がいるので，他の方法に変える必要がある．しっかり鏡を見て行わないと，中心がずれてしまうことがあるので注意する．

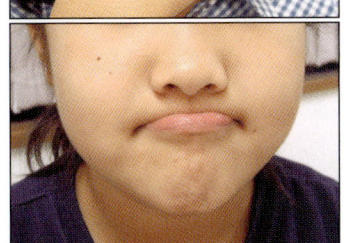

4) 下の口唇の内側で，上唇を覆い引き伸ばす．
※オトガイ筋の緊張が強い場合，顎関節症の方は他の筋機能訓練に変える．

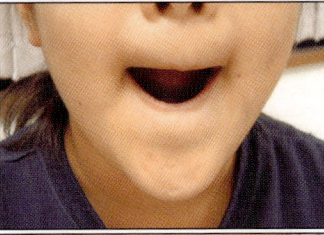

5) 上下の口唇を歯にそわせて内側に伸ばす．

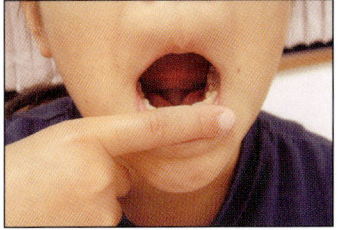

6) 人差し指の腹で(下唇が動かない程度の力)下唇を支え，上唇を引き伸ばす．
※鏡を見ながら7～10回繰り返す．

オトガイの空気入れ練習

6．オトガイ筋が強いことで上唇が下唇に押し上げられたり，下顎の前歯が内傾し，歯並びや咬合に大きな影響を与えやすい．オトガイ筋の緊張をとるために【オトガイの空気入れ練習】を行う．

※口唇を閉鎖したときや嚥下時にオトガイ筋の緊張があると，下顎歯列弓形態などに問題が生じる．また，上唇との関係が乱れ，バランスの悪い口元に見える．

※下唇で上唇を押し上げているように見え，口角も下がり怒っているような顔付きに見えたり，淋しそうな表情に見える．

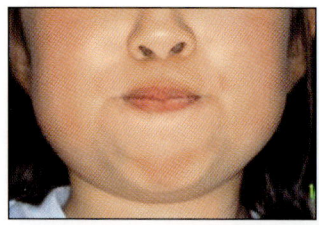

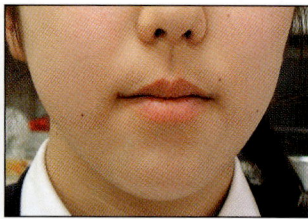

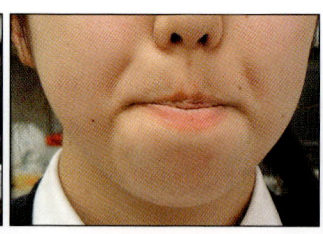

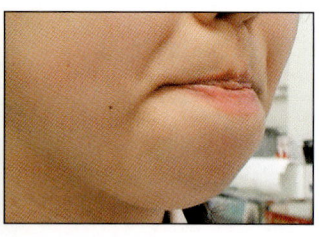

1）奥歯をかるく噛んだ状態で下唇の内側に空気を入れる（3～5秒間ぐらい）．
2）慣れてきたら奥歯を噛まない状態で同じように行う．

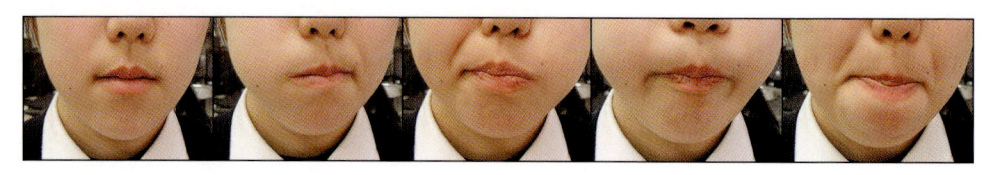

※空気がうまく入らない場合には
1）片方ずつ空気を入れて，頬を膨らませる．
2）上にも入れる．
3）もう一度オトガイに空気を入れる．

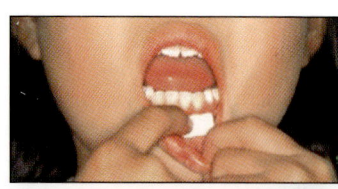

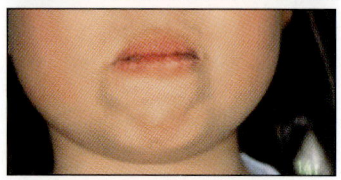

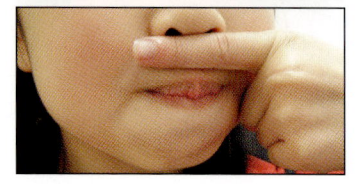

※オトガイ部の感覚が鈍感な場合は，オトガイ部にポール綿を入れるなどして感覚を覚える．
1）下唇の内側に湿らせたポール綿を入れる．
2）10～15分程度ゆったりと口唇を閉じておく．
3）慣れてきたら奥歯は噛んで，5～10分口唇閉鎖を行う．
4）さらに慣れたらポール綿に向け空気を入れる（3～5秒間程度）．
5）さらに慣れたらポール綿を外し，直に空気を入れていく（3～5秒間程度）．

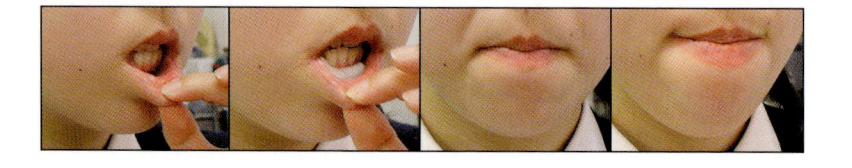

索 引

カ

下顎の偏位	17
下顎骨過成長	21
過蓋咬合	48, 50, 62
開咬	13, 27, 66, 70, 74, 78, 172

キ

狭窄歯列	130
筋機能療法	186

ケ

犬歯唇側転位	23, 29

コ

口呼吸	28, 70
交叉咬合	25, 31, 166

シ

上顎前突	19, 66, 82, 86, 90, 100

ス

スピーカーブ	36, 178
すれ違い咬合	62

セ

正中離開	27, 50, 62, 100
舌位	38
舌小帯異常	14, 100, 168
舌突出癖	16
先天性欠如歯	156
前歯の挺出	36
前歯の内傾	36, 48

ソ

叢生	11, 128, 130, 134, 138

タ

第一大臼歯の萌出異常	36, 48

チ

チンキャップ	117

ツ

つめ咬み	10

ネ

捻転歯	130, 142

ハ

反対咬合	13, 14, 52, 60, 106, 110, 116, 122, 178, 184

ホ

萌出遅延	17

マ

埋伏歯	148, 152

ユ

指しゃぶり	66

ヨ

翼状捻転	29, 142

レ

レジンアップ	53, 184
レジンキャップ	111, 123, 135, 179

ロ

弄舌癖	100

症例から学ぶはじめての咬合育成
―乳幼児からの不正咬合を予測し育成するための本―

2010年6月10日　第1版第1刷発行

著　　者　高田　泰
　　　　　たかだ　やすし

発 行 人　佐々木　一高

発 行 所　クインテッセンス出版株式会社
　　　　　東京都文京区本郷3丁目2番6号　〒113-0033
　　　　　クイントハウスビル　電話(03)5842-2270(代表)
　　　　　　　　　　　　　　　　　(03)5842-2272(営業部)
　　　　　　　　　　　　　　　　　(03)5842-2279(書籍編集部)
　　　　　web page address　http://www.quint-j.co.jp/

印刷・製本　サン美術印刷株式会社

©2010　クインテッセンス出版株式会社　　　　　　禁無断転載・複写
Printed in Japan　　　　　　　　落丁本・乱丁本はお取り替えします
　　　　　　　　　　　　　　　ISBN978-4-7812-0141-2　C3047
定価はカバーに表示してあります

クインテッセンス出版の書籍・雑誌は、歯学書専用
通販サイト『歯学書.COM』にてご購入いただけます。

PCからのアクセスは…
歯学書　検索

携帯電話からのアクセスは…
QRコードからモバイルサイトへ